家庭服务业职业培训与技能提升系列教材

母婴生活护理

孔卫东　主编

中国海洋大学出版社
·青岛·

内容简介

本书以《家政服务 母婴生活护理服务质量规范》(GB/T 31771—2015)为依据,包括概论、职业素养、孕期保健护理、产妇基础护理、婴儿基础护理、产妇专项护理、婴儿专项护理、产妇特殊护理、婴儿特殊护理等内容。全书突出母婴护理人员实际操作技能的培养,尤其强调对母婴的关爱与尊重。注重运用行业新知识、新理念、新方法,努力提升教材的先进性和引领性;旨在对即将进入母婴护理岗位的服务人员进行全方位培训指导,使教材更加贴近行业用人需求。

本书适合于母婴护理机构开展培训时使用,也可作为母婴护理从业人员的工作指导手册和实务指南。学员可通过本书的系统学习和培训,考核合格后获得相关部门颁发的专业技能资格证书,持证上岗。

图书在版编目(CIP)数据

母婴生活护理/孔卫东等主编. — 青岛:中国海洋大学出版社,2017.8

家庭服务业职业培训与技能提升系列教材

ISBN 978-7-5670-1531-9

Ⅰ.①母… Ⅱ.①孔… Ⅲ.①产褥期—护理—职业培训—教材②新生儿—护理—职业培训—教材 Ⅳ.① R714.61② R174

中国版本图书馆 CIP 数据核字(2017)第 190619 号

出版发行	中国海洋大学出版社
社　　址	青岛市香港东路 23 号
邮政编码	266071
出 版 人	杨立敏
网　　址	http://www.ouc-press.com
电子信箱	465407097@qq.com
订购电话	0532-82032573(传真)
责任编辑	郑雪姣
电　　话	0532-85901092
印　　制	日照报业印刷有限公司
版　　次	2017 年 9 月第 1 版
印　　次	2017 年 9 月第 1 次印刷
成品尺寸	185 mm × 260 mm
印　　张	15.25
字　　数	248 千
印　　数	1～5 000
定　　价	39.00 元

发现印装质量问题,请致电 0633-8221365,由印刷厂负责调换。

版权所有　侵权必究

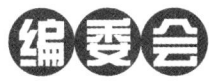

主　　　编：孔卫东

编委会主任：孔卫东

副　主　任（排名不分先后）：

张吉发　烟台联民物业集团有限公司
刘桂玲　济南热心大嫂家政服务有限责任公司
李　茜　临沂市沂蒙大姐职业培训学校
李海峰　山东骏伯家政集团股份有限公司

编委会成员（排名不分先后）：

范爱英　山东福座母婴护理股份有限公司
王立平　潍坊佳益家政服务有限公司
张　芸　莱芜市赢心大姐家政服务有限公司
范锡兰　高密市芙蓉物业管理服务有限公司
解海堂　东营爱心大姐家政服务有限公司
刘玉美　济南知心大姐家庭服务有限公司
钟琳琳　乳山市母爱大姐职业培训学校
高贤东　东营阳光叁陆零家政服务有限公司
王举东　山东贵和教育科技有限公司
黄雅飞　山东金手指健康咨询有限公司

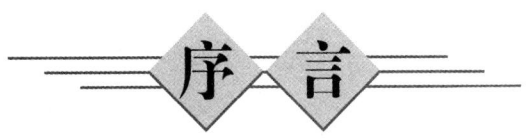

随着我国人口老龄化、新型城镇化进程的加快,以及二孩政策全面放开,广大群众对社会化家庭服务的需求越来越旺盛。从中央到地方各级政府都十分重视家庭服务业的发展,为家庭服务业指明了前进的方向。《国务院办公厅关于发展家庭服务业的指导意见》(国办发〔2010〕43号)中指出:"把家庭服务从业人员作为职业技能培训工作的重点……以规范经营企业和技工院校为主,充分发挥各类职业培训机构、行业协会以及工青妇组织的作用,根据当地家庭服务市场需求和用工情况,开展订单式培训、定向培训和在职培训。"由此可见,我国发展家庭服务业的关键之一就是健全职业培训体系,强化家政服务岗前培训力度,保证培训效果,大力提升职业化水平,培养出一大批适合当前市场需求的品质好、技能优的从业者。

家庭服务业是关乎国计民生的重要服务产业,服务领域宽、范围广,涉及人民群众生活的方方面面,与经济社会发展密切相关。然而,我国家庭服务业仍存在供需矛盾突出、服务品质不能满足社会多元化需求、服务专业化和规范化程度较低、从业人员队伍不稳定等问题。为充分发挥家庭服务业对稳增长、促就业、惠民生、调结构等方面的促进作用,各级政府、行业协会、企业经营者以供给侧结构性改革为主线,积极探索行业发展规律,改进和创新工作方法,以技能培训为抓手,加强人才培养,健全标准规范体系,着力提升从业者的职业素质和技能水平,提高企业服务质量,强化供需对接,走出一条符合中国国情的家庭服务业发展之路。

"家庭服务业职业培训与技能提升系列教材"是山东省家庭服务业协会从规范行业培训的角度出发,组织10多位家庭服务行业专家、学者、教授和行业精英,在参考了多套已出版教材的基础上,结合我国家庭服务业特点和实际,借

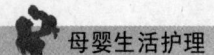

鉴行业专家多年培训、实践经验,经多次研讨、修订、审稿,历经3年半的时间撰写完成的。本系列教材首批包括《母婴生活护理》《居家养老护理》《居家养老服务》3本。

本系列教材紧扣家庭服务业行业标准,立足于学用结合,语言通俗易懂,内容条理清晰,实操严谨规范,图文并茂,视听结合,讲解详尽,贴合实际,有效衔接职业技能培训、考核及家庭服务实践,具有全面性、实用性、规范性、引领性等特点,贴近广大从业人员和企业管理人员的实际需求,充分契合社会对这些岗位的能力要求。本系列教材还利用当前最热的自媒体渠道,创造性地在重点护理操作内容旁添加视频二维码,学员可扫描观看其中的视频内容,再结合相关文字、图片,更有效地学习并掌握相关专业技能,开创看、学、练全方位、一体化的学习培训新模式。

本系列教材适用于各家庭服务机构师资和服务人员的职业培训,也可供相关人员自学或参考使用。本系列教材的出版,将为从业人员提供服务依据和标准,有利于规范家庭服务行业培训行为,提升从业人员专业技能和服务水平,带动家庭服务标准化战略的实施。同时,也将对我国家庭服务业的培训工作起到很好的指导和引领作用,为国家相关部门在家庭服务领域的政策研究、行业规范、服务标准制定等工作提供帮助。

最后,要感谢所有编委会的同志们对本系列教材的帮助,更要感谢编委会副主任们对本系列教材的大力支持。编写此系列教材对我来说是极大挑战。由于水平有限、时间紧张、周期较长、欠缺经验,教材难免存在疏漏或不足,欢迎各使用单位及个人多提宝贵意见,我将组织团队进行修订,以便培养更多的家庭服务业优秀人才,进一步增强人民群众的获得感。

二〇一七年七月九日

在本教材的编写过程中,青岛恒星科技学院协助拍摄了大量图片,对此表示衷心感谢。同时,本书参考了大量文献、资料,在此对专家、作者们的辛勤劳动和研究成果表示感谢。

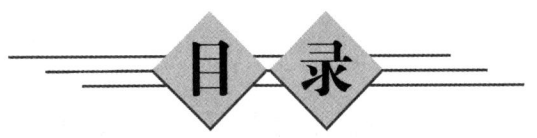

第一章 概 论 1

 第一节 发展母婴生活护理的社会意义 1
 第二节 母婴生活护理师的社会责任 3
 第三节 母婴生活护理的服务范畴 4

第二章 职业素养 6

 第一节 母婴生活护理师的职业道德 6
 第二节 母婴生活护理师的岗位要求 9
 第三节 母婴生活护理师的安全防护常识 13
 第四节 母婴生活护理师必备的法律法规常识 14

第三章 孕期保健服务 24

 第一节 孕期知识 24
 第二节 孕期保健 30
 第三节 临产知识 42

第四章 基础服务——基础知识与基本内容 47

 第一节 与产妇有关的基础知识与基本内容 47
 第二节 与婴儿有关的基础知识与基本内容 59
 第三节 母婴生活环境和生活用品 72

第五章 基础服务二——产妇护理 … 77

第一节 产褥期产妇的饮食护理 … 77
第二节 产褥期产妇的卫生指导 … 89
第三节 其他与产妇有关的基础服务 … 93

第六章 基础服务三——婴儿护理 … 99

第一节 婴儿喂养 … 99
第二节 婴儿排泄护理 … 113
第三节 婴儿睡眠护理 … 122
第四节 婴儿卫生清洁护理 … 126

第七章 专项服务一——产妇护理 … 143

第一节 产妇常见症状的护理 … 143
第二节 产妇的乳房护理 … 149
第三节 产妇满月发汗 … 156
第四节 产妇产后恢复操 … 159

第八章 专项服务二——婴儿护理 … 163

第一节 婴儿常见症状的护理 … 163
第二节 助医服务 … 178
第三节 婴儿运动、早期训练及保健 … 182

第九章 特殊服务 … 203

第一节 特殊服务之产妇护理 … 203
第二节 特殊服务之婴儿护理 … 219

附 录 … 232

参考文献 … 234

第一章 概论

母婴生活护理是指根据协议约定为孕产妇、新生儿及2～3周月的婴儿提供的生活护理服务，主要是针对产妇分娩后的饮食起居、体形恢复、身心健康及婴儿喂养、卫生、疾病预防与护理等提供的一种服务。

第一节　发展母婴生活护理的社会意义

母婴生活护理是母婴服务的重要内容，是家庭健康护理的重头戏，也是母婴服务产业中富有强大生命力的新兴职业。发展母婴生活护理，具有长远的社会意义。

一、发展母婴生活护理是大势所趋

随着我国"全面二孩政策"的实施，每年将有1 700万或者以上[①]的新生儿出生，年轻人群的婚育高峰将带来新一轮"婴儿潮"。加之国民生活水平逐步提高，消费观念发生转变，新生儿家庭对母婴产品和服务的需求巨大，孕产妇及婴儿的生活照料问题已成为新生儿家庭关注的焦点。与父辈相比，当前的婚育人群在产后保健和抚养孩子的理念上有了较大转变，由于对新鲜事物接受能力较强，母婴护理的新型服务迅速被年轻父母们所接受，他们对专业化、社会化的母婴护理服务的需求日益增加。然而目前我国能提供全面、系统、专业的产后

---

① 数据来源于十二届全国人大四次会议举行的记者会上国家卫生和计划生育委员会主任李斌的观点。

恢复、科学喂养、育儿、早期教育等服务的母婴护理机构还不是很多,远远不能满足日益增长的母婴护理市场需求。发展母婴生活护理,是大势所趋。

根据相关市场情况调查,新生代母婴群体人均年消费高达5 000元至1.8万元①。根据专业研究机构的研究数据显示,近几年,孕婴童市场保持高速增长态势,受出生人口增长和消费升级的推动,据预测,未来5年,中国母婴市场规模仍将持续上升,预计将以每年不低于16%的增速增长,到2020年整体市场规模超过4万亿②。由此可见未来母婴市场潜力巨大。

二、发展母婴生活护理是家庭成员的期盼

根据《中国人口统计年鉴》,近些年我国每年新生婴儿数量为1 500万~2 000万,若其中有1/3的母婴家庭选择接受母婴生活护理服务,则有500万~700万组的用户③群体。计划生育政策使"6+1"型结构的家庭模式成为普遍,新生儿成为家庭消费的重心。为了使新生儿将来拥有更强健的体魄和更高的智力,多数父母愿意为自己孩子高额投入。同时,国内消费者普遍存在着"再苦不能苦孩子"的传统观念,所以虽然一些父母在经济上并不富裕,但是为了能让孩子更好地成长,宁愿倾其所有,让孩子享受最好的生活。家庭成员也期盼家中的产妇和婴儿得到专业的生活护理,从而摆脱照料婴儿的窘迫,有更多的时间和精力去做本职工作和家庭规划。

三、发展母婴生活护理是推行家庭健康护理的重要组成部分

家庭健康护理是当代国际推广的基础卫生服务,面向社会成员、家庭、人群以及整个社区。服务内容包括医疗护理、生活护理、饮食护理、心理护理和休息睡眠护理五大类。

根据家庭生命周期理论,家庭健康护理可分为妊娠期和分娩期家庭健康护理、养育期家庭健康护理、成人期家庭健康护理、老年期家庭健康护理等。由于我国卫生资源尚不充足,目前家庭健康护理还不能走进每个家庭;母婴生活护理服务内容达不到"五大结合",医疗护理与其他护理相对脱节,与发达国家相

---

① 数据来源于《中国母婴生活护理服务行业调研与投资前景预测报告(2016版)》。
② 数据来源于2017年4月10日京东联合21世纪经济研究院发布的《2017中国母婴线上消费趋势报告》。
③ 用户:接受母婴生活护理的家庭,包括护理服务对象及其家属(或监护人)。

比还有巨大差距。这说明我国发展家庭健康护理还存在空白。

开展母婴生活护理服务就是在母婴群体中填补家庭健康护理的空白,实现"让母婴健康护理服务进入每个母婴家庭"的目标。

四、发展母婴生活护理是实现全面建成小康社会目标的必然要求

古语云:"幼吾幼以及人之幼。"加快发展母婴生活护理行业,不断满足家庭持续增长的母婴照料服务需求,是全面建成小康社会的一项紧迫任务,既有利于保障母婴权益,共享改革发展成果;又有利于拉动消费、扩大就业;更有利于提高人口素质,促进社会和谐,推进经济社会持续健康发展。

本节知识要点

1. 发展母婴生活护理对产妇的意义。
2. 发展母婴生活护理对家庭成员的意义。
3. 发展母婴生活护理对家庭健康护理的意义。
4. 发展母婴生活护理对社会的意义。

第二节 母婴生活护理师的社会责任

取得母婴生活护理职业技能资格,并从事母婴生活护理服务的从业人员称为母婴生活护理师,俗称"月嫂",以下简称护理师。那么,母婴生活护理工作者肩负哪些社会责任呢?

一、护理师是母婴身心健康的守护者

母婴生活护理师是专门从事孕产妇与新生儿生活照料服务的从业人员。她们身上肩负着保障一个新生命与一位母亲安全、健康的重任。护理师运用所学护理知识,不仅为孕产妇和新生儿提供基础的生活护理服务,还会针对护理过程中产妇和新生儿出现的异常问题及时处理解决,促进产妇身体恢复,预防产后抑郁;保障新生儿健康成长。总之,护理师可谓是产妇与新生儿健康的管理者和守护者,责任大于天。

二、护理师是母婴家庭护理的分忧者

护理师不仅要做好母婴的健康护理,有时还要料理母婴的生活起居。通常

情况下,护理师的工作集保姆、护士、厨师、保育员、催乳师、心理疏导师等工作性质于一身。护理师凭借专业、细致的护理服务,可以为家庭成员分担家庭照护的责任,替他们解决母婴家庭护理的难题,解除新生儿家庭的后顾之忧。

三、护理师是母婴健康知识的普及者

护理师在护理过程中,还发挥着普及母婴健康知识的作用。通过向产妇和家庭成员讲解母婴护理和保健知识,教授他们一些基本的母婴护理技能,提高产妇和家庭成员进行家庭护理的能力。

护理师肩负着保障母婴身心健康的重任,分担着家庭成员母婴生活起居照护的责任,发挥着宣教母乳喂养、科学育儿等健康知识的作用,可以说,母婴生活护理师是一个非常崇高的职业。

本节知识要点

母婴生活护理师肩负的社会责任。

第三节 母婴生活护理的服务范畴

一、服务对象

母婴生活护理的服务对象为孕妇、产妇和新生儿,以及2～3个月的婴儿,主要是新生儿和产妇。

二、服务方式

目前,母婴生活护理的服务方式主要有两种。

(一)外派服务员入户服务

这种服务方式是指母婴生活护理服务机构[①](以下统称为服务机构)外派护理师到用户家中进行服务。这种方式下,护理师的工作集保姆、护士、厨师、早教师等工作性质于一身。

这种方式可以根据用户要求在协议的服务时间(月子期间或产后3个月)

---

① 母婴生活护理服务机构是指专门从事母婴生活护理经营活动的组织机构,以下统称服务机构。

内提供服务。还可继续分为全天候的护理和按小时计算的定期介入护理两种。

(二) 在月子中心提供服务

这是在专门的母婴护理机构——月子会所(有的叫"月子中心")中提供服务。会所中专业的护理师不仅针对产妇提供月子营养餐、及时发现处理护理期间常见的问题,还为婴儿提供洗澡、抚触、早期智力开发与教育等服务。

这种服务方式针对某一单独用户,服务时间较短(一般为产后1个月内)。

三、服务内容

母婴生活护理旨在将人文护理贯穿始终,将全方位的护理寓于母婴日常起居中。主要开展孕期保健服务、基础服务、专项服务和特殊服务四大项服务内容。其中,孕期保健服务是指为孕妇提供孕期保健及临产咨询指导等服务。

基础服务包括对产妇的基础护理及对婴儿的基础护理。前者主要包括对产妇的心理疏导、饮食护理、卫生指导等服务;后者主要包括为婴儿提供喂养、睡眠、排泄、卫生清洁等服务。

专项服务包括对产妇的专项护理及对婴儿的专项护理。前者针对产后常见病症提供护理服务;同时提供乳房护理、满月发汗服务、产后恢复服务等。后者针对婴儿常见病症提供针对性的护理服务;并为婴儿进行抚触、被动操、大动作训练等早期智力开发和启蒙训练。

特殊服务包括对产妇的特殊护理及对婴儿的特殊护理。前者主要是针对产妇感冒发烧、中暑、产褥热、急性乳腺炎、产后高血压、痔疮等常见病症而提供的护理服务。后者主要是指针对婴儿发烧、咳嗽、肺炎、腹泻、便秘等常见病症而提供的护理服务。

本节知识要点

1. 母婴生活护理的服务对象。
2. 母婴生活护理的服务方式。
3. 护理师为产妇及婴儿提供服务的具体内容。

第二章

职业素养

母婴生活护理既是一个神圣的职业,又是一个精细的职业,还是一个高风险的职业。因为母婴生活护理服务的人群是产妇和新生儿,身心状况较为脆弱。因此,护理师职业素养的高低决定了其职业生涯的长短。

首先,入户的母婴生活护理非同月子中心的护理,这是进入家门的非监控环境下的护理,护理效果如何,很大程度上取决于护理师的职业道德,取决于护理师的主观能动性。

其二,母婴生活护理面对的是产后虚弱的产妇和身心状况不稳定的新生儿。不同于一般的家政服务,母婴生活护理具有很强的针对性和指导性。一旦护理操作不规范,就有可能酿成无法挽救的后果。因此,护理师的职业操守至关重要。

其三,进入家庭的护理师,提供的是与产妇和新生儿面对面的甚至零距离的服务,各种矛盾难免发生。如何化解矛盾、建立和谐的护理关系,取决于护理师的职业素养。

鉴于此,职业素养是护理师首选的必修课,也是永久的必修课。道德品质好、专业技术佳、工作责任感强、具有创新能力的综合型人才,是母婴生活护理师努力的目标。

第一节 母婴生活护理师的职业道德

职业道德是职业素养的根本和核心,是从业人员在职业活动中应遵循的行为准则。护理师的职业道德是规定护理师如何运用公共行为规范,处理与护理对象之间、与护理对象家属之间相互关系的准则。

一、主要内容

护理师良好的职业道德体现在遵纪守法、爱岗敬业、诚信自律、以人为本、积极进取等方面。

（1）遵纪守法。遵守国家法律法规,遵守社会公德,遵守服务机构各项规章制度,服从管理与分配,维护服务机构及用户的合法权益,维护自身和所在机构的良好形象。

（2）爱岗敬业。热爱本职工作,有职业自豪感和荣誉感,自尊、自信、自强;严守合同,守时守信、尽职尽责。不擅自脱岗、离岗。不打私人电话,不随意带外人入内。

（3）诚信自律。真诚服务,有高度的责任心,勇于承担错误;文明礼貌,品行端正,诚实可靠,不随意翻动他人物品,不接受他人馈赠,不做非分之事和有悖道德规范之事,不打听、不泄露用户隐私,不损害他人利益。

（4）以人为本。尊重用户、始终以产妇及婴儿为中心,设身处地地为用户着想;尊重产妇的生活习惯、宗教信仰,对产妇及婴儿有爱心、耐心和责任心。

（5）积极进取。按照服务机构要求参加培训和学习;勤奋好学、精益求精,努力学习科学护理知识,不断提高专业技能和服务质量。

二、服务规范

进入家庭的护理师,应遵守职业纪律,并注重仪容仪表、行为举止和言语礼貌,这是护理师良好情操和修养的体现,也是更好地开展工作、提高服务质量的必然要求。

（1）工作期间,衣着整洁、大方、适体,便于各项操作。不穿奇装异服。夏季着装不过于暴露、紧身,不穿短裤、短裙(在膝盖以上的裙子)。穿低跟或平跟鞋、软底鞋,保证防滑、大小合适。

（2）保持个人卫生。经常洗澡,勤换内衣内裤。注意要勤洗手,保持指(趾)甲洁净,不留长指甲、不涂指甲油。不使用香水。工作前忌食葱、蒜等具有刺激性气味的食品,保持口腔清洁、无异味。

（3）面部洁净，不浓妆艳抹，最好不化妆，必要时可化淡妆。头发经常清洗，没有头皮屑，梳理整齐，发型大方得体，前不过眉，后不过肩，散发及过肩长发须整齐盘起。尽量不染发，或染成黑色或近黑色，不使用发乳或发胶。

（4）举止文明礼貌，姿态端庄大方，动作要文雅。坐、立、站、走都要以轻、稳为宜。坐下时身体挺直，并膝或小腿交叉，不前后晃动；不随意拖拉椅凳、不跷二郎腿或抖腿；站立时身体挺直、舒展，不架起双臂；走路时不将双手插入裤袋或倒背着手。不用手指对他人指指点点；不当众摆弄手指、挖鼻孔、掏耳朵、剔牙、抓痒、搓泥、抠脚等。

（5）目光自然温和；忌歪目斜视。要面带微笑，表情亲切、自然，精神饱满，情绪稳定。

（6）提倡使用普通话。言谈中要求语音清晰、语气诚恳、语速适中、语调平和、语意明确、言简意赅。尽量少用生僻的专业术语。他人说话时，要耐心倾听、面带微笑，不随意打断他人讲话，可适当点头、适时搭话，以确认领会对方意思表示。

（7）善于沟通，热情友好。恰当、礼貌地称呼产妇及其家属，多使用文明用语。如"您好""请""谢谢""对不起""不客气"。不说"我管不着""不知道""你怎么能这样"等话语。

（8）与用户及其家人友好相处，除非在自己的工作范围内，否则无用户允许不到其他房间；用户家人在谈话、看电视时，要主动回避。不参与用户家庭成员的议论，不相互传闲话，不搬弄是非。

（9）住家服务时，注意不穿着睡衣或暴露的衣服在客厅走动。不在厨房、客厅梳头；如用户要求自己入席就餐，必须将所有餐务工作做完后方可就餐。吃饭时应少说话，切忌在他人或食物前咳嗽、打喷嚏，打喷嚏时要尽量用纸巾捂住口鼻部，口中有异物及吐痰应去洗手间，咳嗽、打喷嚏后要及时洗手。

（10）在护理婴儿时，护理师要全神贯注、动作轻柔；要面带微笑，多与婴儿进行眼神交流，用轻柔缓慢的声音对他/她说话，逗他/她笑，增进与婴儿的感情交流。

小常识

目光交流中要注意避免的 10 种眼神

（1）目光漂浮不定。

（2）睨视①、斜视。

（3）视而不见。

（4）护理时，视线不集中在手的操作部位。

（5）眯着眼睛注视人。

（6）眼睛始终不看产妇或婴儿。

（7）交流时目光闪躲、不敢正视对方。

（8）将目光移来移去，上下左右反复打量。

（9）目不转睛盯着对方。

（10）将目光凝聚在对方面部某个部位。

（来源：http://3y.uu456.com/bp_6vo9m1qkly1xkfx974p0_3.html）

本节知识要点

1. 母婴生活护理师应具备的职业道德。
2. 母婴生活护理师在仪容仪表、行为举止、言语规范等方面的要求。

第二节　母婴生活护理师的岗位要求

母婴生活护理是专业性较强的家庭健康护理服务，有如下岗位要求。

一、编制生活护理计划

为保证母婴生活护理计划具有可操作性，护理师应按照服务协议约定，结合产妇及婴儿的生理特点和生活习惯，遵照针对性、系统性、整体性、阶段性的原则编制护理计划，并制定护理记录表。

---

① 睨视（nì shì），是指斜视；旁观，或傲视，用不屑的眼神看。

二、严格遵照岗位职责

护理师的工作职责就是按照协议要求为母婴提供日常生活护理照料。例如工作期间,要为母婴创造良好的生活环境,保障母婴人身安全和健康;照顾婴儿时要随时陪伴在身边,遵照医嘱给婴儿喂药,提供母乳喂养指导等服务。

三、重视并做好观察事项

平时护理师要重视对产妇及婴儿的日常观察事项(包括体温、恶露、黄疸等情况),如发现异常,及时告知产妇及其家属,提醒其立即就医,可提出有针对性的解决方案或处理建议,但不可擅作主张。

四、严格遵照操作规程

每项护理工作都有规范的操作规程[①]。护理师应严格按照护理操作规程的要求为产妇及婴儿提供护理服务,以减少服务纠纷,提高服务质量和效率。例如,每次操作前后都要按照要求正确洗净双手(护理操作的七步洗手法见图2-1),以减少感染的发生;为婴儿做抚触或被动操时,要遵循服务流程和要求,避免给婴儿带来不适甚至伤害。

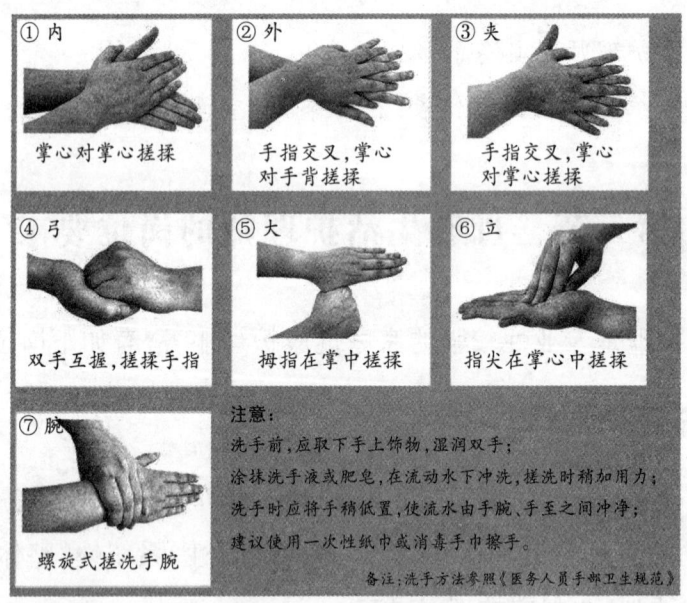

图 2-1 七步洗手法

[①] 操作规程,一般是指有权部门为保证本部门的生产、工作能够安全、稳定、有效运转而制定的,相关人员在操作设备或办理业务时必须遵循的程序或步骤。这里指国家或相关部门规定的,母婴护理从业人员提供服务时必须遵循的程序或步骤。

五、谨记护理工作的严肃性

护理过程中,护理师应态度严谨、认真、负责,严格执行护理操作,并及时询问产妇感受,细心观察产妇及婴儿的身心状况及细微变化,针对产妇的疑虑正确履行告知义务;耐心、虚心征求产妇及其家属的意见,尽力满足其需要。护理结束后及时做好护理记录,如发现异常情况,及时向产妇及其家属报告。

六、重视护理记录的填写

护理记录作为护理过程的真实反映和处理服务纠纷的法律依据,它的重要性显而易见。护理师要重视护理记录,记录要及时、客观、真实、准确、完整,书写要规范,文字工整,字迹清晰,无错字。在护理产妇和婴儿过程中发现任何问题,都必须详细记录。如有事需提前离开,应做好交接工作。另外,护理师应对护理记录进行妥善保存,以便查证。如遇重大事故来不及填写护理记录,护理师应在事后及时如实补记,并加以注明。

七、重视签名的责任性

护理师应在每天护理工作结束或交接时,请用户在护理记录上签字确认,这既是尊重用户权利的表现,也是护理师履行告知义务的需要,避免产生纠纷。

八、重视矛盾冲突的化解

面对工作中出现的矛盾冲突,如何化解矛盾、最大限度地减少摩擦,如今已成为母婴生活护理师的必修课。护理师要掌握以下两种办法:一是冷静处理,缓和矛盾。发生冲突后,尤其是对方情绪激动时,护理师应尽量保持冷静,采取缓和策略,避免不必要的语言暴力,待对方情绪平复后,再进行解释、沟通。二是主动开口,打破僵局。双方遇到隔阂时,护理师应给予充分谅解,并主动问好、消除矛盾,增进互信,给用户留下一个不计前嫌、大方处事的印象。

九、提高心理调适能力

母婴生活护理是一份高付出的特殊职业,护理师面对婴儿哭闹、产妇情绪不稳等混乱环境时,需要保持高度的紧张感,长期高强度的工作容易导致机体疲劳并引发情绪改变,进而产生工作疲溃感①,导致心理失衡。为此,护理师应做到以下三点:一是增强职业认同感、加强业务学习,提高工作能力;二是劳逸结合,合理安排休闲活动;三是增进与家属及同事的沟通与交流,积极进行自我疏导、调节和减压,保持稳定、健康的心理状态,以更加饱满的热情投入到母婴生活护理工作中。

综上所述,在护理工作的每一个环节上,护理师均应做到规范、有序,增强服务意识和业务能力,努力做到严谨、细致,对自己负责,对产妇和婴儿负责,对服务机构负责。

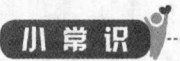

母婴生活护理师上岗前的注意事项

(1)按预产期时间,提前主动与用户联系并询问产妇产前的准备情况,了解产妇分娩医院的地址及家庭住址,做好上岗工作的准备;

(2)住家服务的要自备水杯、洗漱用品、拖鞋、毛巾、餐具等生活用品及胶皮手套、围裙、帽子、口罩等工作用品;

(3)明确用户家庭的生活习惯和服务要求,据此制订详细的服务计划和实施措施。

要记住:每次上岗虽然对于自己来讲是第 N 次,但对用户来讲,是他们第一次接受你的服务。所以,永远要饱含激情地对待他们生命中的第一次,不能有丝毫懈怠。

(来源:https://tieba.baidu.com/p/2132688671)

本节知识要点

1. 七步洗手法的步骤。
2. 护理记录的填写要求。
3. 化解矛盾冲突的方法。
4. 护理师进行心理调适的方法。

---

① 工作疲溃感,又被称为职业倦怠感、心身耗竭综合征、工作倦怠、枯竭等,临床心理学家Freudenberger认为工作疲溃感是工作强度过高、无视个人需要所导致情绪的消耗、对工作的冷漠感及个人工作成就感的下降而出现的一组综合症状群。

第三节　母婴生活护理师的安全防护常识

在护理工作过程中,护理师还需具备一定的安全防护常识,这不仅是为了自身安全考虑,也是为了更好地为用户服务。护理师平时应注意防范摔伤、扭伤等身体伤害,同时还要做好防火、防盗、防触电、防煤气中毒等安全防范工作。

一、防止滑倒或绊倒

（1）地板上有水渍或食物垃圾,应及时清理。
（2）玩具和杂物不随地乱丢。
（3）过长的电线要束好并固定。
（4）最好穿防滑的平底鞋。

二、防止划伤、割伤

（1）洗碗盆内不丢放锐利的器具,如菜刀、水果刀、剪刀等。
（2）当有利器掉落时,不可用手去接,要赶快闪躲。
（3）不要用手去收拾破碎的瓷器或玻璃碎片。

三、防止扭伤、跌伤、撞伤、烫伤

（1）拿起重物时要用腿力和臂力,以免扭伤腰部。
（2）过重的家具物品应找人帮忙,不可勉强一人搬动。
（3）爬高要用安全梯。
（4）堆置物品时,不可上重下轻。
（5）打开柜门时,应及时关上,以免撞到。
（6）拿热的器皿时,应垫上干布或戴上布手套。
（7）若不小心烫到,应马上用冷水冲洗或浸泡伤处。如果特别严重,应简单处理后马上就医。

四、防止用电意外

（1）手湿时不能接触电源开关或电器。
（2）清理电器用品时,应先关闭电源,拔去插头。
（3）启动电器时,应检查插头是否固定好。
（4）发现电线破损,应马上关闭电源,请人维修后再通电使用。

五、家庭火灾的应急常识

（1）发现起火，应迅速拨打火警电话119，准确告知火灾发生地点。

（2）发现火苗，要立即采取妥当方法及时灭火，可将毯子、被子等打湿后，盖住火苗。但油类起火时，应用盐或沙土掩盖。油锅起火时，直接往锅内撒盐，切忌用水泼，也不能用手去端油锅，以防热油爆溅、灼烧伤人或火势扩大。如果油火洒在灶具或地面上，应用盐掩盖，或用泡沫灭火器、干粉灭火器扑灭。使用灭火器扑灭初起火灾时要对准火焰的根部喷射。

（3）家用电器起火时，应先切断电源，再用湿毯子或湿棉被盖上灭火，无法扑灭火势时再用水灭火。

（4）液化气、煤气灶起火时，要先关闭阀门，然后用湿衣物盖住，浇水扑打。可以的话，将液化气罐及时移至安全地点。

（5）身上衣物着火时，严禁奔跑，可以就地卧倒，用手覆盖住脸部并翻滚压灭火焰或跳入就近的水池灭火。

（6）救火时，门窗要慢开，防止风助火势。

（7）火警警报声响时，应通知屋内人员立即离开，离开时切勿使用电梯，应走消防通道。

本节知识要点

1. 防止滑倒或绊倒的方法。
2. 防止划伤的方法。
3. 防止扭伤、跌伤、撞伤、烫伤的方法。
4. 防止用电意外的方法。
5. 家庭火灾的应急措施。

第四节　母婴生活护理师必备的法律法规常识

法治是社会文明进步的重要标志，在全面依法治国的大背景下，护理师要增强职业维权意识和能力，不仅要维护自身权益，更多的是要维护身体虚弱的产妇和心智尚未成熟的新生儿的合法权益。

护理师要掌握《妇女权益保障法》《未成年人保护法》、护理服务协议等相关法律法规常识，增强法律素养，以便在出现侵权行为时，能够通过法律途径来维护产妇、婴儿及自身的合法权益。现节选以下法律条文,供护理师学习掌握。

一、《妇女权益保障法》

为了保障妇女的合法权益,促进男女平等,充分发挥妇女在社会主义现代化建设中的作用,根据宪法和我国的实际情况,制定了《中华人民共和国妇女权益保障法》。

第一章 总则

第二条 妇女在政治的、经济的、文化的、社会的和家庭的生活等各方面享有同男子平等的权利。

实行男女平等是国家的基本国策。国家采取必要措施,逐步完善保障妇女权益的各项制度,消除对妇女一切形式的歧视。

国家保护妇女依法享有的特殊权益。

禁止歧视、虐待、遗弃、残害妇女。

第五条 国家鼓励妇女自尊、自信、自立、自强,运用法律维护自身合法权益。

妇女应当遵守国家法律,尊重社会公德,履行法律所规定的义务。

第四章 劳动和社会保障权益

第二十六条 任何单位均应根据妇女的特点,依法保护妇女在工作和劳动时的安全和健康,不得安排不适合妇女从事的工作和劳动。

妇女在经期、孕期、产期、哺乳期受特殊保护。

第二十七条 任何单位不得因结婚、怀孕、产假、哺乳等情形,降低女职工的工资,辞退女职工,单方解除劳动(聘用)合同或者服务协议。但是,女职工要求终止劳动(聘用)合同或者服务协议的除外。

第五章 财产权益

第三十一条 在婚姻、家庭共有财产关系中,不得侵害妇女依法享有的权益。

第三十四条 妇女享有的与男子平等的财产继承权受法律保护。在同一顺序法定继承人中,不得歧视妇女。

丧偶妇女有权处分继承的财产,任何人不得干涉。

第三十五条 丧偶妇女对公、婆尽了主要赡养义务的,作为公、婆的第一顺序法定继承人,其继承权不受子女代位继承的影响。

第六章 人身权利

第三十六条 国家保障妇女享有与男子平等的人身权利。

第三十七条 妇女的人身自由不受侵犯。禁止非法拘禁和以其他非法手段剥夺或者限制妇女的人身自由;禁止非法搜查妇女的身体。

第三十八条 妇女的生命健康权不受侵犯。禁止溺、弃、残害女婴;禁止歧视、虐待生育女婴的妇女和不育妇女;禁止用迷信、暴力手段残害妇女;禁止虐待、遗弃老年妇女。

第四十条 禁止对妇女实施性骚扰。受害妇女有权向单位和有关机关投诉。

第四十二条 妇女的名誉权、荣誉权、隐私权、肖像权等人格权受法律保护。

禁止用侮辱、诽谤等方式损害妇女的人格尊严。禁止通过大众传播媒介或者其他方式贬低损害妇女人格。未经本人同意,不得以营利为目的,通过广告、商标、展览橱窗、报纸、期刊、图书、音像制品、电子出版物、网络等形式使用妇女肖像。

第七章 婚姻家庭权益

第四十四条 国家保护妇女的婚姻自主权。禁止干涉妇女的结婚、离婚自由。

第四十五条 女方在怀孕期间、分娩后一年内或者终止妊娠后六个月内,男方不得提出离婚。女方提出离婚的,或者人民法院认为确有必要受理男方离婚请求的,不在此限。

第四十六条 禁止对妇女实施家庭暴力。

国家采取措施,预防和制止家庭暴力。

公安、民政、司法行政等部门以及城乡基层群众性自治组织、社会团体,应当在各自的职责范围内预防和制止家庭暴力,依法为受害妇女提供救助。

第五十一条 妇女有按照国家有关规定生育子女的权利,也有不生育的自由。

育龄夫妻双方按照国家有关规定计划生育,有关部门应当提供安全、有效的避孕药具和技术,保障实施节育手术的妇女的健康和安全。

国家实行婚前保健、孕产期保健制度,发展母婴保健事业。各级人民政府应当采取措施,保障妇女享有计划生育技术服务,提高妇女的生殖健康水平。

第八章 法律责任

第五十二条 妇女的合法权益受到侵害的,有权要求有关部门依法处理,或者依法向仲裁机构申请仲裁,或者向人民法院起诉。

第五十三条 妇女的合法权益受到侵害的,可以向妇女组织投诉,妇女组织应当维护被侵害妇女的合法权益,有权要求并协助有关部门或者单位查处。有关部门或者单位应当依法查处,并予以答复。

第五十四条 妇女组织对于受害妇女进行诉讼需要帮助的,应当给予支持。

妇女联合会或者相关妇女组织对侵害特定妇女群体利益的行为,可以通过大众传播媒介揭露、批评,并有权要求有关部门依法查处。

结合以上《妇女权益保障法》的内容,护理师在护理工作中应注意哪些事项以保护产妇和自己的合法权益呢?

(1)勇于保护自己的隐私。隐私权是公民享有的对其个人与公共利益没有关系的个人信息、私人活动和私有领域进行支配的一种人格权,隐私权包括私人信息、私人生活、私人空间和生活安宁。护理师在用户家工作时,会有一些个人信息或者其他个人隐私(如私人活动、私人空间)被用户所知。用户应为护理师保密。若用户擅自公开护理师的隐私,护理师可以依法要求其承担相应的法律责任。

(2)不能侵犯用户的隐私权。护理师对用户的各种私人信息、私人活动、私人空间等有保密义务,除非该隐私侵害了公共利益;对用户的东西不要随便翻看;不能私自隐匿、毁弃、拆看用户的信件;不能偷窥用户的私人生活等。

(3)避免受到性侵害。在工作中,女性护理师应洁身自爱,和男用户保持一定的距离,对男用户的不正当要求要严词拒绝,并勇于以《妇女权益保护法》为武器,捍卫自己各方面的权益,一旦受到侵害,应该及时向公安机关报案。

(4)尊重用户的权益。护理师要尊重产妇的权利,不要做违法的事情,始终不要忘记自己是服务人员的定位和角色。

二、《未成年人保护法》

用户聘请护理师的一个重要目的是更好地照顾自己的孩子。护理师和孩子相处的时间非常很多,要想照顾好用户的孩子,就必须熟知《未成年人保护法》方面的知识。

第一章 总则

第二条 本法所称未成年人是指未满十八周岁的公民。

第三条 未成年人享有生存权、发展权、受保护权、参与权等权利,国家根据未成年人身心发展特点给予特殊、优先保护,保障未成年人的合法权益不受侵犯。

未成年人享有受教育权,国家、社会、学校和家庭尊重和保障未成年人的受教育权。

未成年人不分性别、民族、种族、家庭财产状况、宗教信仰等,依法平等地享有权利。

第五条 保护未成年人应遵循的原则:

(一)尊重未成年人的人格尊严。

(二)适应未成年人身心发展规律和特点。

(三)教育与保护相结合。

第二章 家庭保护

第十条 父母或者其他监护人应当创造良好、和睦的家庭环境,依法履行对未成年人的监护职责和抚养义务。

禁止对未成年人实施家庭暴力,禁止虐待、遗弃未成年人,禁止溺婴和其他残害婴儿的行为,不得歧视女性未成年人或者有残疾的未成年人。

第十二条 父母或者其他监护人应当学习家庭教育知识,正确履行监护职责,抚养教育未成年人。

有关国家机关和社会组织应当为未成年人的父母或者其他监护人提供家庭教育指导。

第四章 社会保护

第三十五条 生产、销售用于未成年人的食品、药品、玩具、用具和游乐设施等,应当符合国家标准或者行业标准,不得有害于未成年人的安全和健康;需要标明注意事项的,应当在显著位置标明。

第四十条 学校、幼儿园、托儿所和公共场所发生突发事件时,应当优先救护未成年人。

第四十一条 禁止拐卖、绑架、虐待未成年人,禁止对未成年人实施性侵害。

第四十四条　卫生部门和学校应当对未成年人进行卫生保健和营养指导,提供必要的卫生保健条件,做好疾病预防工作。

卫生部门应当做好对儿童的预防接种工作,国家免疫规划项目的预防接种实行免费;积极防治儿童常见病、多发病,加强对传染病防治工作的监督管理,加强对幼儿园、托儿所卫生保健的业务指导和监督检查。

第四十五条　地方各级人民政府应当积极发展托幼事业,办好托儿所、幼儿园,支持社会组织和个人依法兴办哺乳室、托儿所、幼儿园。

各级人民政府和有关部门应当采取多种形式,培养和训练幼儿园、托儿所的保教人员,提高其职业道德素质和业务能力。

第六章　法律责任

第六十条　违反本法规定,侵害未成年人的合法权益,其他法律、法规已规定行政处罚的,从其规定;造成人身财产损失或者其他损害的,依法承担民事责任;构成犯罪的,依法追究刑事责任。

第六十五条　生产、销售用于未成年人的食品、药品、玩具、用具和游乐设施不符合国家标准或者行业标准,或者没有在显著位置标明注意事项的,由主管部门责令改正,依法给予行政处罚。

第六十九条　侵犯未成年人隐私,构成违反治安管理行为的,由公安机关依法给予行政处罚。

综上所知,婴儿在《未成年人保护法》保护范围内,那么,护理师在对婴儿的护理工作中应注意哪些事项呢?

(1)保护婴儿的安全和身心健康。不得恐吓、责骂、虐待婴儿。如果护理师的不正当行为,对婴儿造成了伤害,应承担相应的法律责任。

(2)不能侵犯婴儿的肖像权。护理师在用户家会有机会接触到婴儿的照片;甚至有时可能和用户及其家人合影。护理师得到的用户家人的照片,应妥善保管,不能为谋取利益卖给他人,而使他人以盈利为目的把该照片作为宣传广告或者制作货物的外包装上的图像等。因为未成年人的肖像权是受法律保护,一旦侵犯,则要承担相应的法律责任。

三、护理服务协议

母婴生活护理服务协议是服务机构、用户、母婴生活护理师等服务各方在平等、自愿、公平的基础上协商一致而订立的具有法律效应的正式书面文件。

签订护理服务协议,既有利于约束各方的行为,同时也有利于保护各方的合法权益。护理师应学习掌握护理服务协议的主要内容,增强职业维权意识和能力。

一般来说,一份正式的服务协议应包含:服务内容、服务时间、工资待遇、各方权利与义务等内容。主要内容表述如下。

(一)服务内容及要求

根据用户需求、母婴情况,各方在协议中明确约定母婴生活护理的服务项目及具体服务要求,这是服务关系确定的前提。

(二)服务期限和时间

服务期限:指护理师在用户家庭中服务的期限(3个月),其中包括试用期。

服务时间:指护理师每天工作时间(每天工作8小时或24小时,每月工作不少于28天),其中需要约定节假日休息时间。

协议各方须约定护理师的服务期限和具体服务时间、试用期、休息时间等等。这既有利于规范服务,也有利于保护护理师的休息权。

(三)工薪及支付办法

(1)工薪计算有两种方式:一是按月计算,每月必须支付;二是按小时计算,实行周、日、小时支付的工资制。

(2)服务协议必须约定,用户支付服务费用的时间和金额,其中服务费包含护理师的工资及相应管理费用。

(3)护理师的工资支付方式可以是现金、转账等形式。

(4)护理师工作不足1个月的,应按其实际工作时间结算工资(含试用期)。

(四)各方权利与义务

一份服务协议涉及服务机构、护理师及用户三方。需界定清楚各方的权利与义务,以保证协议的顺利履行。

1.服务机构的权利与义务

(1)有权收取一定比例的管理费、中介费并可代收护理师工资。

(2)有权召回护理师或解除协议。

(3)对护理师及其用户相关信息资料进行核实并妥善保管。

(4)对护理师提供必要的岗前培训,实行跟踪管理、监督指导,定期回访了解护理师的服务情况。

2. 护理师的权利与义务

（1）有权要求服务机构或用户按时支付工资。

（2）有权要求服务机构如实提供用户信息。

（3）有权拒绝用户提出的与协议约定无关的服务要求等。

（4）保证提供的证件真实有效。

（5）不得向他人泄露用户的家庭情况、经济状况、电话号码等信息。

（6）未经用户同意，不得带任何人进入协议约定的服务场所。

（7）离职时经服务机构同意，并向用户交接经手的经济账目。

3. 用户的权利与义务

（1）有权要求服务机构提供护理师的技能等级证书、健康证等相关证件。

（2）对护理师体检项目有特别要求的，须征得护理师同意后体检，体检费用由用户承担。

（3）有权向护理师追究因护理师故意或过失而给用户造成的损失。

（4）有权拒绝护理师在服务场所内从事与家政服务无关的活动。

（5）护理师在工作时突发急病或受到其他伤害时，用户应及时采取必要的救助措施。

（6）应尊重护理师的劳动，不得歧视、虐待或性骚扰护理师。

（7）国家法定节假日需护理师加班工作的，应给予护理师加班工资，或在征得护理师同意后安排补休。

（8）协议期满如需要护理师继续服务的，应提前向服务机构及护理师提出并续签协议。

（9）未经服务机构同意，不得要求护理师为第三方服务，也不得将护理师带往非约定场所工作，或要求其从事非约定工作。

通过签订《劳动合同》或《劳务合同》，护理师与服务机构形成了劳动关系或居间①关系。通过签订《服务协议》，护理师、用户、服务机构三者形成了服务的契约关系。护理师应严格按照协议提供服务，如因自身原因导致用户权益受损，则护理师应承担相应责任（员工制下，服务机构也需承担相应责任）；如因用户原因导致护理师权益受损，则护理师可请求服务机构协助，与用户协商，提出赔偿诉求。为了更好地保障自身的合法权益，护理师可在入职时向服务机构

---

① 居间，是指居间人向委托人报告订立合同的机会或者提供订立合同的媒介服务，委托人支付报酬的一种制度。所谓居间服务，就是居间人向委托人提供居间媒介的中间服务行为。

提出要求,参与人身意外保险,在自身发生意外时,能有效减轻自身和服务机构的救助负担。

四、服务纠纷处理常识

在母婴生活护理过程中,若出现纠纷,护理师应学会按照正确的纠纷处理流程,维护自身的合法权益。

(1)出现服务纠纷,护理师无法和用户妥善解决的,应及时通知服务机构出面协调。

(2)服务机构协调未果的,护理师可拨打0531-12346(家政服务公益热线电话)或登录山东省家政网络信息公益平台(www.sd12346.gov.cn)进行投诉,由山东省家庭服务业协会仲裁中心调解员负责调解,调解成功后签订调解协议书,具体调解流程见图2-2。

(3)若调解不成,可提交山东省家庭服务业协会仲裁中心仲裁解决。

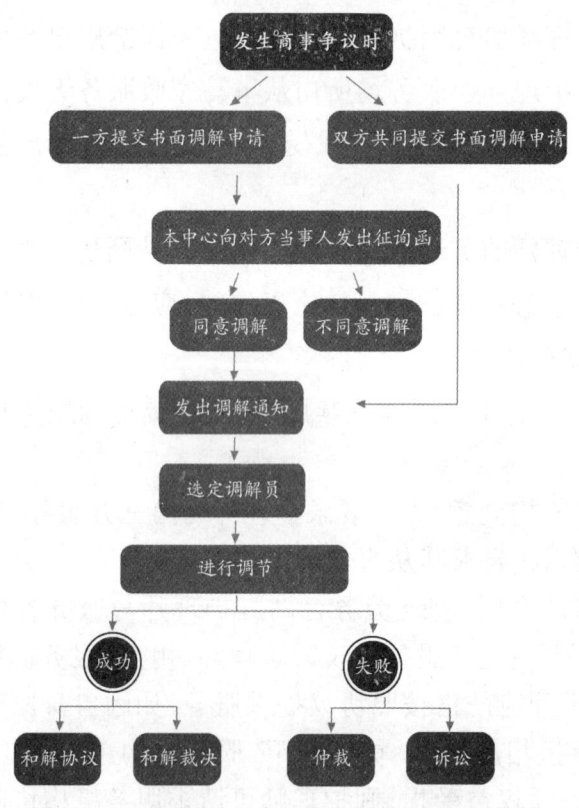

图2-2 山东省家庭服务业协会服务纠纷调解流程

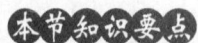

1.《妇女权益保障法》《未成年人保护法》的相关条款及保护产妇、自己和

婴儿合法权益的注意事项。

2. 母婴生活护理服务协议的服务内容、服务期限和时间、工薪及支付办法。

3. 母婴生活护理服务协议中服务机构、用户、护理师三方的权利与义务。

4. 服务纠纷的处理流程。

第三章

孕期保健服务

孕期保健是指从怀孕开始至分娩前这段时间的保健。1998年世界卫生组织提出了"妊娠人生大事,务使母婴安全"的号召,呼吁全球重视孕期保健服务。孕期保健直接影响到孕妇身体的健康和胎儿的正常发育,因而护理师应了解孕期保健护理知识,并做好孕期保健服务,这对降低孕产期并发症、合并症及难产的发病率,降低孕产妇死亡率、围产儿[①]死亡率和病残率有着十分重要的意义。本章重点介绍孕期保健知识和临产知识。

第一节 孕期知识

一、相关专业术语与定义

(1)妊娠:即怀孕,是指从受孕至分娩的生理过程。

(2)妊娠时间:妊娠从末次月经第一天算起,共40周,10个月,280天。

(3)预产期(公历,即阳历)的推算:从末次月经第一天算起,推算公式为月份减3或加9,日数加7。例如,末次月经为2016年4月10日,那么预产期应该为2017年1月17日(月份减3,日数加7);末次月经为2015年2月10日,预产期应为2015年11月17日(月份加9,日数加7)。如果准妈妈平时月经规律,可按预产期公式推算;倘若月经不规律,那么则需要医生根据早孕期超声检查结果进行校正,从而获得校正后的预产期。

---

① 围产期,是指怀孕28周到产后1周这一分娩前后的重要时期。围产儿即指这一时期的胎儿和新生儿。围产期保健的目的是降低婴儿及母亲的发病率和死亡率。

(4)流产:不足28周妊娠终止。

(5)早产:妊娠满28周至不足37周间分娩,称为早产。

(6)足月产:妊娠满37周至不足42周期间分娩,称为足月产。

(7)过期产:妊娠超过42周再分娩的,称为过期产。

二、孕妇的生理变化

女性妊娠期间,胎儿及其附属组织在孕妇体内发育,母体各系统会发生一系列适应性变化,尤以生殖系统的变化最为明显。

(一)生殖系统

(1)子宫:由于胎儿在子宫内生长发育,妊娠期子宫变化最为明显,子宫肌纤维增生及增殖,使子宫壁逐渐增厚,子宫腔变大,比未孕子宫容积增加近1 000倍,容积高达5 000毫升;子宫的重量由怀孕前的50克增至1 000~1 200克;宫颈外观肥大、变软,呈紫蓝色(着色),宫颈口内有黏液栓堵塞,有自然防御宫腔免受外界污染的作用。

(2)乳腺:妊娠期胎盘分泌大量的雌激素及孕激素,前者刺激腺管发育,后者刺激腺泡发育,乳房逐渐变大变软,乳头、乳晕色素沉着,孕晚期偶有少量黄色液体分泌。但正式分泌乳汁则需在分娩以后。

(二)循环系统和血液系统

孕妇心脏位置因增大的子宫上推横膈而上移,血容量逐渐增加,易发生生理性贫血;心排出量增加,血流速度加快,加重心脏负担,导致心率加快,可在心尖区听到杂音。

(三)呼吸系统

妊娠期孕妇需氧量增加,呼吸相对正常人会显得更急促,呼吸以胸式为主,呼吸较深,鼻咽及呼吸道黏膜充血、水肿、易发生上呼吸道感染。

(四)泌尿系统

怀孕以后,肾脏要承担母子二人的废物排泄,负担增加,在怀孕的早期和晚期,子宫压迫膀胱会出现尿频现象。

(五)消化系统

孕早期胃排空时间延长,胃酸蛋白酶减少,容易出现恶心、呕吐,怀孕12周以后逐渐好转。怀孕晚期由于增大的子宫压迫,肠蠕动减慢,常有腹胀或便秘。胃肠平滑肌张力降低,胃内容物逆流至食管,会引起"烧心"。

(六)内分泌系统

(1)孕激素:妊娠期间,母体血液中黄体酮激素浓度随着孕期的增长而稳步上升,在妊娠10周以后,由胎盘代替卵巢持续分泌黄体酮,血中黄体酮迅速增加,至妊娠足月时达高峰,平时浓度可达600纳摩尔/升。

(2)雌激素:雌三醇是胎儿、胎盘共同参与制造的,故把两者称为胎儿-胎盘单位。检测母体血液中雌三醇的含量,可用来判断胎儿是否存活。

(3)生乳素:妊娠期垂体前叶增大,分泌的生乳素增加,为非孕期的10～20倍,使乳腺进一步发育完善,为分泌乳汁做好准备。

(4)肾上腺皮质激素:皮质醇、皮质酮、醛固醇分泌增加。

(5)促黑色素细胞激素:垂体前叶分泌促黑色素细胞激素(MSH)增加,孕妇腹白线、面部、乳头、乳晕出现色素沉着。

(6)松弛素:骨盆关节、椎骨间的关节松弛。孕妇可觉腰骶部及肢体疼痛不适。

(七)新陈代谢

妊娠期各种新陈代谢均增加,蛋白质代谢呈正氮平衡,血脂升高,储糖功能降低,易有低血糖及生理性尿糖出现。若孕妇有隐性糖尿病,孕期容易表现出来。

妊娠早期,因胎儿及附属物均比较小,且早孕反应进食少,体重增加不明显,妊娠4个月后胎儿发育较快,母体适应性也较大,体重随之明显增加,腹部逐渐变大(图3-1)。妊娠最末一个月,每周体重增加应不超过500克。

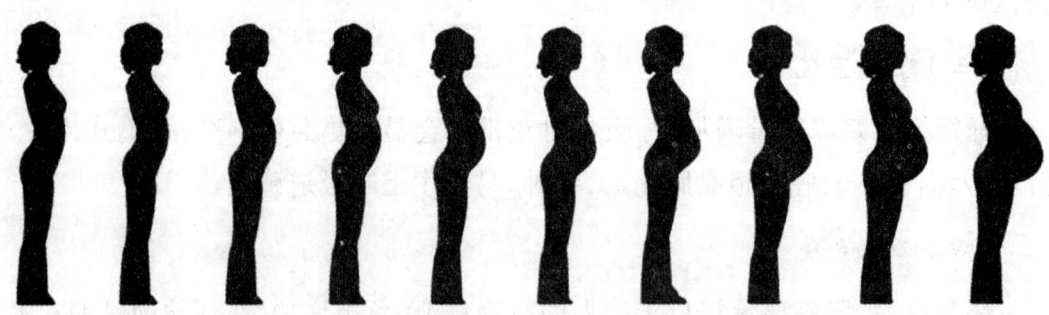

图3-1 孕妇腹部变化

总之,妊娠期母体适应性变化很明显,一些生理性变化常使合并症的诊断增加困难。故妊娠早期即应开始产前监护及系列检查,才能真正达到提高胎儿质量、保护孕妇健康、优生优孕的目的。

三、孕期的胎儿发育及孕妇护理重点

妊娠是新个体的产生过程,包括受精、受精卵着床及其在子宫内整个发育及分娩过程。在整个妊娠过程中,胎儿在子宫里经历了一个变化很大的发育过程。见图3-2。

(一)孕1月(1~4周)

受精卵在子宫完成着床,并不断分裂,此时胎儿被称为胎芽,通过B超可见。此时胚芽的中枢神经系统、血液循环系统开始发育。

这时要特别注意加强孕期营养,丰富的营养会给胎儿脑细胞和神经系统一个良好的成长环境。

(二)孕2月(5~8周)

胚芽发育成胚胎,胎儿身长2~3厘米,体重4~5克,可以区分头与躯干,手指和脚趾间有少量的蹼状物。胚胎的脑、脊髓、神经细胞迅速发育,胃、肠、肝脏等逐渐形成,牙和腭开始发育,耳朵在继续成形,脊椎骨雏形隐约可见,B超可见早期心脏形成并有搏动。

此时准妈妈身体的变化如下:基础体温持续较高,身体发热,浑身乏力。有的开始出现妊娠反应,小便时间缩短,乳房发胀。腹部没有变化。

(三)孕3月(9~12周)

胎儿身长7~9厘米,体重15~60克,头部约为整个身长的1/4,通过超声波仪器(胎音器)已能听到胎儿的心音。可见完整人体雏形。胸部、腹部渐渐增大;眼睛、手指、脚趾发育完全,指甲、牙齿开始形成,外生殖器已经形成开始发育。胎盘开始形成。

此时期的准妈妈下腹部有压迫感,是妊娠反应最厉害的时期。要多喝水,尽量不要空腹。

(四)孕4月(13~16周)

胎儿身长10~20厘米,体重100~120克,胎儿已完全成形,由外生殖器可区分性别;胎儿皮肤薄而透明,可见皮下血管;各器官机能发育渐趋成熟。

胎盘发育完成,胎儿可在羊水里来回转动,内脏几乎发育完成;初期肾开始排泄尿液。用胸部做呼吸动作;胎儿手足开始活动;心脏搏动更加活跃,开始有胎动。开始长牙根;味蕾开始形成;眼睑仍然闭合,但可感光;听觉神经渐发育成熟,已能听到子宫外的声音。脑部器官记忆功能此时期已开始发展。

此时期准妈妈腹部微微突起,子宫变大,多尿,骨盆腔充血。结肠和大肠受影响,经常发生便秘,乳房明显增大,应随时保持乳头清洁,如若发生乳头凹陷,要特别注意卫生,必要时请医生处理,不要过于按摩乳房,以免诱发子宫收缩而流产。

(五)孕5月(17~20周)

胎儿身长20~30厘米,体重200~350克,运动神经与感觉神经开始发育。全身布满胎毛,长出少许头发和指甲。脐带更加健壮,胎儿经常会用手抓住脐带。胎儿经常踢腿、屈体、伸腰、滚动、吸吮自己的拇指;长出皮下脂肪,皮肤变成不透明,体重增加。骨骼快速发育,手臂与腿成比例。心脏发育成熟,可通过腹壁用听诊器听到胎心音。胎儿在子宫内活动更频繁,胎动平均每小时3~5次且可听到母亲心跳声。肾脏已能够制造尿液;有胎便出现。

此时期应指导孕妇坚持有规律地数胎动,观测胎动时最好每天早晨、中午、晚上各测一次,每次连续计数1小时。测胎动时最好取左侧卧位,全神贯注,平心静气地感受胎动次数。在产前检查时将胎动记录提供医生参考。观测胎动,可监护胎儿安危,发现异常,及时得到合理治疗。

(六)孕6月(21~24周)

胎儿身长25~35厘米,体重600~800克,长出头发、眉毛和睫毛;大脑皮质继续发育,此时期可记忆母亲的心跳声。视网膜已形成,具备了微弱的视觉;听力已经形成,可听到外界声响;嗅觉神经已发育,可模糊闻到母亲的味道;会出现哭的表情。皮下脂肪渐渐增加,但皮肤还很薄且多皱,并且为皮脂腺分泌物(胎脂)和胎毛所覆盖。胎儿浮动于羊水中,能自由变换位置,活动强壮有力,双脚会出现踢子宫壁的动作,使孕妇感觉胎动强烈。

此时期准妈妈的肚子越来越大,宫高接近20厘米,时常觉得腰、背和下身疲劳,应该多注意休息。

(七)孕7月(25~28周)

胎儿身长35~40厘米,体重1 000~1 200克,此时胎儿脑部发育完全,开始有记忆、思考、感情等能力,是进行胎教的好时机;味觉已发育成熟,能辨别甜与苦味;视觉神经功能逐渐发育,眼睛已能够睁开,对光线变得敏感,但仍看不见任何东西;听觉神经系统已发育完全,对外界声音刺激的反应更为明显;胎儿非常活跃,手脚可自由伸展摆动,胎位仍会改变,有睡眠与活动交替的现象。

此时期准妈妈的腹部膨胀,宫高已经达到23~26厘米。由于腹部、乳房迅速增大,很容易出现妊娠纹。体重的增加使下肢受到压迫,影响血液循环,容易出现静脉曲张、便秘和痔疮等。因此,需要特别注意休息。

(八)孕8月(29~32周)

胎儿身长38~43厘米,体重1 500~1 800克,这时胎儿生长很迅速,几乎充盈整个子宫。胎儿的各个器官继续发育完善,肌肉系统、神经系统功能也渐趋发育完整;听觉神经更加发达,且出现回应动作与身体反应;肺和胃肠功能已接近成熟,已具备呼吸能力,能分泌消化液。随着胎儿的增大,胎动也有所减少,从此时起,大多胎儿头部向下(正常胎位)。

此时期准妈妈的宫高达到27~29厘米。由于心脏和胃受到压迫,吃不下太多的东西,而且还可能出现烧心和打嗝。腹部比以前更加凸出,体态会自然弯曲,要多注意休息。

(九)孕9月(33~36周)

胎儿身长45~50厘米,体重2 000~2 500克;胎儿皮下脂肪增厚,皱纹减少,身体变得圆润,胎毛逐渐减少;大脑已经非常发达,对外界刺激,身体和面部都有所反应;呼吸系统、消化系统等发育已近成熟,有的胎儿头部已开始降入骨盆。

这时胎位是否正常直接关系孕妇是否能正常分娩,如果胎儿非头部向下体位,则应在医生的指导下采取措施进行纠正。此时期孕妇子宫底部下垂,胃和胸部的压抑感消失,但膀胱受到压迫,出现尿频、白带增多。子宫颈和阴道变得柔软,肚子有鼓胀感。应充分休息,保持体力。

(十)孕10月(37~40周)

胎儿身长48~52厘米,体重2 800~3 200克。胎脂布满全身,特别是腋下及股沟;头发2~4厘米;胎毛完全消失。此时胎儿外观机能发育完全,体内器官的机能也已成熟,已经属于足月胎儿或成熟儿,胎儿头部完全进入母体骨盆腔内,可能随时降生。

此时期是孕妇期待与不安的交替时期,可能会出现腰痛、脚跟疼痛等不适症状,宫高增加到30~31厘米,时常会感到尿频或尿不净。如果孕妇感觉到阵痛,要叮嘱其不要紧张,注意放松。必要时提前做好宝宝出生准备。

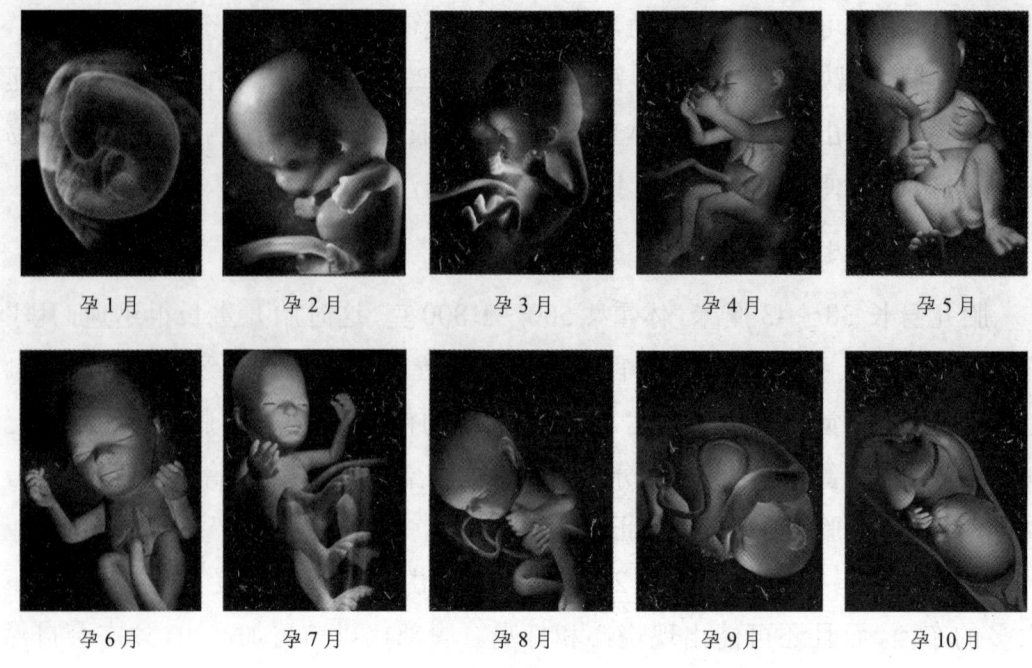

图 3-2 孕期胎儿发育图

> **本节知识要点**

1. 妊娠、流产、早产、足月产、过期产的定义。
2. 预产期的计算方法。
3. 孕期孕妇的主要身体变化。
4. 胎儿每月的生长发育变化及孕妇的护理重点。

第二节 孕期保健

孕期保健是指为孕妇在孕期提供的保健服务,以达到保障孕妇和胎儿健康的目的。

一、孕早期保健

孕早期,是指孕1月～孕3月,即妊娠开始到孕12周末,是胎儿器官分化的重要时期。这个阶段,孕妇要注意避免致畸因素,减少运动量、合理饮食,防止妊娠呕吐及贫血。

（一）孕早期孕妇的身心变化

1. 早孕反应

通常在停经6周后，孕妇易出现饱胀感、便秘、消化不良、恶心、呕吐等现象，一般持续8周至数月后自然消失。

2. 尿频

子宫增大压迫膀胱，小便次数常常增加；随着子宫升入腹腔，尿频现象会逐渐消失。

3. 乳房变化

在雌激素和孕激素的作用下，孕妇乳房开始增大，有胀痛感，乳晕颜色加深。

4. 体重增加

孕早期结束后，孕妇的体重平均可以增加1~2千克，胎儿大约会有48克。如进行体格检查，会发现子宫随着停经月份增加而逐渐增大。

5. 心理变化

孕早期的女性具有以下三大典型心理特征。

（1）烦躁心理：较大的妊娠反应使孕妇烦闷；计划外的怀孕更让孕妇倍感恼火，甚至埋怨丈夫。

（2）忧郁心理：长时间忧郁可使孕妇失眠、厌食，植物神经紊乱，缺乏活力、心情压抑。

（3）依赖心理：怀孕使女性生理发生一些变化，进而产生一种不平衡的心理，感情变得很脆弱，希望丈夫以自己为中心，稍不如意即倍觉委屈。

（二）孕早期的孕妇保健措施

1. 保证充分休息

指导孕妇避免重体力劳动；注意充足休息，保证一天8~9小时的睡眠。

2. 远离危险因素

孕早期要避免一些危险因素，以避免或减少胎儿畸形等情况的发生。

（1）指导孕妇戒烟禁酒；避免被动吸烟和不良空气。因为烟草、酒精对胚胎发育的各个阶段都有明显的毒性作用，容易引起流产、早产和胎儿畸形。有吸烟饮酒习惯的妇女必须戒烟禁酒，远离吸烟环境，避免二手烟。

（2）叮嘱孕妇少进厨房，远离油烟；远离微波炉，不使用电热毯。避免接触会使胎儿畸形或流产的有毒气体、X射线和辐射性物品；避免从事其他有害胚胎发育的工作。

（3）指导孕妇加强自我保护，用流动的水和肥皂洗手，注意口唇清洁、电话机消毒。避免病毒感染。

（4）指导孕妇避免接触有毒物质（甲醛、汽油等）和污染源（宠物狗、猫等），不要在闹市区、人流密集的地方停留。

（5）建议孕妇不化妆或少化浓妆。

（6）叮嘱孕妇谨慎用药，就医时主动告知怀孕情况。

（7）叮嘱孕妇勿使用热水（超过40℃）或浴盆洗澡，以保持身体清洁。洗澡时间不宜过长，20分钟左右即可。

3. 创造良好居室环境

经常开窗通风，保持居室通风，空气清新，调节室内适宜的温度和湿度。

4. 注意膳食指导

饮食方面，护理师应保证孕早期的孕妇膳食营养平衡，摄入足量蛋白质、微量元素（钙、碘等）和维生素（叶酸等），同时食物要清淡，少食多餐。

（1）补充叶酸。孕早期补充叶酸可预防神经管畸形和高同型半胱氨酸血症，促进红细胞成熟和血红蛋白合成。孕妇孕期叶酸摄入量应达到每天600微克。护理师应指导孕妇常吃含叶酸丰富的食物，如动物肝、蛋类、豆类、绿叶蔬菜（如菠菜、油菜、小白菜、花椰菜等）、水果（如香蕉、草莓、橙子等）及坚果类。另外，还应每天补充叶酸400微克（口服叶酸补充剂），以满足孕妇需要。建议每天摄入400克各种蔬菜，其中1/2以上为绿叶蔬菜。

（2）常吃含铁丰富的食物。为预防早产、流产，满足孕期血红蛋白合成增加和胎儿铁储备的需要，孕期应常吃含铁丰富的食物，铁缺乏严重者可在医师指导下适量补铁。

（3）选用碘盐，补充碘。碘是合成甲状腺素的原料，是调节新陈代谢和促进蛋白质合成的必需微量元素，除选用碘盐外，每周还应摄入1~2次含碘丰富的海产食品，如海带、紫菜、裙带菜、贝类、海鱼等。

（4）合理安排饮食。进餐的时间、地点也可依孕妇的反应特点而异，可安排孕妇清晨醒来起床前吃，也可在临睡前进食。

（5）根据早孕反应摄入足量碳水化合物。

① 孕早期无明显早孕反应者，可继续保持孕前平衡膳食。

② 孕吐较明显或食欲不佳的孕妇不必过分强调平衡膳食，可根据孕妇的饮食嗜好和口味选用清淡适口、容易消化的食物，少食多餐，尽可能多地摄入食

物,特别是富含碳水化合物的谷类、薯类食物。

③ 孕吐严重影响孕妇进食时,为保证脑组织对葡萄糖的需要,预防酮症酸中毒对胎儿神经系统的损害,护理师应保证孕妇每天必须摄取至少130克碳水化合物,应首选富含碳水化合物、易消化的粮谷类食物,如米、面条、烤面包、烤馒头片、饼干、玉米、地瓜等(可提供130克碳水化合物的常见食物有180克米或面食,550克薯类或鲜玉米)。各种糕点、薯类、根茎类蔬菜和一些水果中也含有较多碳水化合物,护理师可根据孕妇口味为其选用。食糖、蜂蜜的主要成分为简单碳水化合物,易于吸收,进食少或孕吐严重时食用可迅速补充身体需要的碳水化合物。进食少或孕吐严重者应及时送医,寻求医师帮助。

5. 心理慰藉

一方面,可为孕妇讲解孕期保健知识,提高其健康意识;另一方面,可指导家庭成员,尤其是准爸爸,做好心理建设,逐步转变角色,做到耐心、细心、宽容、自觉、好学,从而顺应孕妇情感需求,使孕妇保持健康、平衡的心理。

6. 及时产检

怀孕12周即怀孕3个月时,护理师应指导孕妇到正规医院进行第一次全面产检;之前没有做过婚检、孕检的人,还要增加地中海贫血的筛查;家里养宠物的人,则要增加寄生虫检查,以检查孕妇和胎宝宝是否健康。

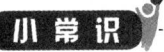

应对早孕反应的饮食措施

针对孕妇的早孕反应,护理师可尝试以下饮食措施:
(1)早晨可进食干性食品,如馒头、面包干、饼干、鸡蛋等。
(2)避免油炸及油腻食物和甜品,以防止胃液逆流而刺激食道黏膜。
(3)可适当补充维生素 B_1、B_2、B_6 及维生素 C 等,减轻早孕反应的症状。

来源:《中国居民膳食指南》(2016)

二、孕中期保健

孕中期是指孕4月~孕7月,即孕13周至27周,是胎儿各器官系统迅速生长及大脑发育的关键时期。该阶段护理师要指导孕妇适当运动、补充钙质、进行胎教及腹部按摩。

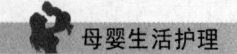

（一）孕中期孕妇的生理变化

（1）胎动。孕18~20周时，孕妇开始感到轻微的胎动。随着妊娠进展，胎动愈加明显。

（2）腹部增大。妊娠12周后，子宫逐渐增大，下腹正中可出现一条色素沉着带，分娩后逐渐消退。

（3）胎心。妊娠12周可用超声多普勒听到胎心；妊娠18~20周可用听筒听到胎心。正常范围为120~160次/分钟。

（4）便秘。孕妇饭后胃部往往有饱胀感和烧灼感，部分孕妇会出现便秘。

（5）乳房。乳房继续增大，乳头有时会溢出稀薄但又浑浊的液体。

（6）牙龈增厚。受孕期激素的影响，孕妇的牙龈会增厚，稍显松软，刷牙时易出血。

（7）常见病症。孕中期孕妇常产生一些病症，如便秘、痔疮、白带增多；下肢、外阴静脉曲张，水肿，胃部烧灼感；失眠、仰卧位低血压综合征；腰背痛、腿部肌肉痉挛等。

（8）心理变化。孕中期，孕妇对腹中的宝宝感觉非常亲近，逐渐适应了身体变化，情绪趋于稳定。作为准妈妈，孕妇常常牵挂宝宝生长发育是否正常、宝宝是什么性别等问题，担心自己的体形将来能否恢复等。随着身体日益笨拙，且腰酸、背痛、便秘等症状逐渐加重，部分孕妇会出现失眠、焦虑等现象。

（二）孕中期孕妇的保健措施

1. 做好监测和产前诊断

护理师应每天为准妈妈计数胎动，有条件者还可协助孕妇定期测量血压、宫高、腹围、血象等指标，做好家庭监护；定期陪准妈妈去医院进行产前检查，以早期发现胎儿或孕妇的病症，做到早发现、早治疗。

2. 注意孕妇的衣着与个人卫生

孕中期，护理师应指导孕妇选择宽大、透气的服装，腹部不可束紧，更换适合的乳罩；衣服以棉、麻质地为佳；鞋子选择透气性好、宽松、轻便的布鞋、胶底鞋、运动鞋等。

护理师应在饭后、睡前指导孕妇使用软毛牙刷刷牙，保持口腔清洁；经常淋浴，每日清洁外阴，经常擦洗乳头；勤换内衣、内裤，保持身体清洁卫生。

3. 做好膳食营养搭配

孕中期是胎儿生长发育的加速期，一般来说，孕中期孕妇的饮食应营养平衡：增加能量摄入，多摄入优质蛋白质，注意必需脂肪酸的补充，保证丰富的维生素及矿物质的补充。

（1）增加能量摄入，指导孕妇适当增加米饭、馒头等主食，另外，还应适量摄入一定数量的粗粮，如小米、玉米、红薯等，预防便秘和痔疮。

（2）多摄入优质蛋白质，注意必需脂肪酸的补充，适当增加鱼、禽、蛋、奶、瘦肉、豆制品、花生、核桃等副食的摄入。荤素搭配，合理营养，避免挑食。《中国居民膳食指南（2016）》中，建议孕中期孕妇每天增加蛋白质 15 克，钙 200 毫克，能量 300 千卡，在孕前平衡膳食的基础上，额外增加 200 克奶，再增加鱼、禽、蛋、瘦肉共 50 克左右。当孕妇体重增长较多时，可多食用鱼类而少食用畜禽类，食用畜禽类时尽量剔除皮和肉眼可见的肥肉，畜肉可优先选择牛肉。此外，鱼类尤其是深海鱼类含有较多 n-3 多不饱和脂肪酸，其中的二十二碳六烯酸（DHA）对胎儿脑和视网膜功能发育有益，每周最好食用 2~3 次。

（3）注意补充钙质。孕中期是胎儿骨骼发育的关键时期，此时期孕妇易出现腰腿痛、腿抽筋，所以应及时补钙。护理师应指导孕妇多吃些含钙丰富的食物，首选奶类，其次是豆制品、虾皮、小鱼干、鱼片、鱼松、黑芝麻、芝麻酱、绿叶蔬菜等。必要时，应在医生指导下补充钙剂。护理师可安排孕妇进行一定的户外活动，增加日照时间，促进钙的吸收。

（4）补充铁质摄入，预防孕期贫血。《中国居民膳食指南（2016）》中指出，孕中期孕妇每天铁的推荐摄入量比孕前增加 4 毫克，达到 24 毫克。护理师应指导孕妇多摄入富含铁质的食物，如动物血、肝脏、蛋黄、红肉、豆类、菌类（如香菇、黑木耳）、藻类（如海带、紫菜）、绿叶蔬菜等，建议每天增加 20~50 克红肉，每周吃 1~2 次动物肝脏或动物血（如鸡血炖豆腐）。对于贫血的孕妇，护理师应指导其遵医嘱补充铁剂，以满足孕期增加的铁的需要。妊娠 4 个月起，护理师应指导孕妇预防性地服用铁剂。

4. 安排适量身体活动，维持孕期适宜增重

（1）孕期体重监测和管理。

孕期适宜的体重有助于获得良好的妊娠结局，应重视体重监测和管理[①]。

一般孕妇在整个孕期体重增加 12.5 千克左右，其中胎儿、胎盘、羊水、增

---

① 孕期体重增长过多是孕妇发生妊娠并发症如妊娠期高血压疾病、妊娠糖尿病等的危险因素，也是妇女产后体重滞留的重要原因，并增加妇女远期发生肥胖和 2 型糖尿病的风险，还与绝经后发生乳腺癌的危险性呈中度相关。孕期体重增长不足和过多，均会影响母体产后乳汁的分泌。

的血容量及增大的子宫和乳腺属必要性体重增加,为6~7.5千克,孕妇身体脂肪蓄积3~4千克。如果体重增加18千克以上,巨大儿的发生率会较高,容易造成分娩困难;但孕期体重增长也不能过少,否则可能导致胎儿营养不良,出生低体重儿。因此,孕早期体重变化不大,可每月测量1次,孕中、晚期应每周测量体重。

对于体重增长不足者,护理师可适当增加其对能量密度①高的食物摄入;对于体重增长过多者,应在保证其营养素供应的同时,注意控制总能量的摄入。

(2)孕期适当的身体活动。

对于超重或者肥胖的孕妇,坚持运动可以促进能量的消耗,避免或减少孕期体重增长过多以及巨大儿的发生。

若无医学禁忌,多数活动和运动对孕妇都是安全的。护理师可指导孕妇根据其身体状况和孕前运动习惯,结合主观感觉选择运动类型,并量力而行,循序渐进。建议孕中期孕妇每天进行30分钟到1个小时中等强度②的身体活动,如快走、游泳、打球、跳舞、孕妇瑜伽及各种家务劳动等;但是,应避免剧烈运动,如跑、跳、仰卧起坐等。以下情况的孕妇不适宜进行运动:怀孕不足4个月,有过流产、早产史的孕妇;有阴道流血或腹痛,患妊娠高血压综合征或心脏病的孕妇。

5. 疏解心理压力

可向孕妇讲解孕期生理特点,指导其学习和了解孕育知识,使其能以积极心态来面对身体变化;还可指导其多听舒缓的音乐、看书或养花养草等来缓解焦虑的情绪。孕妇情绪波动时,可指导其多与家人和朋友沟通;必要时协助其向专业人员咨询。

6. 做好其他日常生活护理服务

护理师应(指导孕妇丈夫)与孕妇配合做到以下几点:

(1)与孕妇一起参加相关机构的产前培训,了解分娩的相关知识。

---

① 在食品营养学的角度上,能量密度是指每克食物所含的能量,这与食品的水分和脂肪含量密切相关。食品的水分含量高则能量密度低,脂肪含量高则能量密度高。

② 中等强度是指身体活动需要中等程度的努力并可明显加快心率,一般为运动后心率达到最大心率的50%~70%,主观感觉稍疲劳,但10分钟左右可得以恢复。最大心率可用220减去年龄计算得到,如年龄30岁,最大心率为220－30＝190,活动后的心率以93~133为宜。

（2）指导孕妇及其丈夫积极参加胎教,每天定时与宝宝沟通。

（3）必要时,可（指导孕妇丈夫）为孕妇做一些睡前放松按摩,揉捏肩、背、腿、脚等。

（4）帮助孕妇穿鞋、系鞋带。

（5）护理过程中,尽量避免乳头刺激,以免导致早产。

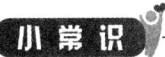

孕期体重监测和管理

由于我国目前尚缺乏足够的数据提出孕期适宜增重推荐值,《中国居民膳食指南（2016）》建议以美国医学研究院（IOM）2009年推荐的妇女孕期体重增长适宜范围和速率作为监测和控制孕期体重适宜增重的参考。美国IOM于2009年制定了不同妊娠阶段的孕妇体重增长适宜范围,见表3-1。

表3-1 单胎妊娠孕妇孕期适宜体重增长建议

孕前BMI[①]（千克/米^2）	孕期体重增加（千克）	孕中晚期增重速率（千克/周）
低体重（＜18.5）	12.5～18	0.51(0.44～0.58)
正常体重（18.5～24.9）	11.5～16	0.42(0.35～0.50)
超重（25.0～29.9）	7～11.5	0.28(0.23～0.33)
肥胖（≥30.0）	5～9	0.22(0.17～0.27)

注:2009年美国IOM对多胎妊娠孕妇妊娠期体重增长建议如下:孕前正常体重的孕妇,孕期体重增长范围为16.7～24.3千克,孕前超重者为13.9～22.5千克,孕期肥胖者为11.3～18.9千克。

孕期体重管理的干预需要营养和运动两者相结合的管理原则。护理师可指导孕妇监测体重增长情况,并加强膳食调理,适当进行运动锻炼。

另外,孕妇孕期测量体重应注意以下事项:① 使用校正准确的体重秤。② 每次称重前,均应排空大、小便,脱鞋帽和外套,仅着单衣,以保证测量数据的准确性和监测的有效性。

（来源:https://www.ishuo.cn/doc/gpsbmiqf.html,部分内容有改动）

[①] 身体质量指数（简称体质指数又称体重指数,英文为Body Mass Index,简称BMI）,是用体重千克数除以身高米数平方得出的数字,是目前国际上常用的衡量人体胖瘦程度以及是否健康的一个标准。

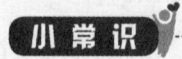

孕妇运动注意事项

孕妇健康运动作为妊娠期健康生活方式的组成部分,应该鼓励和倡导。但无论采用哪种运动形式,最好按热身运动(5~10分钟)、正式运动(20分钟)及运动后放松动作(5~10分钟)3个阶段进行。

运动前后及运动期间,孕妇都应摄入足够的水分以维持体内水平衡,穿宽松的棉质衣物、跑步鞋和适当大小的乳罩,在阴凉通风的环境下运动。同时,运动期间应注意监测血压及心率,必要时进行胎心监测以排除宫缩。运动后腋下体温不宜超过38.3℃,运动后沐浴需注意保暖。

若孕妇出现以下症状,如运动期间阴道流血、羊膜破裂、持续性疼痛或疲劳、眩晕、胸痛、头痛、下肢疼痛或水肿、胎动减少,运动后出现持续30分钟以上的规律宫缩,应立刻停止运动并尽快就诊。

(来源:http://health.huanqiu.com/baby/2014-12/5229890.html)

三、孕晚期保健

孕晚期是指孕8月~孕10月,即孕28周~40周,是胎儿肌肉发育和脂肪积累的时期。这个阶段,护理师应指导孕妇加大运动量,少吃主食、多吃坚果,避免便秘。

(一)孕晚期孕妇的身体变化

(1)腹部增大明显。随着胎儿生长和羊水增多,子宫逐渐增大。

(2)水肿。孕晚期,孕妇会出现下肢水肿,一般在午后加重,第二天晨起明显减轻或消退。如果孕妇每周体重增加在500克以上,或水肿不消退,甚至延伸到面部,应及时陪同就医。

(3)胎动。孕晚期自我监测胎动非常重要。相对于既往宝宝胎动的情况,次数和幅度变化在50%以上,就要及时就医。

(4)体重增加和腰腿痛。整个孕期,孕期体重会增加12~15千克,孕晚期体重增加明显,孕晚期准妈妈会出现腰背疼痛的现象,有时增大的子宫压迫一侧坐骨神经,孕妇会出现下肢疼痛的现象。

(5)宫缩。妊娠晚期,孕妇会出现不规律的宫缩。临近分娩时宫缩次数会增多，夜间尤为明显。

（6）其他。孕晚期，孕妇易发生妊娠并发症，如高血压、胎位不正、水肿等；心肺负担会加重，呼吸较常人急促；排尿次数增加，可能发生痔疮。

（二）孕晚期的保健措施

1. 加强心理疏导，使孕妇保持心情愉快

陪伴孕妇参加产前培训，给孕妇讲解日常生活起居的注意事项及分娩知识，经常陪伴其聊天、散步等，消除心理恐惧感，使其得到最大程度的心理安慰和充分的心理准备，保证其心情愉快，避免产后抑郁。

做好母乳喂养的宣教。应让孕妇尽早了解母乳喂养的益处、增强母乳喂养的意愿、学习母乳喂养的方法和技巧，为产后尽早开奶和成功母乳喂养做好各项准备。

2. 保证膳食营养平衡

孕晚期是胎儿生长最快的阶段，孕妇的营养仍以全面平衡为要点。要摄入适量的能量，进一步增加优质蛋白质的摄入量，注意必需脂肪酸的补充，保证维生素及矿物质的摄入量。护理师应根据孕妇体重的增加灵活调整食谱，使孕妇保持适宜的体重，为分娩储存必要的能量。

建议选择体积小、营养价值高的食物，如动物性食品，减少营养价值低而体积大的食物，如土豆、红薯等。不宜进食过多的高热量食物（如甜点、白糖、蜂蜜和油炸食品），避免肥胖、胎儿过大，发生糖尿病等。

注意控制盐分和水分的摄入量，以免发生水肿。有水肿的孕妇，食盐量应控制在每日5克以下。

《中国居民膳食指南（2016）》指出，孕晚期孕妇每天增加蛋白质30克，钙200毫克，能量450千卡，应在孕前平衡膳食的基础上，每天增加200克奶，再增加鱼、禽、蛋、瘦肉共计125克。另外，孕晚期，孕妇每天铁的推荐摄入量比孕前增加9毫克，达到29毫克。护理师可每天让孕晚期的孕妇增加20～50克的红肉，每周1～2次动物血和肝脏，每次20～50克，以满足孕期增加的铁需要。

3. 注意对腹部和乳房的保护

（1）如果孕妇腹部增长过大，护理师可协助孕妇使用托腹带托住腹部，防止腹部过度下垂。

（2）应指导孕妇选用合适的织物和乳罩，以纯棉、有伸缩性、吸汗、透气性好的为宜。

4. 保证充分休息

对于健康的孕妇,护理师应保证其每天进行适当身体活动,忌做剧烈活动。保持居室环境安静、幽雅、清洁。室内各类物品要摆放整齐、光线适宜,无噪音,使孕妇有安全感;最好协助其采取左侧卧位,以减轻妊娠子宫对下腔静脉的压迫,防止胎儿宫内窘迫的发生。

5. 加强妊娠期常见病症的护理

(1)对于孕妇在妊娠期出现的高血压综合征(高血压、水肿、蛋白尿等),轻度患者按照高血压一般护理程序进行护理即可,如低盐饮食、血压监测、遵医嘱用药、保证休息。中度患者则应及时就医,遵医嘱服药。

(2)对于水肿,护理师应给予孕妇低盐饮食,协助孕妇高抬腿,为其适当按摩腰腿;协助其洗浴,勤换内衣内裤。

(3)孕晚期,护理师应指导孕妇加强乳房护理。对于乳头凹陷者,要经常牵拉和按摩;保持乳头清洁等。

6. 加强监测

孕晚期,护理师应指导孕妇接受定期产检检查,加强孕妇胎心、胎动的情况监测,认真观察孕妇的身体情况。如孕妇出现阴道出血、严重头疼、严重呕吐、高烧等情况时,应立即送医诊治。如过了预产期一星期以上尚未生产,应建议孕妇至医院检查是否需要催生。

四、孕期保健注意事项

(一)孕期饮食的注意事项

(1)定时、定量进食,忌饥饱不一。宜少食多餐,每日4~6餐为宜,加餐不加量。

(2)保证足量碳水化合物的摄入。粗细搭配,少食精细米面。

(3)多吃新鲜蔬菜和水果,增加膳食纤维和维生素的摄入。

(4)荤素搭配,忌偏食挑食,保证足量鱼、肉、蛋、奶、豆类等的摄入。

(5)烹调宜采用清蒸、水煮、凉拌、炖煮等方法,少吃糖醋、油炸、油煎的食物。

(6)调味宜清淡,控制食用盐摄入量。炒菜须吃植物油,且限量。

（7）饮食禁忌：不宜高脂肪饮食、高糖饮食，忌吃冷食。不宜过度咸食、酸性饮食。不宜滥服温热补品，如人参、桂圆等。不宜使用霉变食物、添加防腐剂的食物；不宜喝刺激性的饮料（如浓茶、咖啡、含咖啡因的可乐等）。

（二）孕期需就医的几种情况

（1）孕妇阴道出血，小腹疼痛，早期会导致流产，晚期可导致早产、胎盘早剥等。

（2）孕妇严重呕吐，不能进食、进水。

（3）孕妇出现头晕眼花，视物不清。

（4）孕妇在尿频的基础上伴有尿急，即有尿就憋不住，或伴有排尿时疼痛，可能得了合并尿路感染，应去医院检查。

（5）孕妇出现外阴瘙痒、疼痛，白带呈黄色、有怪味等症状时，需及时去医院就诊。

（三）孕期用药需谨慎

孕妇冬季风寒感冒时，可熬制姜汤让其服用；出现鼻塞，可让其用热毛巾热敷鼻部，并补充水分。尽量不吃药，必须服药时，要严格遵医嘱；同时要注意疏导孕妇保持心情开朗，保证其充分休息。

（四）孕期痔疮的预防措施

（1）调整饮食，指导孕妇多吃新鲜水果和蔬菜，适当摄入粗粮等富含粗纤维的食物。

（2）指导孕妇定时排便，不要久蹲，如厕时不宜看书、看报、看手机等。

（3）根据孕妇身体状况，指导其进行适当活动和锻炼。

小常识

孕期饮食的误区——补钙就要多喝骨头汤

骨头汤中含钙量极少，补钙效果差，因脂肪含量较高，易造成钙的丢失和孕妇体重过度增加，血脂增高，故不宜多食。"补钙就要多喝骨头汤"属于误区，护理师应指导孕妇予以改变。

（来源：http://baby.9939.com/yyyy/yqys/2016/0520/3702694.shtml）

小常识

怀胎十月备忘录

1月(1～4周):末次月经第1天～第4周,躲开病毒威胁;

2月(5～8周):别做重体力活;

3月(9～12周):首次排畸筛查;

4月(13～16周):补钙、补铁,少吃盐;

5月(17～20周):每周称次体重;

6月(21～24周):开始音乐胎教;

7月(25～28周):多做腹式呼吸;

8月(29～32周):锻炼盆底肌肉;

9月(33～36周):坚持适量运动;

10月(37～40周):做好临产准备。

(来源:http://baby.sina.com.cn/health/12/2902/2012-02-29/1022201306.shtml)

本节知识要点

1. 孕妇在孕早期、孕中期、孕晚期的身心变化特点及护理措施。
2. 孕期需就医的情况、孕期痔疮的预防措施及孕期饮食的注意事项。

第三节 临产知识

孕40周前后胎儿就会"瓜熟蒂落",等待宝宝诞生的日子令孕妇既兴奋又紧张,孕妇应做好迎接新生儿的各方面准备。这段时间,护理师对孕妇的护理是母婴生活护理的前期介入阶段,能为分娩后对产妇及婴儿的护理建立良好的交流和互信基础。

一、临产先兆

孕妇分娩前,出现预示不久即将临产的症状,称为临产先兆。临产先兆包括宫缩、见红、破水等,这些都是分娩即将开始的征象。

(一) 宫缩

规律性的宫缩是临产最重要的标志。规律性的宫缩发生后,致使宫颈口持续不断地开大,预示着即将分娩。

(二) 见红

当分娩临近,子宫收缩扩张,胎儿的头开始下坠入盆,胎膜和子宫壁逐渐分离摩擦会引起血管破裂而出血,就是俗称的见红。

(三) 破水

临近分娩,包绕在胎儿周围的羊膜囊破裂而使囊内的羊水从阴道流出。

(四) 其他临产先兆

(1) 孕妇胃部的压迫感消失,胃部有轻松感。
(2) 孕妇尿频。
(3) 孕妇腰酸、盆骨酸痛、大腿根部发胀。
(4) 孕妇阴道分泌物增多,为透明的或白色的黏性、无臭分泌物。
(5) 胎儿胎动渐渐变得迟缓,但不会停止。

二、临产物品准备

从36周开始,护理师应指导产妇陆续将分娩时所需要的物品准备好,放置在家人都知道的地方。最好提前一两个月,到医院病房去适应环境,弄清楚哪些东西医院里提供,并提前确定去医院的最佳路线。总的来说,临产前,需要准备的物品如下:

1. 就诊所需物品

办理入院手续时所需物品:足量的现金、身份证、孕期保健卡、病历本等。

2. 产妇物品

产妇物品见表3-2。

表3-2 需准备产妇物品

品 名	数 量	品 名	数 量
产妇专用卫生巾	3包	内裤	3条
哺乳乳罩(不带钢圈)	2件	防溢乳垫	若干
哺乳衣(开衫、纯棉)	2件	基础护肤品	1套
棉袜	2双	棉质拖鞋	1双
软毛牙刷(或漱口水)	1支(或1瓶)	吸奶器	1个
消毒的卫生纸、湿纸巾	各2卷	餐具	1套
纯棉毛巾	2条	帽子或头巾	1个

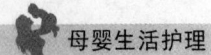

3. 婴儿物品

婴儿物品见表 3-3。

表 3-3 需准备婴儿物品

品 名	数量	品 名	数量
大奶瓶、小奶瓶	各 1 个	奶瓶清洁液	1 瓶
奶瓶刷、奶瓶夹	各 1 个	棉棒、湿巾	各 2 包
热水瓶、消毒锅、温奶器	各 1 个	浴盆	1 个
喂药器、软头勺、感温勺	各 1 套	纱布（手帕或小毛巾）	6 块
婴儿指甲剪刀	1 个	专用盆	4 个
一次性纸尿裤	2 包	温度计、澡温计、室温计	各 1 个
可洗式隔尿垫（大小）	各 2 个	婴儿洗发液、沐浴露、护臀膏	各 1 瓶
可洗式防侧漏尿裤	2 个	抚触油、爽身粉（无滑石粉）、润肤乳液	各 1 瓶
可洗式尿布	30 片	肚兜或肚围	各 1 个
婴儿浴巾	2 条	奶粉	1 桶或 1 袋
新生儿衣服、帽子、袜子	各 2 套	婴儿洗衣液	1 瓶
婴儿床（＋床垫＋床单）、婴儿推车	各 1 套	棉被、夹被、包被（单的、棉的）	各 2 套
床沿玩具/音乐吊铃	1 个	棉花棒	2 盒

三、常见分娩方式

分娩，特指胎儿脱离母体成为独立存在个体的这段时期和过程。常见分娩方式有自然阴道分娩、人工辅助阴道分娩、剖腹分娩。

（一）阴道自然分娩

胎儿发育正常，孕妇骨盆发育也正常，孕妇身体状况良好，靠子宫阵发的有力节律收缩将胎儿推出体外，这便是阴道自然分娩。阴道自然分娩是最为理想的分娩方式，对产妇和胎儿都没有多大的损伤，而且产妇产后很快能得以恢复。

（二）人工辅助阴道分娩

在自然分娩过程中如遇到胎儿太大或宫缩无力、产妇体力不够时，医生就要用会阴侧切帮助分娩，或者人工辅助引导分娩。人工辅助阴道分娩比自然分娩稍困难些，但医生的帮助也会使孕妇顺利分娩。

（三）剖腹分娩

常称为剖腹产，就是剖开腹壁及子宫，取出胎儿的过程。剖腹产是骨盆狭小、胎盘异常、产道异常或破水过早、胎儿出现异常的孕妇,需要尽快结束分娩时常采取的分娩方式。若病例选择得当,施术及时,可挽救母子生命。剖腹产可以免去产妇遭受阵痛之苦,如果腹腔内有其他疾病时,也可一并处理,不过剖腹产手术对产妇的损伤较大,产后恢复得比较慢,而且还可能会有手术后遗症发生。

四、临产与分娩的注意事项

在孕妇临产和分娩过程中,护理师发挥的作用包括生产知识宣教和精神鼓励两个方面。

(1)临产期间,应指导孕妇放松身心,享受这一过程。为其讲解生产常识,使其树立信心。临产早期可协助孕妇洗个热水澡。孕妇如能进食,要适当补充热量。宫缩间隙要指导其注意休息,保存体力。指导孕妇及时排尿,以防膀胱充盈影响胎头下降。

分娩期间,要叮嘱孕妇听从医生指挥,配合用力,不可大声叫嚷,以防产后腹胀。可建议准爸爸全程陪伴分娩,减轻孕妇在生产过程中的疼痛和精神紧张。

(2)护理师可指导临产孕妇练习一些有利于分娩的辅助动作,以利于缓和分娩时宫缩的痛苦,减轻分娩导致的肌肉疲劳和疼痛,还可使临产孕妇放松,减少能量消耗,顺利生下婴儿。现列举以下五个助产动作的练习方法:

① 深呼吸:在每次宫缩开始时,进行1次腹部深吸气,直到一阵宫缩完毕后才将气呼出。孕妇在开始分娩后即可采用该助产动作。

② 按摩法:用两手手指按摩下腹部皮肤,深吸气时,将两手移向中线,呼气时再将手向外侧按摩,按摩动作应与深呼吸动作相配合。

③ 压迫法:宫缩时,指导孕妇用手或拳压迫自己觉得最不舒服的部位,如腹部、骶部或耻骨部等处,仰卧时可指导孕妇自己用手压迫耻骨部或腰部。如需压迫骶部,则可侧卧。

④ 进气法:子宫口开全后,指导孕妇深吸一口气,然后下行而不吐出来,时间越长越好。

⑤ 憋气法:憋气要在腹部,不要在喉头,类似排便时向下憋气的动作。憋气的作用是增加腹压,随着宫缩的节律向下用力,帮助胎儿克服在产道中所遇到的阻力,顺利生产。

注意事项:对于有早产迹象的孕妇,不能让其练习以上动作。

本节知识要点

1. 临产的先兆症状。
2. 临产前需准备的物品。
3. 常见的分娩方式。
4. 护理师在孕妇临产和分娩中发挥的作用。
5. 常见的5种助产动作的练习方法。

第四章

基础服务一
——基础知识与基本内容

　　基础服务是指护理师为产妇及新生儿提供的饮食起居等护理服务。基础服务包括产妇的饮食护理、卫生指导、心理护理，及新生儿的喂养、排泄护理、睡眠护理、卫生清洁等，这些服务都是母婴日常生活中最常见、最基本的服务内容，护理师必须掌握这些服务知识和技能。本书将基础服务分为基础知识与基本内容、产妇护理、婴儿护理三章，从本章开始将一一讲解。

　　妊娠分娩后，女性不仅需要生理调理，心理方面也会因孩子出生、家庭成员添加、母亲角色扮演、亲子关系建立，需要做多方面的调整，这一时段是产妇身心恢复的关键时期。而出生后的新生儿具有特殊的生理特点，更需要精心照顾。因此，要想做好母婴生活护理工作，护理师首先要掌握母婴相关的基础知识，包括产妇的身心变化、心理疏导、日常检查、母乳喂养知识及婴儿的生理特点、发育指标、预防接种等内容。

第一节　与产妇有关的基础知识与基本内容

　　分娩后，产妇的子宫要复原，乳房要泌乳，身体的各个系统要逐渐恢复正常；产妇需要面对刚出生的婴儿，内心的喜悦、照料的紧张及分娩后的不适互相交织，因此护理师要做好产妇的生活护理和心理护理，以促进产妇身体复原，保障产妇身心健康。

一、相关专业术语和定义

　　（1）产褥期：产褥期指从胎盘娩出后到产妇除乳腺外全身各器官恢复或接

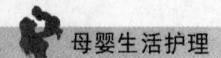

近到非妊娠状态所经历的一段时间，一般为6~8周（即42~56天）。一般将产后42天定为复检日。

（2）剖腹产产妇：由于自身或胎儿的原因无法使胎儿自然娩出，而由医生采取剖开腹壁及子宫，取出胎儿及其附属物的产妇。

（3）高龄产妇：年龄在35岁以上妊娠的产妇，或受孕时34岁以上的产妇。

二、产褥期产妇的身心变化

产褥期，产妇身体的各个系统，特别是生殖系统会有较大的生理变化，需要一个适应过程。同时，伴随着新生儿的出生，产妇及其家庭经历着心理和社会的适应过程。了解这些适应过程，对做好产褥期保健、保证母婴健康都非常重要。

（一）生理变化

产妇产后机体各生理功能逐渐恢复到非妊娠状态称为生理调适。产妇产后主要系统或器官的生理变化如下：

1. 生殖系统

（1）子宫。

子宫是产褥期变化最大的器官。自胎盘娩出后的子宫状态逐渐恢复至非孕状态的过程，称为子宫复旧。

① 子宫体肌纤维的缩复。

随着子宫肌纤维的不断缩复使子宫体逐渐缩小，子宫底逐渐降低，产后第1天子宫底平脐，以后每天下降1~2厘米，产后10天左右子宫下降至盆腔内，产后6周子宫体恢复至孕前水平。

② 子宫内膜的修复。

分娩后2~3天内，基底层蜕膜表面坏死，随恶露排出。子宫内膜残存的基底层再生新的功能层，约产后3周，除胎盘附着面外，子宫腔内膜基本完成修复，胎盘附着处的子宫内膜修复需6周。若此期间胎盘附着面因复旧不良出现血栓脱落，可引起晚期产后出血。

③ 子宫颈的复原。

胎盘娩出后，子宫颈松软、壁薄皱起，子宫颈外口周边如袖口状。产后1周，子宫颈外形及子宫颈内口完全恢复至非孕状态。产后4周时子宫颈完全恢复正常状态。由于子宫颈外口分娩时常有轻度损伤，故由未产型的圆形变为已产型的横裂，似鱼嘴状。

小常识

产后宫缩痛

喂哺母乳者因宝宝吸乳会使体内释出催产素,刺激子宫收缩加重宫缩痛。产后腹部会发生像抽筋般的疼痛(尤其是哺乳时),称为"产后宫缩痛"。这是子宫在收缩,为了使子宫能正常下降到骨盆内引起的。这种疼痛一般在4~7天后就会自然消失。

（来源:http://baby.sina.com.cn/health/08/1909/1107121151.shtml）

(2) 外阴及阴道。

① 外阴:分娩时产妇外阴受压会有轻度水肿,于产后2~3天自行消退。会阴部如有轻度撕裂或会阴切口缝合术后均在3~5日愈合。

② 阴道:产后产妇阴道壁肌肉松弛,张力低,黏膜光滑,3周左右黏膜皱襞重现,肌张力恢复,但不能完全恢复至妊娠前水平,处女膜因在分娩时撕裂形成痕迹,称处女膜痕,是经产妇的重要标志。

(3) 盆底组织。盆底肌及其筋膜在分娩时过度扩张致弹性减弱,且常伴肌纤维部分断裂。如无严重损伤,产后一周内水肿和瘀血迅速消失,组织的张力逐渐恢复。如产后能坚持康复运动,盆底肌有可能恢复至接近孕前状态。如盆底肌及其筋膜发生严重断裂,又未能及时而准确地修复,或于产褥期过早参加体力劳动,可导致阴道壁膨出,甚至子宫脱垂。

2. 乳房的变化

产褥期乳房的主要变化是泌乳。随着胎盘的剥离排出,胎盘泌乳素(或催乳素)、雌激素水平急剧下降,体内呈低雌激素、高泌乳激素水平,乳汁开始分泌。以后的乳汁分泌则依赖于哺乳时的吸吮刺激,不断排空乳房。产后1~3天如没有及时哺乳或排空乳房,产妇可有乳房胀痛或有低热。哺乳产妇,尤其是初产妇,在最初几天哺乳后容易产生乳头皲裂。

3. 血液循环系统的变化

产后3天内,因子宫收缩及胎盘循环的停止,大量血液从子宫流到体循环,同时产后大量组织间液回吸收,使体循环血容量增加15%~25%,特别是产后24小时,使心脏的负担加重。以后血容量会逐渐降低,至产后6周可恢复孕前水平。

产后一段时间内,产妇血液仍处于高凝状态,这有利于胎盘剥离,创面迅速形成血栓,减少产后出血。纤维蛋白原、凝血活酶、凝血酶原于产后2~3周降至正常。

4. 泌尿系统的变化

妊娠期体内潴留①的过多水分在产后主要由肾脏排出,故产后最初的1周尿量增多。妊娠期肾盂及输尿管生理性的扩张一般在产后4~6周恢复。分娩过程中膀胱受压造成黏膜水肿、充血、肌张力降低,对膀胱内压的敏感性下降以及会阴伤口疼痛、不习惯卧床排尿等原因,容易发生尿潴留。

5. 消化系统的变化

产后由于黄体酮水平上升,促使消化功能逐渐恢复。胃酸分泌一般在产后1~2周恢复正常。产后胃肠肌张力及蠕动力减弱,约需2周恢复,产褥期容易发生便秘。

6. 内分泌系统

妊娠期,垂体、甲状腺及肾上腺增大,功能增强,在产褥期逐渐恢复正常。雌激素和孕激素水平在产后急剧下降,至产后1周已降至未孕水平。

产褥期恢复排卵的时间与月经复潮的时间因人而异,一般哺乳期产妇在产后4~6个月恢复排卵,但月经复潮前仍有可能怀孕,而不哺乳的产妇在产后6~10周恢复排卵。

7. 腹壁的变化

妊娠期出现的下腹正中线的色素沉着在产褥期内逐渐消退,紫红色的妊娠纹逐渐变为白色,不能消退。腹壁皮肤受妊娠子宫膨胀的影响,弹力纤维断裂,腹直肌呈不同程度的分离,使产后腹壁明显松弛,张力低,需6~8周恢复。

8. 短期掉头发

产妇产后体内雌激素减少,毛囊数目大为增加,促使头发脱落和换新。

(二)心理变化

分娩后,产妇会因为照顾新生儿,加上身体不适、睡眠不足、激素水平失衡等而引起情绪波动。

---

① 潴留(zhū liú):指液体在体内不正常地聚集停留。

1. 正常心理变化

心理学研究表明,产褥期产妇心理调试可分为依赖期、依赖-独立期、独立期 3 个阶段。

(1) 依赖期(接受期):分娩前 3 天。依赖期产妇的特点是被动和依赖,由于产后疲倦,较多关注自身,并渴望帮助。

(2) 依赖-独立期(执行期):多半出现在产后 3~14 天。该时期产妇开始学习照顾孩子的技巧,关注母亲职责和自身身体机能的恢复情况,但仍处于情感脆弱阶段,容易压抑,缺乏耐心。

(3) 独立期(放手期):产后 2 周至 1 个月。此时期产妇已具备承担家庭责任的能力,并开始建立新的生活秩序。

总之,产褥期产妇需要对新生儿的出现有一个心理调适过程,同时,还要面对产褥期生理恢复所带来的问题,如会阴或腹部伤口疼痛、子宫收缩痛、腹痛、排尿困难、尿痛及便秘等。

2. 异常心理变化

面对新生儿,大部分产妇感到快乐、满足,能够很好地照顾新生儿,母婴关系良好。但也有一些产妇由于不能进行良好的心理调适,可表现为烦躁、沮丧、忧郁等不良情绪。

(1) 产后沮丧。

主要症状包括失落、空虚、郁闷、焦虑、易怒、失眠、注意力不集中、疲倦、头痛、胃口减退的心理与生理症状。这种状况一般发生在产后第 3 天到第一周,多半是因为产后休息不够、疲劳没有消除所引起。只要丈夫和家人多给予心理上的支持与生活上的关心照顾即可消除。

(2) 产后抑郁。主要表现如下:

① 情绪方面,常感到心情压抑、沮丧,行为表现为孤独、不愿见人或常伤心流泪,甚至焦虑、恐惧、易怒,每到夜间加重。

② 自我评价较低,自暴自弃、自责、自罪,或表现对身边的人充满敌意、有戒心,与家人、丈夫关系不和谐。

③ 创造性思维受损,行为上反应迟钝,注意力难以集中。

④ 对自身和婴儿健康过度担忧;对生活缺乏信心,出现厌食、睡眠障碍、易

疲倦，还可能伴有一些躯体症状，如头昏、头痛、恶心、便秘、泌乳减少等，病情严重者甚至感到绝望、无助。

产后抑郁症通常在6周内发病，轻微症状不要特殊治疗，可在3～6个月自行恢复，但严重的也可持续1～2年，再次妊娠则有20%～30%的复发率。

（3）产后精神障碍。严重的抑郁症产妇，不能自行恢复，如不加以心理疏导和治疗，可能会导致产后精神障碍。其症状主要表现为莫名其妙地掉眼泪、高声或低声哭泣、沮丧易怒、失眠、压抑、心跳过速、打冷战或发抖、幻觉、妄想，甚至可能出现自杀或杀婴的症状。

三、产褥期的日常检查

分娩后1周内，护理师要指导产妇进行日常健康检查。

（一）乳房的检查

检查乳头有无皲裂、凹陷，乳房有无红、肿、热、痛，有无硬结，乳汁的分泌量是否正常等。如果出现以上异常情况，护理师应及时陪同产妇就医诊治。

（二）子宫收缩情况的检查

产后6小时内应注意观察子宫收缩情况。产褥期第一天，子宫与脐平，以后每天下降1～2厘米，产后10～14天降入骨盆，进行腹部检查时应触不到子宫底，腹部无压痛感。

（三）腹部、会阴伤口愈合情况的检查

检查产妇腹部、会阴部的伤口有无渗血、血肿及发红、感染等异常情况，如出现异常应及时报告家属，并陪同产妇到医院诊疗。

（四）恶露情况的检查

产后随着子宫蜕膜脱落，含有血液、坏死蜕膜等组织经阴道排出，称为恶露。正常恶露有些血腥味，但不臭，总量为500～1 000毫升。一般情况下，恶露量会越来越少，颜色会越来越淡，大约在产后3周就干净了。

1. 恶露种类

恶露分为红色恶露、浆液恶露、白色恶露，如表4-1所示。

表 4-1　恶露的种类及性状

恶露种类	性　状
血性恶露（红色恶露）	量较多，颜色鲜红，含有大量的血液、小血块或坏死的蜕膜组织，持续 3~7 天
浆液恶露	颜色淡红，含少量血液，较多的是坏死的蜕膜、宫颈黏液、阴道分泌物及细菌，约持续 10 天
白色恶露	不再含有血液，色较白，质黏稠，含大量白细胞、坏死蜕膜、表皮细胞和细菌，可持续 2~3 周

2. 恶露观察

恶露是子宫恢复的晴雨表。护理师要注意观察（或辅导产妇自己观察）产妇的恶露情况是否正常，尤其是要注意恶露的质与量、颜色与气味的变化，可以估计子宫恢复的快慢，有无异常。

有的产妇恶露淋漓不断，到"满月"（产后 4 周）时还有较多的血性分泌物，有臭味，产妇觉得下腹部痛、腰酸；产后 6 周检查时，子宫还没有恢复到正常大小，质地软，有压痛等，这些都是子宫复旧不全①的表现，应及时就医诊治。

另外，有些恶露属于异常情况，应当引起注意：

（1）如果产后 2 周，恶露仍然为血性、量多、伴有恶臭味，有时排出烂肉样物，或者胎膜样物，子宫复旧很差，这时应考虑子宫内可能有残留胎盘或胎膜，随时有可能出现大出血，应立即去医院诊治。

（2）产后发生产褥感染时，会引起子宫内膜炎或子宫肌炎。这时，产妇有发热、下腹疼痛、恶露增多并有臭味等症状，而且恶露的颜色也不是正常的血性或浆液性，而呈混浊、污秽的土褐色。出现这种情况应及时报告家属，并陪同产妇到医院就医。

（3）如果发现剖腹产产妇阴道大量出血或卫生棉 2 小时内就湿透，且超过月经量很多，则应及时就医。

（五）全身情况的检查

了解和掌握产妇产后身体的恢复情况，包括睡眠、饮食及大小便情况。

（1）测血压：护理师如发现产妇产后血压升高，应争取家属配合，使产妇保持情绪稳定，避免生气、激动；同时及时就医就诊，并按照医生的建议来照护产妇。

（2）测体温：产妇产后 24 小时内由于分娩疲劳，体温轻度升高，但一般不超

---

① 妊娠过程中增大的子宫在分娩后不能顺利收缩的情况，医学上称为"子宫复旧不全"。

过38 ℃。产后3~4天,因乳房肿胀,体温有时可达39 ℃,持续数小时,最多不超过12小时。如产后体温持续升高,则要引起重视,积极查明原因并及时陪同就医。

（3）测脉搏：由于胎盘循环停止、循环血量变少,加之产褥期卧床休息,产妇脉搏较慢但规律,一般为每分钟60~70次。

（4）测呼吸：因产后腹压减低、膈肌下降、呼吸深且慢,为每分钟14~16次。当产妇体温升高,呼吸和脉搏均加快时,应注意心肺的听诊,如有异常情况及时报告产妇亲属,并及时陪同就医。

（5）产后排尿功能的检查：护理师要指导剖腹产、滞产[①]的产妇特别注意排尿功能是否通畅,预防尿路感染,指导其多饮水。

四、产褥期产妇的心理护理

产妇产后不良的心理状况会影响产褥期的恢复和乳汁分泌,对母婴都有极大的不良影响。如何使产妇保持健康愉快的心态对母婴健康具有重要意义。因此,护理师应注意观察产褥期产妇的心理变化,了解不良情绪发生的原因,并有针对性地给予关心安慰、帮助指导,使之能身心健康地度过产褥期。

（一）产褥期产妇心理状况的影响因素

产妇产后能否保持良好的心理状况,受多方面因素影响。

（1）产妇自身因素：激素分泌失衡,身体各种不适感和活动受限、身心疲惫,照顾新生儿知识与能力不足、担心无法胜任婴儿抚养问题,自身心理调适能力不高；

（2）新生儿因素：健康状况和性别不理想；

（3）生活环境因素：居室环境不理想；

（4）家庭因素：家庭关系不和睦,与父辈喂养观念冲突；

（5）经济因素：经济状况紧张。

（二）产褥期产妇的心理护理

护理师可从优化生活环境、做好生活护理、进行母婴健康指导、加强心理疏导、争取家庭成员支持5个方面入手,改善产妇的心理状况,促进产妇身心健康。

---

① 滞产是指产妇总产程超过24小时的情形。

1. 优化生活环境

产妇经历阵痛、分娩，体力和精力消耗巨大，产后需要充分的睡眠和休息。居室环境是平衡产妇心理状态的重要因素。因此，护理师应为产妇创造一个安静、整洁、舒适、安全的休养环境，以保证产妇拥有良好的睡眠和心理状态。详见本章第三节相关内容。

2. 做好生活护理

主动关心产妇，及时了解产妇的生活需求、喜好和禁忌，做好产妇和新生儿的日常生活照料，减少产妇的顾虑，赢得产妇的信任，使其安心休养。提高护理工作效率，护理时间安排尽量相对集中，减少不必要的打扰。

3. 进行母婴健康指导

积极与产妇交流婴儿喂养、照顾的知识，指导哺乳产妇正确哺乳。产妇母乳确实不足或无法进行母乳喂养的，应指导其使用科学的方法进行人工喂养，消除其婴儿喂养的顾虑。指导产妇学习一些育儿知识和技巧，更好地为婴儿提供照顾，帮助产妇更好地适应母亲角色，增进母子感情。教给产妇乳房护理和产后恢复的方法，培养产妇产后恢复的自信心。

4. 加强心理疏导

（1）多注意观察产妇的情绪变化，发现产妇出现情绪低落等不良心理状态时主动关心，采取劝导、鼓励、同情、安慰、支持及理解和保证等方法给予相应的心理指导，及时消除其顾虑和精神压力，建立双方相互信任、互相尊重的良好关系。沟通时，注意不要以指导者的口气。

（2）鼓励产妇敞开心扉，表达内心想法与感受，耐心倾听并适时点头给予回应，不随意打断她讲话，可通过轻握双手、轻拍肩膀等肢体接触，给予其慰藉。劝解时，语言真挚、语调柔和。

（3）指导产妇通过户外散步、听舒缓优美的音乐、打坐、冥想等方式转移注意力，缓解焦虑，稳定情绪。引导产妇多想事物的积极面，勇敢面对困难，与周围人一起解决问题。

5. 争取家庭成员支持

家庭的和睦温馨是产妇顺利度过不良情绪阶段的重要因素。因此，多与用户及时沟通交流，争取家庭成员的支持，指导他们多陪伴产妇，协助参与婴儿照料；让家庭成员在生活上多关心、体贴产妇，协调好夫妻关系、婆媳关系，让产妇感受到自己在家人心目中的地位,增强身体恢复和喂养婴儿的信心。

6. 必要时寻求专业心理护理

对于有抑郁症或精神疾病的高危产妇,应给予足够的重视和关注,及时请专业心理医生或精神科医师进行诊治,并协助提供相关护理服务,遵医嘱督促产妇按时服药,配合治疗。高度警惕产妇的伤害性行为,注意安全保护,避免危险因素。

注意事项:

(1)若产妇产后,发觉其有忧郁倾向,影响日常生活,不妨建议她通过"爱丁堡产后抑郁量表(EPDS)"(详见附录)来自评,看看是否需要就医检查。

(2)当产妇不愿意谈及自己感受时,不应强加追问,可指导其通过收拾房间,听些轻松的音乐,做产后形体保健操等方法,疏解心理压力及不良情绪。

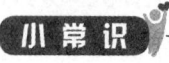

产后抑郁的食物疗法和腹式呼吸疗法

(1)食物疗法:多摄取含有丰富的B族维生素,维生素C,矿物质如镁、锌等的食物,如香蕉、葡萄柚、柑橘类、酪梨;深海鱼、瘦肉、鸡蛋;绿色蔬菜、牛奶、谷类、木瓜、香瓜、番茄;南瓜子、芝麻、豌豆、红豆等。这些食物都有抗压及抗抑郁的功效。

(2)教产妇做腹式呼吸:

① 让产妇调整姿势,直至感到舒适、平衡。吸气时腹部鼓起,呼气时让腹部回缩,而且胸部尽量不要有明显起伏。

② 指导产妇注意呼吸,并且逐渐调慢到大约15秒一次的频率。

③ 指导产妇细心聆听自己的心跳,感受那份宁静与祥和。

④ 最后,让产妇在心里反复暗示自己"让我的手心温暖起来"。

⑤ 早晨、晚上坐在床上各练习一次,每次10分钟即可。

(来源:http://baby.wenkang.cn/mmjk/chq/chys/2052126.html;https://wenku.baidu.com/view/6347dcfb04a1b0717fd5ddb4.html)

五、母乳喂养相关知识

研究显示,用母乳喂养①的婴儿生长得更健康。护理师应鼓励和指导产妇坚持纯母乳喂养。

(一)母乳喂养的优势

有些产妇为了早日恢复身材,不想给新生儿进行母乳喂养。对此,护理师有必要向产妇及其家属宣教母乳喂养的好处。

(1)母乳营养成分好,含有适合婴儿生长发育需要的各类营养素(蛋白质、脂肪、碳水化合物、维生素、矿物质和水等),母乳有利于婴儿大脑发育。

(2)母乳营养比例合适,易于消化和吸收。

(3)母乳富含抗体,尤其是初乳含有分泌型免疫球蛋白,可增加婴儿抵抗力,使其免受细菌感染(引起感冒、腹泻)。

(4)母乳喂养经济方便、温度适宜、永远新鲜、不受细菌污染。

(5)母乳喂养增进母婴感情。喂奶时母婴对视、接触、感受肌肤之亲。

(6)母乳喂养有助于母亲的形体恢复,喂奶可消耗母体热量等。

(7)母乳喂养可以刺激子宫收缩,减少产后出血,从而加快产褥期的恢复。

(8)母乳喂养能降低乳腺癌及卵巢癌的发生,有助于推迟再次妊娠。

(二)母乳的分类

(1)初乳:产后1周分泌的乳汁。其特点是色黄,较稠,蛋白质和矿物质含量高,有助于胎便排出。初乳含有丰富的抗体。

(2)过渡乳:产后1~2周分泌的乳汁。此期乳汁中的蛋白质较初乳少,脂肪和乳糖较初乳多。

(3)成熟乳:生产3周后分泌的乳汁。此期乳汁中的脂肪含量高,有利于新生儿的脑发育。

(三)母乳分泌量

产妇从产后至6个月,乳汁分泌量逐日增多。健康的授乳母,产后第二天就有几十毫升的乳汁分泌。

---

① 母乳是婴儿最理想的食物,是婴儿完成从宫内依赖母体营养到宫外依赖食物营养这一过渡的最好食物;婴儿配方奶粉是不能够纯母乳喂养时的无奈选择,也是母乳之外的首选,这也是《中国居民膳食指南(2016)》的指导意见,其中,还提倡6月龄内婴儿纯母乳喂养;满6月龄的婴儿添加辅食后,坚持母乳喂养到24月龄或以上。

第一周,每日可泌乳250～300毫升。

第二周后,每日泌乳500毫升。

第二个月,每日可泌乳700毫升。

第四个月,每日可泌乳800～900毫升。

第六个月,每日可泌乳1 000毫升。

产后九个月时,乳汁分泌开始减少。

(四)母乳是否充足的表现

1.母乳充足的表现

若产妇或婴儿具备以下表现,则表示母乳充足:

(1)哺乳前产妇感觉乳房胀满,哺乳时有下乳感,哺乳后乳房变得柔软。

(2)喂奶时伴随着婴儿的吸吮动作,可听见婴儿"咕噜咕噜"的吞咽声。

(3)两次哺乳之间,婴儿感到很满足,表情快乐、眼睛很亮、反应灵敏,睡眠时安静、踏实。

(4)婴儿每天更换尿布6次以上,尿液无色或淡黄色,且无味;大便每天2～4次,呈金黄色糊状。

(5)婴儿体重平均每周增加150克左右,每日增加25～30克。满月时可增加600克以上。

2.母乳量不足的表现

(1)产妇常感觉不到乳房胀满,也很少见乳汁往外喷。

(2)喂奶时听不到婴儿的吞咽声,婴儿吃奶时间长,并且不好好吮吸乳头,常常会突然放开乳头大哭不止。

(3)哺乳后,婴儿常哭闹不止,入睡不踏实,不久又出现觅食反射。

(4)婴儿大小便次数少(每日正常应是6次以上),排便量少。

(5)婴儿体重增长缓慢或停滞。

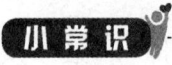

开 奶

开奶通常是指新生儿降临人间以后开始的第一次喂奶。正常分娩的新生儿,在产后30分钟内母婴之间就要进行皮肤接触,并开始第一次喂奶,这也称早吸吮。喂奶越早,开奶越早。如果产妇开奶困难,可请催乳师按摩开奶。

及早开奶有很多好处:

(1)有利于母乳分泌,不仅能增加泌乳量,而且还可以促进奶管通畅,防止奶胀及乳腺炎的发生。

(2)新生儿也可通过吸吮和吞咽促进肠蠕动及胎便的排泄。

(3)新生儿的吸吮动作,还可以反射性地刺激产妇的子宫收缩,有利于子宫尽快复原,减少出血和产后感染的机会,更有利于产妇早日康复。

(4)早喂奶使新生儿得到更多的母爱,能尽快满足母婴双方的心理需求,使婴儿感受到母亲的温暖,减少了婴儿来到人间的陌生感。

(来源:http://baby.163.com/11/1230/14/7MHGJFQO00362HRQ.html)

本节知识要点

1. 产褥期产妇的生理变化。
2. 产褥期产妇的心理变化。
3. 产褥期产妇的日常检查。
4. 影响产褥期产妇心理的因素及产褥期产妇的心理护理措施。
5. 母乳喂养的优势。
6. 母乳的分类、母乳量的变化。
7. 母乳充足的表现、母乳不足的表现。

第二节 与婴儿有关的基础知识与基本内容

婴儿是指小于1周岁的儿童。这个阶段是胎儿脱离母体后逐渐适应外界生活的过渡时期,也是婴儿生长发育迅速的阶段,因此加强这一阶段婴儿的日常护理非常重要。护理师要结合婴儿的生长发育特点,科学合理地开展护理服务,促进婴儿的健康成长。

一、相关专业术语与定义

(1)新生儿。从娩出到出生28天的婴儿,称为新生儿。

根据胎龄,可把新生儿分为足月儿(胎龄满37周,不满42周)、早产儿(胎龄满28周,不满37周)、过期产儿(胎龄42周以上)。

根据体重,可把新生儿分为正常体重儿(体重2 500~4 000克)、低体重儿(体重不足2 500克)、巨大儿(体重大于4 000克)。

(2) 新生儿期。指胎儿从母体娩出、脐带结扎时起,至满28天的这一段时间。

(3) 婴儿。本书所讲的婴儿特指从出生到3月龄的婴儿。

二、新生儿的发育特点

(1) 头。新生儿的头部占身长的1/4,头发分条清楚。出生时头围33~34厘米,前囟门斜径为2~2.5厘米(前囟门在12~18个月时闭合),后囟门尚未闭合(后囟门于2~4个月时闭合),可隐约辨认骨缝。刚出生时头部可因分娩时受产道挤压,出现局部水肿形成产瘤,随着时间的推移可自行吸收消失。

(2) 颈部。新生儿颈部短小,要注意颈部是否有胸锁乳突肌[①]血肿(多在出生2~3周可发现)。

(3) 胸部。新生儿胸部窄小,乳晕清楚,可有乳腺结节,出生时胸围较头围小1~2厘米。

(4) 腹部。新生儿腹部微隆,脐带部有残端断痕,注意渗血、渗液、分泌物有无臭味,脐轮是否发红。

(5) 四肢。新生儿四肢呈外展和屈曲的姿势,颜色略呈青紫色。

(6) 皮肤。新生儿刚出生时皮肤覆盖一层胎脂,皮肤红润、薄嫩,皮下脂肪少、血管丰富,出生后3~5天,新生儿全身皮肤会逐渐变得干燥,表皮开始脱落,一般1周后会自然脱落干净。落屑后的新生儿皮肤呈粉红色,非常柔软光滑。新生儿鼻尖及鼻翼处面部可见黄白色小点,称为粟粒疹,2周内消失。

(7) 口腔。新生儿硬腭中线有黄白色小点,称为皮珠,1个月后自行消失,牙龈上也常有黄白色斑点,俗称"马牙",数周至数月可自行消失。

三、新生儿的生理特点

新生儿与2~3个月的婴儿具有不同的生理特点,如表4-2所示。

---

① 胸锁乳突肌:位于颈阔肌深层,颈部两侧。

表 4-2　新生儿及 2~3 月龄婴儿的生理特点

年龄/系统	新生儿	2~3 月龄婴儿
呼吸系统	呼吸 40~44 次/分钟,以腹式呼吸为主,呼吸中枢未发育成熟,肋间肌弱,呼吸浅而快,不规则	呼吸 35~40 次/分钟,呼吸逐渐平稳规则
循环系统	心率 120~140 次/分钟,血液多集中于躯干,故四肢易冷及出现紫绀	心率 110~130 次/分钟,血液循环通畅
消化系统	胃容量小,贲门松弛,幽门痉挛、胃呈水平状,食道短,因此极易发生溢奶	溢奶现象逐步减少
泌尿系统	在出生后 12 小时内排尿,最初数日尿量少,每天排尿 4~6 次;随吃奶增多,尿次增多	尿量多,每天排尿可达 20 次左右
神经系统	神经系统未发育成熟。每天要睡 18~20 小时	神经系统发育逐步成熟,每天需要睡 16~18 小时

（1）呼吸系统。正常新生儿呼吸 40~44 次/分钟,以腹式呼吸为主,呼吸中枢未发育成熟,肋间肌弱,呼吸浅而快,不规则。

（2）血液循环系统。新生儿心率 120~140 次/分钟,血液多集中于躯干,故四肢易冷及出现紫绀。

（3）消化系统。新生儿胃容量小,贲门括约肌松弛,幽门肌紧张、胃呈水平状,食道短,因此极易发生溢奶。新生儿出生后 24 小时内排出胎便,胎便呈墨绿色、黏稠状,接下来几天,粪便颜色逐渐变淡。吃母乳者大便金黄色、次数多、呈糊状;喝牛奶者大便干且次数少。

（4）泌尿系统。新生儿尿次多,一般新生儿在出生后 12 小时内排尿,最初数日尿量少,每天排尿 4~6 次;之后随吃奶量及饮水量增加,每天排尿可达 20 次左右。

（5）体温调节。胎儿在母体内的体温在 37 ℃左右,出生后新生儿体表面积大,皮肤薄、皮下脂肪少,保暖能力差、散热快,出生后 1 小时内体温可降至 35 ℃。新生儿出生后 12~24 小时,体温可调节至 36 ℃~37 ℃。新生儿体温不稳定,易受外界环境影响。

（6）神经系统。新生儿神经系统未发育成熟。每天要睡 18~20 小时。

（7）免疫系统。新生儿的免疫力主要是出生前通过胎盘获得,从初乳中也可获得一些抗体。用母乳喂养的新生儿由于从母体获得了抗体,对麻疹、风疹、猩红热、白喉等没有易感性,一般不会患这些传染病。

四、新生儿常见的生理现象

新生儿会因为身体系统变化而出现一些特有的生理现象。新生儿常见的生理现象有：

1. 生理性体重下降

新生儿出生后的 2~3 天因进食少、排胎便、皮肤蒸发等不显性失水，体重可减轻。下降量约为出生体重的 6%~9%，最多不超过 10%，一般在 7~10 天恢复至出生体重。这种暂时性体重下降，叫作生理性体重降，并非病态。

2. 生理性黄疸

大部分新生儿在出生后 2~3 天会出现皮肤、黏膜、白眼球发黄，4~5 天黄疸最重，可能会涉及躯干和四肢近端，足月儿一般在 7~14 天消退，早产儿一般在 3~4 周消退。除了黄疸以外，若新生儿没有其他异常，如精神好、吃奶香，大便也无异常，这就是生理性黄疸，不是疾病。

3. 色素斑（胎记）

在新生儿骶尾部、腰背部和臀部往往可以看到灰蓝色的色素斑，医学上叫胎痣或胎记。多为圆形或不规则形，边缘清楚，压之不褪色，这是因皮肤深层色素细胞堆积所致，多在 1 岁内、少数在 5~6 岁内自行消失，不需治疗。

4. 红斑

新生儿皮肤娇嫩，皮肤薄，皮下血管丰富，呈粉红色，但出生后由于光、空气中的理化因子及温度的刺激，使新生儿的皮肤变为斑状鲜红色，以颜面暴露部位最明显，这一现象称为新生儿红斑。3~4 天红斑逐渐消退。

5. 假月经

女婴出生后 3~5 天，从阴道流出似牛奶样的分泌物，有时可见少量阴道出血，持续 3~4 天，这是由于在胎内受母体雌性激素影响所致，如出血量不多，身体其他部位无异常，则完全属于正常生理变化，而非病态，无须特殊治疗，经数日会自然消失。

6. 乳房肿大

无论男婴还是女婴，在出生后 3~5 天内出现乳房肿大，有时溢出微黄色液体称泌乳，出生后 8~10 天达最高峰，经 2~3 周后自行消退。乳房肿大和泌乳是由于其在胎内受到母体激素的刺激所致。遇见这种情况不应挤压新生儿乳房,以免感染。一旦感染要积极治疗。

7. 板牙(马牙)

有的新生儿刚出生时牙龈里面会有一颗颗像牙齿一样的东西,俗称为"板牙"。但它不是真正的牙齿。新生儿的板牙是一种自然的正常现象,不用处理,随着时间的推移和新生儿的成长,会自然消失,更不能用原始的方法去挑破,这样很容易引起感染。

8. 螳螂嘴

新生儿哭的时候,常常可看见口腔两侧颊部有一个较厚的脂肪垫隆起,俗称"螳螂嘴"。这是正常情况,无碍于吸乳,不需处理。

9. 新生儿脱发

新生儿的胎发由母体带出,大部分新生儿在出生后的2～3周内发生明显的脱发。这是由于婴儿出生后,大部分头发毛囊在数天内由成长期迅速转为休止期所致,一般经过9～12周后,婴儿的毛囊会重新形成毛球,重新长出新发。

10. 脱皮

所有的新生儿都会出现脱皮现象,这是由新生儿皮肤的角质层发育不完全、皮肤基底膜不发达、表皮层和真皮层的连接不够紧密造成的。脱皮是一种正常的生理现象,随着婴儿的发育会逐渐好转。

11. 斜视

一般情况下,由于新生儿的眼球尚未固定,眼部肌肉调节不良,大部分新生儿会出现暂时性的斜视,个别还会出现"斗鸡眼"。这种斜视是一种正常的生理现象,如果3个月后婴儿斜视仍然未得到改善,则要及时去医院就诊。

12. 新生儿打喷嚏

新生儿常有打喷嚏的现象,尤其是睁开眼睛面对强光时,这是由于光线同时刺激了眼睛和鼻部的神经,并不是感冒所致,打喷嚏有助于新生儿将鼻内的异物排出,阻止灰尘进入肺内。

13. 打嗝

新生儿容易打嗝,特别是在吃奶以后,常见原因可能是吸入冷空气,喝了冷的奶或吃奶过急。新生儿神经系统发育不完善,对膈肌控制不好,易引起打嗝,待新生儿的神经系统功能完善后,便不会无故打嗝了。新生儿打嗝时,喂些温开水或母乳及温度适宜的配方奶,多数打嗝可以终止。

五、婴儿身高(身长)、体重的测量

身高、体重是反映婴儿生长发育的重要指标,也是判断其营养状况、计算用药量的重要依据。体重和身高的监测在婴幼儿生长发育过程中意义重大。对于3个月以内的婴儿,可每周测量一次身高和体重。0~3个月婴儿的身高、体重指标可参照表4-3。

表4-3　0~3个月婴儿的身高、体重指标

月龄	体重(千克)		身高(厘米)		头围(厘米)	
	男	女	男	女	男	女
0月	2.26~4.66	2.26~4.65	45.2~55.8	44.7~55.0	30.9~37.9	30.4~37.5
1月	3.09~6.33	2.98~6.05	48.7~61.2	47.9~59.9	33.3~40.7	32.6~39.9
2月	3.94~7.97	3.72~7.46	52.2~65.7	51.1~64.1	35.2~42.9	34.5~41.8
3月	4.69~9.37	4.40~8.71	55.3~69.0	54.2~67.5	36.7~44.6	36.0~43.4

注:根据卫生部《中国7岁以下儿童生长发育参照标准》整理而成。

如果有条件,最好把每次身高、体重的测量结果记录下来,绘制生长发育曲线上(横轴是年龄/月龄,纵轴是身高、体重数值)。通常,通过曲线的走向便可以看出婴儿身高、体重增长趋势,以此来判断婴儿的生长发育状况。

(一)婴儿身高(身长)的测量方法

为婴儿测量身高,最好在其熟睡时由两个人进行。测量前,要脱去婴儿的鞋袜、帽、外衣裤及纸尿裤等。

测量时,让婴儿仰卧在量板的底板中线上,面朝上,头接触头板,并由一个人两手扶定。测量者一手固定好婴儿双膝,使其并拢伸直,另一手拿足板平贴婴儿足底,读取身长的刻度值,精确到0.1厘米,如图4-1所示。

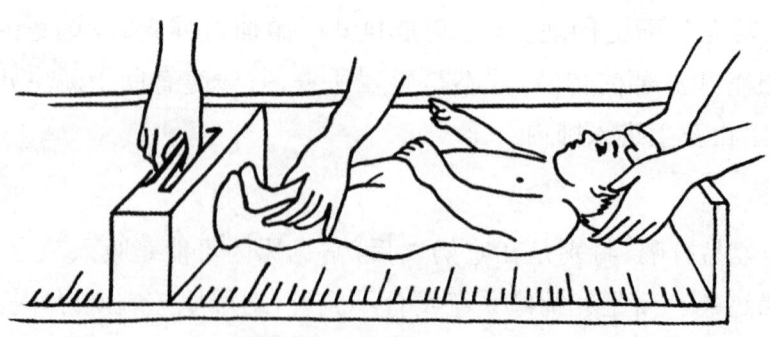

图4-1　婴儿身高(身长)的测量

若家中没有量板,也可让婴儿躺在桌上或木板床上,在桌面或床沿贴上软

尺,在婴儿的头顶和足底分别放上两块硬纸板,测量方法和量板的量法一样,读取头板内侧至足底内侧的长度,即为婴儿的身长。

(二)婴儿体重的测量方法

测量前让婴儿空腹,且排去大小便,否则婴儿净重容易出现误差。

方法一:婴儿磅秤测量。测量时将婴儿放于称盘中央,即可读取体重。最大测量范围一般不超过 15 千克。

方法二:婴儿布兜加钩秤测量。婴儿布兜可用一块较结实的边长约 50~60 厘米的布制成,在其四角缝上较牢固的带子。测量时将婴儿放在布兜中央,拎起带子将布兜挂在秤钩上即可测量体重。注意不要将布兜提得太高,以免婴儿跌落受伤,最好在床上称重,这样比较安全。

方法三:间接测量。若无婴儿专用体重秤,可先由成人抱着站在普通磅秤上称重,然后称成人体重,用第一个重量减去成人重量,并扣除婴儿的衣服、尿布等重量,即为婴儿的体重。

当然,不管是用上述哪种方法称体重,均要将所称得的毛体重减去婴儿身上的衣服、鞋帽、尿布等的重量,这样得出的才是婴儿的净体重。

六、婴儿的能力指标

除了身高体重等生理指标外,还有视觉、听觉、发声、运动、情感等指标可以监测,以发现婴儿是否正常健康成长,如表4-4所示。

表4-4 婴儿的能力指标

能力指标 \ 年龄	1月龄	2月龄	3月龄
视觉	只能看清眼前15~30厘米内的物体,同时也学会用眼睛跟随或跟踪水平移动的物体,并且喜欢看人的面孔或者高对比度的图案	仍然不能看清楚30厘米以外的物体,但视觉集中的现象越来越明显,喜欢看活动的物体和熟悉的大人的脸。能协调地注视物体,能区分颜色,但不能分辨深浅,在90°范围内眼球能随着物体运动	眼睛更加协调,两只眼睛可以同时运动并聚焦。已经认识奶瓶了,一看到大人拿着它就知道给自己吃饭或喝水,会非常安静地等待着
听力及发声	听力发育完全成熟,会密切注意成人的声音,也会对噪音敏感。能记住听到的一些声音,会将头转向熟悉的声音和语言	重复某些元音(啊、啊,或哦、哦),尤其是大人一直和他用清楚、简单词汇和句子交谈时	具有一定的辨别方向的能力,头能顺着响声转动180°。语言也有了一定的发展,嘴里会不断地发出"咿呀"的学语声,发音增多,能发出清晰的元音,如啊、噢、呜等,似乎在向大人说着心里话

续表 4-4

能力指标 \ 年龄	1月龄	2月龄	3月龄
运动	会进行顺畅的上下肢运动，看起来像在骑自行车。手大部分时间紧握成拳，手指运动非常有限，但他可以屈伸手臂，将手放到眼睛看得见的范围或口中	身体的许多运动仍然是反射性的，可挣扎着抬起头（1～2秒）并向四周张望；腿也逐渐变得更加强劲而主动，腿会从刚出生时的屈曲状态开始伸直，并时而反射性踢腿 手部运动将出现许多变化，手突然间就会放松，手臂外展	动作将更加细致，而且有目的，到月末时，甚至可以用腿从前面向后面踢自己。会仔细看自己的小手，双手握在一起放在胸前玩，开始出现无意识的抓握，这标志着手的动作开始发育了。但这时他的手眼不协调，显得笨拙，常常够不到玩具
情感和社交	出现第一次微笑或"咯咯"笑，这可能是睡醒的信号，或者是对某些内部冲动的反应	开始会表现出悲痛、激动、喜悦等情绪了。可以通过吸吮使自己安静下来。在他情绪很好时，对着他做出多种面部表情，使他逐渐学会模仿面部动作或微笑	可能已经学会掌握"微笑"谈话，有时他会通过有目的的微笑与大人进行"交谈"，并且"咯咯"笑引起你的注意。在其他时间，他会躺着等待，观察大人的反应直到大人开始微笑，然后他也以喜悦的笑容作为回应。会模仿大人的面部运动，大人说话时他会张开嘴巴，并睁开眼睛，如果大人伸出舌头，他也会做同样的动作。

（来源：http://3y.uu456.com/bp_0bqv14ivl11jxus0i376_4.html）

七、婴儿的体温测量

一般为婴儿可采取腋下测温法、口腔测温法或肛门测温法，其中以腋下测温法最为常用。市面上测量体温的工具有水银玻璃体温计、电子体温计、耳温枪等。下列主要介绍使用水银体温计腋下测温的流程及注意事项。

（1）测量前，应先用75%的酒精对体温计进行消毒。并用一手拇指、食指捏住体温计末端（无水银球一端），手腕快速向下、向外甩动几下，使水银柱降至35 ℃以下。注意甩动时要避免碰撞到其他物品，以免体温计被碰碎。

（2）测温时，解开或撩起婴儿的衣服，将体温计水银端由前方斜向后上方插入其腋窝深处，紧贴皮肤，并使其屈臂夹紧体温计，注意扶好婴儿手臂，避免新生儿活动使体温计滑脱。5分钟后取出体温计，查看体温计。读数时，手持体温计尾端呈水平位，眼睛与刻度平行，背光慢慢转动体温计，便可看清水银柱对应的度数。测量结束后应用75%的酒精消毒，并放入体温计盒中备用。

（3）婴儿腋部体温正常值应为36 ℃～37 ℃，超出37.5 ℃或低于35.5 ℃时应立即就诊。新生儿期应该注意监测体温，每日不少于2次。对于发热的新生儿应每隔2～4小时测量一次体温,遵医嘱吃退热药或物理降温后30分钟再测量体温一次,以观察新生儿体温变化。

注意事项:电子体温计的使用方法同水银体温计,测量完成后,电子体温计会自动报警提示,取出体温计直接可读取温度。

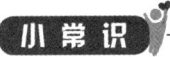

婴儿发热判断方法

如果一时找不到体温计,可通过以下几种方法判断婴儿是否发热。

(1) 额头测试法:在自己没有发热的情况下,用额头轻触婴儿的额头,如有热感,表明婴儿可能在发烧。

(2) 乳头测试法:婴儿发烧的话,哺乳时产妇乳头会有灼热感。

(3) 心率估计法:婴儿的安静的状态下,体温每升高1℃,心率每分钟加快10～12次。这样大致可以估计出婴儿的体温。

(4) 外表特征观测法:婴儿发烧时脸部会潮红,嘴唇干热,并显现哭闹不安,若婴儿已发烧一二个小时,通常会食欲不佳。

(5) 尿液观察法:通常婴儿发烧后,其尿量较少且颜色较深。体温是身体健康的警铃,婴儿体温升高表明体内有了变化。

(来源:http://ask.ci123.com/questions/show/293455)

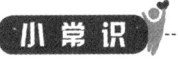

是否仅靠体温变化即可判断病情?

新生儿哭闹、进食热奶、热水或洗澡后,体温都会较平时高;午后或晚上体温也比清晨高;环境温度很高时也会导致体温增高;有时感染很重,体温反而很低。总之,不能仅靠体温来判断病情,还要综合精神状态、食欲及其他临床表现。

(来源:http://baobao.sohu.com/20090319/n262897690.shtml)

八、婴儿的预防接种

预防接种是指把疫苗(通过人工培育并经过处理的病菌、病毒等)接种在健康人的身体内,使人在不发病的情况下,产生抵抗某种传染病的抗体,获得特异性免疫,即对抗相应细菌或病毒的抵抗力,从而不得这种疾病。

婴儿预防接种是预防传染病的有效方法。因此,护理师应了解婴儿的免疫知识,对于婴儿应当在什么时候再打防疫针,应做到心中有数,以提醒家长及时带婴儿去接种。

(一)预防接种的时间及种类

一般来说,新生儿出生后,医院都会给一本婴幼儿免疫预防手册,上面有每次接种疫苗的时间和名称,如表4-5所示。对此,护理师要经常查阅,记住婴儿需要接种的时间和名称,叮嘱婴儿父母提前确定好婴儿日后的疫苗接种机构和地点,提醒他们要按时带婴儿去接种。如果没有免疫预防手册,护理师要到当地儿童防疫部门多问问,了解相关知识,为婴儿做好各种健康防疫接种,防患于未然。

表4-5 婴儿预防接种时间及种类

年 龄	接种疫苗	可预防的传染病
出生24小时内	乙型肝炎疫苗(1)	乙型病毒性肝炎
	卡介苗	结核病
1月龄	乙型肝炎疫苗(2)	乙型病毒性肝炎
2月龄	脊髓灰质炎疫苗(液体)(1)	脊髓灰质炎(小儿麻痹)
3月龄	脊髓灰质炎疫苗(液体)(2)	脊髓灰质炎(小儿麻痹)
	百白破疫苗(1)	百日咳、白喉、破伤风

注:括号中的数字是表示接种(剂)次。

来源:中国劳动社会保障出版社《育婴师》(第2版)第113页

(二)预防接种的护理

1. 接种前

(1)打疫苗前,应为新生儿洗澡,换上干净、宽松的衣服。

(2)让婴儿保持较好的精神状态,在空腹、饥饿和过度疲劳时不宜立即进行预防接种。可在其喂饱奶休息后再接种,这样可减少晕针和低血糖反应。

(3)查看《新生儿预防接种证》上的记录,明确预防接种及注射的项目,提前查询确定婴儿出生地或居住地的社区医院、诊所、卫生所(室)或乡镇卫生院等哪天可办理该项目,最好提前预约,按时前往。

（4）若为第一次办理预防接种，要提醒婴儿父母准备的证件：户口簿、婴儿的出生证明、父母的身份证、《新生儿预防接种证》等。

（5）预防接种前，最好能给婴儿测量体温，了解其健康状况，判断其是否适宜接种。护理师应了解不宜接种的情形，详见表4-6。

表4-6　几种不适合婴儿接种的情形

情　形	表　现	处　理
感冒	接种当天体温比正常体温高2℃～3℃，有点咳嗽、流鼻涕，但状态还好	如实告知医生现状，请医生判断要不要接种
过敏	过敏体质，易发烧皮肤过敏症状	最好个别接种
慢性疾病	患有心脏疾病、神经疾病、过敏疾病，易出现副作用	避免集体接种，可与医生商量后进行个别接种
急性疾病或疾病急性期	患有腹泻等急性疾病及其他疾病的急性期	等完全治好1个月后再接收预防接种；腹泻时要停止接种小儿麻痹疫苗
抽搐、惊厥	抽搐、惊厥	原因不明是不要接收预防接种；原因清楚后，接种时也要与医生商量
湿疹	出现湿疹症状	避免种痘及卡介苗
麻疹、水痘、腮腺炎	患有该疾病的新生儿	停止接种活菌疫苗
早产儿、低体重儿、难产儿	出生体重不足2 500克，出生时有严重窒息，发育迟缓、身体虚弱	与医生商讨后决定是否延期接种

来源：中国劳动社会保障出版社《育婴师》（第2版）第114、115页

（6）向医生说明婴儿的健康状况，如有无发烧、风疹、较剧烈的咳嗽、腹泻、慢性疾病等，以便医生判断有无接种的禁忌证。

2. 接种后

（1）婴儿接种疫苗后，护理师应注意让其现场休息至少30分钟，如果婴儿出现不良反应，可及时请医生予以治疗。

（2）护理师应及时在《新生儿预防接种证》上做记录，防止未来打重或漏打。一般情况下医生会在婴儿接种疫苗后帮忙填写。

（3）接种后3天内最好不要给婴儿洗澡，避免弄湿注射部位的皮肤。不要经常用手触摸接种部位，注意保持接种部位的清洁，以防引起感染。最好给婴儿勤换衣服，穿干净、松软的棉质衣服，同时避免婴儿用手去抓挠炎症性部位。

（4）接种后，婴儿可能会比平时闹一些，要注意多抱抱、哄哄他，让其多休息，避免剧烈活动。

（5）在家应多给婴儿喂白开水，以促进体内代谢产物的排泄。

（6）要注意细心观察婴儿的反应，及时采取相应护理措施。

① 婴儿疫苗接种后，出现体温低于38.5 ℃，或伴有头痛、恶心、流鼻涕等一般症状时，切忌为婴儿服用抗生素药物，不可乱用退烧药物。可给婴儿做物理降温[1]。

② 婴儿疫苗接种后，若出现皮疹，注意做好局部皮肤清洁，切不可用香皂、热水清洗皮疹部位或者使用刺激性的药物止痒。

③ 婴儿疫苗接种后，出现腹泻、腹胀、食欲不振等症状，要注意补充水分，避免摄入刺激性食物，必要时按医嘱给予补液。

④ 若婴儿出现以下情况，护理师应提醒用户及时送婴儿就医诊治：

A. 婴儿接种疫苗后，发生持续发烧（38.5 ℃以上），高温不退的现象。

B. 婴儿接种疫苗后，接种部位出现了化脓。

C. 婴儿疫苗接种后，出现皮疹较为严重。

D. 婴儿接种疫苗后，如果出现心慌、脸色苍白、出冷汗、手脚发冷、口唇青紫、四肢抽搐、呼吸困难、昏迷等症状。

（7）婴儿满3个月时，要提醒用户及时进行复查，了解疫苗接种后是否有效。

（三）接种注意事项

一般来说，婴儿出生后24小时内要在其出生医院注射接种的疫苗有两种，一是卡介苗，二是乙型肝炎疫苗。

1. 卡介苗

卡介苗是每一个健康新生儿必须接种的疫苗，接种卡介苗可预防结核病。当患有开放性肺结核的病人咳嗽或打喷嚏时，可以将结合杆菌散布到空气中，新生儿的抵抗力较弱，若受到结核菌的感染，容易发生急性结核病，如结核性脑膜炎，因此，每一个新生儿都要接种卡介苗。

（1）接种时间：一般在出生后24小时内进行卡介苗的接种。在医院出生的婴儿一般刚出生就接种了第一剂卡介苗。

（2）接种部位：在新生儿的左上臂三角肌中央进行皮内注射。

---

[1] 如温水擦浴，即用温水毛巾擦拭全身。这是一种很好的降温方法，也适合所有发烧的宝宝。水的温度32 ℃~34 ℃比较适宜，每次擦拭的时间10分钟以上。擦拭的重点部位在皮肤皱褶的地方，如颈部、腋下、肘部、腹股沟处等。

（3）接种反应及注意事项：

① 接种后2~3天仅可见在接种部位有小红点，但很快会消失。要保持局部清洁，此期间给新生儿洗澡时，应避免洗澡水弄湿注射部位，也不要经常用手去触摸，避免细菌感染。

② 接种2~3周，局部会呈现红肿、化脓、结痂，不需要处理，但应注意经常给婴儿更换内衣，避免脓液粘在衣服上，避免创面摩擦和细菌感染。

③ 接种3~4周，接种处会出现黄豆大小、暗红色突起，中间有硬块，随后硬块中央部分软化、形成小脓包后会自行溃破，形成溃疡。局部出现小脓包时，不要用手挤，以免加重反应。如果接种部位发生严重感染，则应立即请医生检查和处理。

④ 最后经过2~3个月以后，溃破处结成的痂皮自行脱落，形成一颗永久性的略凹陷的圆形疤痕，这是接种卡介苗后的正常现象。

2. 乙型肝炎疫苗

乙型肝炎在我国的发病率很高，如果孕妇患有高传染性乙型肝炎，那么新生儿出生后患病的可能性达到90%，所以让新生儿接种乙肝疫苗非常有必要。

（1）接种时间：新生儿出生后24小时内接种第一针，满月后接种第二针，满6个月时接种第三针。

（2）接种部位：上臂三角肌进行肌肉注射。

（3）接种反应及注意事项：接种后局部可能会发生红肿、疼痛；少数伴有轻度发烧、不安、食欲减退等，这些状况大多在2~3天内自动消失。

本节知识要点

1. 新生儿发育特点。
2. 新生儿的生理特点及常见生理现象。
3. 婴儿身高（身长）、体重和体温的测量方法。
4. 婴儿的能力指标。
5. 婴儿预防接种的时间和疫苗种类。
6. 婴儿预防接种前的注意事项，以及接种后的护理措施。
7. 卡介苗、乙型肝炎疫苗的接种时间、部位、接种反应及注意事项。

第三节　母婴生活环境和生活用品

作为特殊群体,产妇和婴儿大部分时间都在居室里,对生活环境的要求更为严格,对生活用品的品质要求也更高。

一、母婴生活环境

产妇及婴儿身体机能较弱,适应外界环境能力较差,因此,护理师必须创造一个舒适的生活环境,使产妇更好地休养、让婴儿更好地成长。母婴居室应该阳光充足、通风良好、空气清新、环境整洁安静、温湿度适宜。

1. 温湿度适宜

居室应冬天温暖、夏天凉爽。一般室内温度以 22 ℃～26 ℃为宜,室内湿度以 50%～60%为佳,并尽量保持恒定。

夏季室温高,有空调的家庭可将室温调至 26 ℃～28 ℃,电风扇、空调打开时,不可直吹产妇和婴儿,避免受凉。另外,还可经常开窗通风,或在室内放一盆凉水、往地上洒些凉水等以减低室温。

冬季如果没有暖气可用电暖器,但注意室内适保持当的湿度,可用加湿器调节湿度。也可以于夜间在室内放一盆水以增加空气湿度。冬季也应每天开窗通风,但需减少开窗时间,避免对流风。注意避免通风后室温变化过大。

2. 保持清洁卫生

室内要经常打扫,保持整洁卫生。清洁前请产妇和新生儿离开房间。室内除尘最好用湿式清扫,以免灰尘飞扬。要每天定时开窗通风 1～2 次,每次 20～30 分钟,保持室内空气新鲜,无刺激性气味;室内禁止吸烟。每天还要清理杂物,整理卧具,保持室内整洁;产妇和婴儿的物品应分类摆放整齐。室内最好不要铺地毯,以防尘埃和螨虫滋生。

3. 居室光线适宜

不要太暗或太亮,避免强光、直射光刺激。要用窗帘适时调节,夏季要拉上窗帘,避免过热;冬季要多开窗帘,使居室内有充足的阳光照射。阳光还具有灭菌作用,可以杀死一些细菌。

4. 减少噪声、辐射等刺激

尽量减少过多亲友探望,以免影响母婴休息,同时减少母婴受到感染的机会。可适当放些柔和的背景音乐,以利于产妇休养。母婴家中不宜养宠物,不宜摆放花卉和有芳香气味的植物,以免引起产妇和新生儿过敏反应。另外,母婴居室最好不放置电脑、电磁炉、微波炉等电磁器具,避免电磁辐射污染。

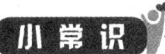

产后第一周应谢绝访客

强烈建议产后第一周谢绝访客。因为在这关键的一周内,产妇身体虚弱,伤口疼痛不适,乳房肿胀,严重睡眠不足,处于身心俱疲的状态。此时此刻,应以产妇的舒适为优先考虑,避免会客,以免增加疲惫感。况且,产妇一定不希望自己以又累、又肿的形象见人。等待1～2周,可以稍加梳妆打扮后再以最佳的状态示人,以免损害产妇的自尊心。

(来源:http://www.zgzhuke.cn/muying/c12657755.html)

二、母婴生活用品

(一)婴儿生活用品

1. 衣物

新生儿的衣服要以轻柔软暖、简便易穿为宜,以系带子的无领无扣的样式为佳,忌用别针和纽扣。最好选用白色或浅色纯棉材质,对新生儿皮肤无刺激性、透气性好。

在适当的室温下,新生儿一般应穿纯棉连身服,尽量不要给新生儿穿分身的衣服,因为在抱新生儿时,分身服容易露出肚子,以免新生儿着凉或擦伤脐带部位。

新生儿的包被一般以纯棉的为好,不宜太厚。夏天时一般用夹被即可;冬天则需要稍厚一点的棉被,但不宜太厚。

2. 尿布和纸尿裤

婴儿的皮肤非常娇嫩,应选用柔软、吸水性强、耐洗的棉织品做尿布。尿布颜色以白色、浅黄色、浅粉色为宜,便于看清婴儿大小便的颜色和性状,忌用深色,尤其是蓝色、青色、紫色,以防染料刺激婴儿皮肤,引起过敏。至少要为新生儿准备15～20套尿布,条件许可时最好准备30套,以供一昼夜间替换使用。

纸尿裤的选择要求为厚度适中,透气性好,吸水性好,柔软性好,有尿湿显示,无刺激性气味,表层干爽不回渗,设计合身。

纸尿裤的选择原则:经济性、时效性和个体化。根据新生儿的生长情况选择大小合适、松紧合适的纸尿裤,同一型号的不要储存太多。根据不同季节做适当调整,比如夏季应选择柔软、轻薄、透气的,外出时可使用内裤式纸尿裤。婴儿大腿长得较粗胖的,最好选择大一码的纸尿裤;活泼好动的应选择有加高腰身、弹力腰围和带有侧边的纸尿裤,尤其是注意档位不要太宽;脐带未脱落的新生儿,可选择肚脐处有缺口的或有护脐孔的纸尿裤。

3. 喂奶器具

对于婴儿来说,除了喝母乳之外,喝奶粉时必须用到的就是奶瓶了。

(1)奶瓶。

① 奶瓶材质:奶瓶从制作材料上分主要有不锈钢制奶瓶、陶瓷奶瓶、PC[①]制奶瓶和玻璃制奶瓶4种。PC质轻,而且不易碎,适合外出及较大婴儿自己拿。但经受反复消毒后耐力不如陶瓷奶瓶和玻璃制奶瓶。陶瓷奶瓶和玻璃制奶瓶更适合在家里由护理师或产妇拿着喂婴儿。不锈钢具有不易破碎的特性,更适合1~3岁宝宝自己持握。

② 奶瓶容量:奶瓶多为80毫升、120毫升、125毫升、160毫升、200毫升、240毫升等几种容量,新生儿的奶量为60~80毫升,之后奶量会慢慢增加,而每个婴儿奶量进展快慢不同。可先准备约120毫升的奶瓶,之后视婴儿的需求更换较大容量奶瓶。有些男婴需奶量大,也可一开始就准备约240毫升的奶瓶。

(2)奶嘴。

奶嘴的选择要注意材质、软硬度和孔型。

① 奶嘴材质:奶嘴分为橡胶和硅胶两种材质。橡胶奶嘴富有弹性,质感近似妈妈的乳头,但多少会有些橡胶的味道;无色透明的硅胶奶嘴没有异味,容易被婴儿接纳,而且不易老化、抗热、抗腐蚀性好。买奶嘴时要选稍厚的,因为太薄的在开口处容易发生破裂,奶流量过大时会使婴儿发生呛奶。新奶嘴可先煮沸几次使之变软。

② 奶嘴的外形:好的奶嘴吸头形状接近母亲的乳头,中间弧度与乳房相似,空气孔可使奶水流量稳定,吸头与基部距离不过长,基底宽。

③ 奶嘴孔种类:常见的奶嘴孔有圆孔形、Y字形、"十"字形。

不同种类的奶嘴适合不同月龄的婴儿,应根据婴儿的吸吮能力选择合适的

---

① PC即聚碳酸酯,一种无毒塑料,俗称太空玻璃。

奶嘴。奶孔太小,婴儿会厌烦而哭闹不安或因吸吮太累而睡着,影响摄取奶量;如果奶孔太大,则易导致婴儿呛奶或吸入过多空气而吐奶。

月龄小的孩子应选择孔小一点的奶嘴,如圆孔奶嘴,否则可能造成孩子呛奶;月龄大的孩子吸吮能力有所增强,可选择孔大一些的,如"十"字形奶嘴。常见奶嘴孔种类介绍如下:

圆孔小号奶瓶(S号):慢流量的,适合于体重较轻、吸吮能力较弱、还不能控制奶量的新生儿使用。

圆孔中号奶瓶(M号):中流量的,适合于2~3个月、用S号奶嘴吸奶耗时太长的婴儿。

圆孔大号奶瓶(L号):大流量的,适合于用以上两种型号的奶嘴吸奶耗时较长,但吸奶量不足、体重偏轻的婴儿。

Y字形孔:适合于可以自我控制吸奶量、边喝边玩的婴儿使用。

"十"字形孔:流量较大,适合3个月以上的婴儿,能够根据婴儿吸吮量调节奶量;也可以用来吸饮果汁、米粉或其他粗颗粒饮品。

> **小常识**
>
> **如何判断奶孔大小是否适中?**
>
> 要判断奶孔的大小是否合适,可在奶瓶里加水,然后把奶瓶倒过来,观察水的流量。一般情况下,大小适中的奶孔,水呈点滴状,每秒钟约滴2滴,如果水呈水流状,则表明奶孔过大。
>
> (来源:http://www.shzxy.com/html/20100727/24775.html)

(二)产妇生活用品

(1)衣物:以宽松、柔软舒适、整洁卫生、温暖适度为原则。面料上可选择棉、麻、丝、羽绒等,因为这些面料柔软舒适,透气性好,吸汗,也保暖。款式要方便喂奶,不要有拉链、亮片、珠子等装饰物,以免刮伤婴儿。此外,要准备多套,因为奶汁和经血很容易弄脏衣服,所以要多备几套替换。

(2)内裤:产妇应准备3~4条透气性好的纯棉内裤,内裤要勤换常洗。建议选择大一号的系带子的内裤或平脚内裤,可能会让产妇的伤口感觉更舒服。

(3)乳罩和乳垫:产妇在哺乳期最好选择合适大小的乳罩,最好是两条肩带较宽的款式,可以缓解肩的紧绷感,产后乳罩一定要选择质量好、质地柔软舒适、透气性能好的,这样更有助于乳房的护理。

建议这一时期,应该佩戴合适的窗式结构的棉质吸水乳罩,以起到支托乳房、方便哺乳的作用。还可考虑选择哺乳专用的乳罩,即可保护乳房同时母乳喂养也更方便。

如果使用乳垫来防止乳汁渗出沾湿衣服,应避免选购有塑胶边或支撑的乳垫。

(4)鞋袜:产褥期,产妇所穿的鞋,除了要求面料柔软舒适、保暖性能好,还要看清楚鞋底是否有防滑的摩擦面,以保障安全。产妇所穿的袜子要尽量选择棉质的,同时可以根据季节选择合适的厚度。

本节知识要点

1. 母婴的生活环境在舒适、安全性等方面有哪些要求。
2. 婴儿的衣物、尿布、奶瓶、奶嘴等生活用品的品质要求。
3. 产妇的衣物、内裤、文胸、鞋袜等生活用品的品质要求。

第五章

基础服务二
——产妇护理

产妇分娩时出血多,加上出汗、腰酸、腹痛,非常耗损体力,气血、筋骨都很虚弱,需要一段时间的调理。产妇能否康复如初,产褥期的护理是关键。产妇的基础护理主要包括饮食护理、卫生指导、活动安排、伤口护理等内容。

第一节 产褥期产妇的饮食护理

产褥期的饮食调理,不仅关系到产妇的身体恢复,还关系到哺乳期产妇的营养储备。科学、恰当的饮食调养可使产妇补充足够的营养,补益受损的体质,预防产后疾病,帮助其早日恢复健康,并能够及时足量泌乳,满足喂养婴儿的需要。

一、产褥期产妇的健康饮食原则

产褥期产妇的膳食应保证健康、平衡、营养,具体来说,应遵循如下原则。

(一)少食多餐

产妇刚生完孩子,体力消耗大,又面临着哺育新生儿的重任,因此,每天所需要的热量及营养素比孕晚期要高,加上产后胃肠功能减弱,若一次吃得多,容易加重胃肠负担。产后每天最好分5~6餐进食,既可保证充足的营养,又有助于食物的消化吸收,还有助于产妇保持体重。

(二)干稀搭配

由于产后失血伤津,需要水分来促进身体康复,再加上每天的哺乳需要大量的水分,因此产妇的食物一定要做到干(米饭、肉类、鸡蛋等)稀(汤类、稀粥、牛奶等)搭配。

(三)荤素搭配

我国的传统习惯是产褥期内提倡产妇多吃鸡、鱼、肉、蛋,而忽视其他食物,特别是蔬菜、水果的摄入,其实这是一种误区。这种饮食不仅不利于消化,而且会降低食欲,造成产妇蛋白质和脂肪过剩,容易引起生理功能失调,造成肥胖、便秘、内分泌失调、恶露时间延长、子宫恢复不好、婴儿湿疹等问题。所以一定要予以改正,注重荤素搭配,做到膳食平衡(图5-1)。

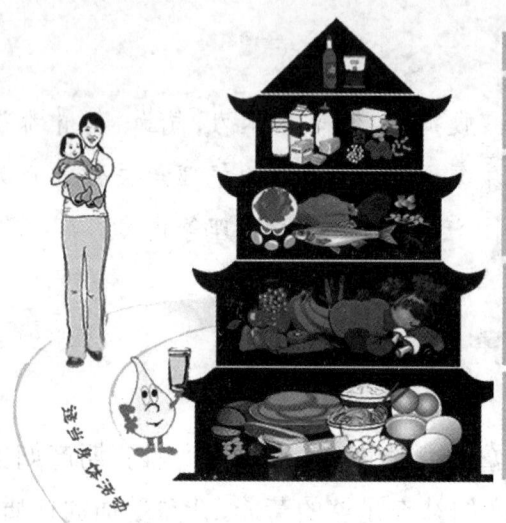

图5-1 哺乳期妇女每日膳食推荐量

(四)清淡适宜

产褥期的饮食尽量要清淡,食盐摄入量应根据具体情况而定。比如夏天出汗较多,摄入的盐就相对多一些。如果水肿现象明显,产后最初几天以少吃为宜,待水肿消退可恢复正常。一般来说产妇每日以5～7克盐量为宜,葱、姜、蒜等温性调味料可促进血液循环,有利于瘀血排出体外,也可少放些。

二、产褥期产妇的饮食安排

护理师应根据产妇产后身体恢复情况的需求给予相应的营养膳食。产褥期的不同阶段产妇的膳食调理重点也不同,下面就分成4个阶段加以说明。

(一)第一阶段(产后1～7天)

新产妇刚分娩后,身体虚弱,易水肿,而且会产生恶露,因此,产后第一周的饮食应注意"活血化瘀、代谢排毒、清除恶露"。下面,我们来看看产褥期第一阶段产妇适合吃的营养餐都有哪些?

1. 调理重点

排除体内的废血(恶露)、废水、废气等废物;消除水肿;补充元气,强健脾胃;促进伤口愈合,恢复子宫机能;同时也要注意预防便秘。

2. 饮食要求

(1)由于分娩时能量的消耗以及体液的大量流失,产妇产后会感觉到饥饿和口渴,如果没有麻醉等特殊原因,产后可立即进食。但是在产后第1天,不论是剖腹产还是顺产,产妇消化能力较弱,食物最好要清淡、稀软、易消化且富有营养,可以多喝汤或吃些面片、面条、稀饭、蒸鸡蛋羹、馄饨、小米粥等食物。

(2)剖腹产的产妇在最初的7天饮食要特别注意。术后6小时内禁食;6小时后可饮用一些排气类的汤,还可进食米汤、藕粉等流质软食,以促进肠胃蠕动,促进排气,减少腹胀,术后1周内都禁食牛奶、豆浆、鸡蛋、蔗糖等胀气食品。待产妇肠道排气后,可改吃半流质食物,如蛋汤、烂粥、面条、肉汤等。

3. 注意事项

(1)第一个阶段最好不要吃水果,蔬菜也最好少吃。一般来说,产妇易出现水肿现象,由于水果含糖较多,糖分会增加身体对水分的吸收,所以会加重水肿状况,不利于瘦身。

(2)另外,要注意的是,在初乳还没有下来之前千万不要吃任何催奶的食物,在乳房没有疏通之前,过早的催奶反而会引起乳腺堵塞。

(二)第二阶段(产后8~14天)

经过前一周的调养与适应,产妇的体力慢慢恢复,接下来的一周该如何调理?

1. 调理重点

此段时间应补血、滋阴、促进乳汁分泌、强健筋骨、润肠通便、恢复体力、收缩子宫。

2. 饮食要求

(1)第二阶段,产妇应增加一些补养气血、滋阴、补阳气的温和食物来调理身体,同时开始补充能促进乳汁分泌的食物,如猪蹄、花生等。

（2）除了延续前一周的食材之外，还要注意身体对食物的消化情况，如果有便秘或燥热等症状，宜增加清热、促排便、利尿的食物，以免患上痔疮。

（3）另外，注意增加增强骨质和腰肾功能的食物，以缓解产后的腰酸背痛；可依产妇个人体质选用莲子、大枣、茯苓、桂圆、百合、菇类、莲藕等来调节紧张情绪和失眠，预防产后忧郁。

3. 注意事项

（1）牢记本周饮食重点是恢复而不是催乳。高蛋白食物建议在午餐吃（母乳不足者可在晚上吃），晚餐宜清淡一些。

（2）剖腹产产妇因为伤口复原速度较慢，应延后两周进补，所以这个阶段最好还是重复第一阶段的饮食。

（三）第三阶段（产后第15天～28天）

分娩给产妇身体造成巨大影响，不可能在短时间内完全复原。通过前两个阶段渐进式的饮食调养，到了本阶段，饮食重点又是什么呢？

1. 调理重点

补筋骨、强腰膝、清火润肺、安心神、补气养血、调理体质。

2. 饮食要求

（1）产后第三阶段要注意补充体力、强健腰肾，以减少日后的腰背疼痛。

（2）从第三阶段开始加入水果、蔬菜的量也要开始增加，防止便秘。

（3）产后3周应以催乳为主、补血为辅。由于哺乳期会持续1年左右的时间，所以适当食用猪蹄汤、鲫鱼汤等可起到通乳、催乳的效果。

3. 注意事项

（1）这段时间可适当加强进补，但仍不宜食用过多的燥热食物，否则可能引发乳腺炎、尿道炎、痔疮等。

（2）此阶段不要或少食凉性水果，如梨、西瓜、猕猴桃、香蕉等。

（四）第四阶段（产后第29～42天）

第四阶段是产妇调整体质的黄金时期，应根据其前3个阶段的恢复程度，设计进补食谱，对症调补。

1. 调理重点

减重、塑身、强化体能、大补气血。

2. 注意事项

此阶段通常宜采用温润的补方,不宜食用生冷食物。为了减重和消脂,饮食最好清淡、少油腻,注意控制热量,以免进补过度,造成脂肪堆积。但同时也要兼顾好哺乳需求,注意摄取充足营养,不急于减少食量和吃素。平时要多喝白开水,红枣茶等茶饮因含有糖分最好停止饮用。

三、产褥期产妇的适宜食物

由于产褥期的特殊性,应保证产妇的膳食营养平衡,满足身体恢复所需的蛋白质、脂肪、糖类、维生素、膳食纤维、矿物质等营养素,同时注意适时摄入一些具有催乳功效的食物。

(一)营养食物

(1)黑芝麻油。黑芝麻油有乌发防脱、润肠通便、催奶发奶、温和热补的作用,同时,从营养学角度讲,黑芝麻富含不饱和脂肪酸、维生素A、维生素E和钙等多种营养素,除提供产后身体所需营养外,还具有帮助产妇淡化孕斑的美容效果。

(2)老姜。姜主脾阳,有解表散寒、温肺化痰止咳、温润子宫作用,姜皮则利尿消肿。以文火爆透的老姜(不焦黑)搭配黑麻油产生相加作用,可起到暖化温补子宫和内脏的效果;取之翻炒,随之炖煮会有温和热补之食效。

(3)薏苡仁。利水消肿,健脾祛湿,可帮助消除妊娠斑,使皮肤细腻,对脱屑、粗糙等都有良好疗效。

(4)黑米。有"月米""补血米"之称,对贫血、白发、腰膝酸软疗效尤佳,还可滋阴补肾、健身暖胃,非常适合产褥期食用。

(5)糙米。益精健脾、止泄、镇静神经,促进消化吸收,有效调节新陈代谢,对产后肥胖、贫血、便秘都有很好的食疗疗效。

(6)小米。含有丰富的色氨酸、糖类、类雌激素物质等,能促进胰岛素分泌,促进大脑分泌有助于睡眠的物质,主治脾胃虚热。

(7)糯米。含有蛋白质、脂肪、糖类、钙、磷、铁、B族维生素等,可补虚补血、健脾暖胃、止汗,帮助产妇增强胃肠道蠕动。

(8)玉米片。健脾利湿,开胃益智,宁心活血,可加强肠壁蠕动,所含的亚油酸可防止血管壁的胆固醇沉淀,并能利尿、降血糖。

(9)黑豆。含有丰富蛋白质和18种氨基酸,活血利水、滋养健血、补虚乌发,延缓衰老,防止便秘,适合产后食用。

(10)红豆。健脾止泻、利水消肿、强心利尿,促进吸收。富含维生素B_1,能维持神经系统的正常运作,对吸收功能、细胞和皮肤都有保护作用。

(11)黄豆。含有丰富优质的植物性蛋白质和卵磷脂,具有降血脂、增强记忆力的作用,对催乳有一定功效。

(12)红枣。富含蛋白质、有机酸、维生素及多种氨基酸,能补充气血、保护肝脏、增强免疫力,适量食用有助产后安血养神。

(13)枸杞。滋补调养和抗衰老的良药,最实用的疗效就是抗疲劳、降血压、美白养颜。

(14)山药。新鲜山药含有人体必需的各种蛋白质、维生素、矿物质等营养成分,有益于肠胃蠕动,并具有抗菌、抗氧化、增强免疫力的功效。而怀山药是干的山药片,中药常用来健脾固精,益胃补肾,助五脏,强筋骨,药用价值极高。

(15)冰糖。增加甜度,中和酸度,并有祛火的功效,与枸杞、山药、红枣相配成为极好的调味料,补中益气,和胃润肺。

(16)红糖。含有苹果酸、核黄素、胡萝卜素、烟酸和各种矿物质,能加速代谢,刺激造血功能,促进细胞再生。

(17)花生。富含丰富的维生素E、锌和不饱和脂肪酸,能抗老化、增强记忆、滋润皮肤。

(18)黑木耳。黑木耳为营养丰富的食用菌,能益智清心,滋阴止痛,还可将体内废物吸附聚集,帮助代谢,还能美容瘦身。

(19)银耳。富含维生素D,能防止钙的流失,并富含硒等微量元素,可增强机体免疫力,对产妇很有帮助。

(20)金针。金针是干的黄花菜,铁含量相当丰富,对小便不通、乳汁不下、失眠等有疗效,可作为产后调补品。

(21)香菇。富含B族维生素、维生素D、铁、钾、多糖等很多营养成分,可提高机体免疫力,具有抗疲劳、调节血脂的功效。

(22)胡萝卜。富含胡萝卜素和维生素等营养成分,具有健脾和胃、补肝明目、清热解毒的功效,可缓解肠胃不适、便秘症状。

(23)栗子。具有养胃健脾,补肾强筋,活血止血的功效。富含蛋白质、B族维生素等多种成分,对缓解产后腰膝酸软、体弱脾虚很有帮助。

(24)山楂。可活血化瘀,帮助子宫收缩,促进产后复原;可健胃助消化,还有瘦身的功效,特别适合超重的产妇食用。

(25)芡实。有开胃助气、止渴宜肾、补中益气、滋养强壮的功效,产褥期食用可调整肠胃、益气养血,防治腰酸症状。

(26)茯苓。能帮助利水渗湿,益脾和胃,宁心安神,也能增强机体免疫力,有明显的抗肿瘤及保护肝脏作用。

(27)肉桂。中药上常用来温补气血、散寒止痛、活血通经,适合产后选择性温补、调整内分泌,但孕期不可食用。

(28)莲子。清心补脾、安神明目,可治虚烦失眠。含生物碱及丰富的钙、磷、铁等矿物质和维生素,是公认的补中健体的滋补佳品。

(29)桃仁。可活血祛瘀,促进产后子宫收缩,帮助恶露排出;富含脂肪油,可润肠通便,还有抗炎、抗菌、抗过敏的作用。

(30)陈皮。长于理气燥湿,能健脾开胃,与猪脚等食材搭配可以祛腥,有增强消炎作用。

(31)通草。通草是一种中药,可通乳、利水,搭配鱼汤或猪脚,有助于泌乳,但孕期不可食用。

(32)干贝。富含核黄素和矿物质,蛋白质含量是鸡肉、牛肉的数倍。有滋阴补肾的功效,可治头晕目眩、脾胃虚弱等症状。

(33)桂圆肉。对于产后体弱、脑力衰退都有很好的食疗效果,能安神养心,补血健脾,适合睡眠不佳的产妇食用。

(34)花胶。花胶是各种鱼鳔的干制品,富含高级胶原蛋白、维生素及钙、锌、铁、硒等微量元素,帮助产后伤口复原。

(二)催乳食物

产妇在产后第二阶段应适当多吃催乳食物,如红糖水、芝麻、大枣、牛奶、豆浆、小米粥、鸡汤、肉汤、鱼汤、虾肉、猪蹄、花生、黄豆、红小豆、豌豆、丝瓜(可炒鸡蛋,或做鸡蛋丝瓜汤等)、黄花菜、鲤鱼、鲫鱼、墨鱼等。

汤类是促进乳汁分泌的重要食物,如排骨汤、牛肉汤、鸡汤、阿胶瘦肉汤、大枣木耳汤、枸杞鲫鱼汤、花生当归猪蹄汤等均是产褥期催乳的较好汤食。

四、产褥期产妇的饮食注意事项

产后调理身体的最好方法莫过于食疗法,通过进食不同营养品,弥补生产时产妇的能量流失。但是产妇的产后饮食要求较高,有一些饮食禁忌要多加注意。另外,不同产妇,体质不同,产后饮食需要注意的事项也不同。

(一)饮食忌讳

1. 忌过早大量喝汤

如果刚生产完就让产妇大量喝汤,容易使其大量分泌乳汁,而新生儿胃容量小,吸吮能力有限,吃得也少,过多乳汁会淤积于乳腺导管中,导致乳房发生胀痛。加之产妇乳头娇嫩,易发生破损,一旦被细菌感染就会引起乳腺炎,乳房出现红、肿、热、痛,甚至化脓,不仅造成产妇乳房疼痛,还会影响正常哺乳。

因此,护理师不宜过早为产妇催乳,宜在泌乳1周后逐渐增加喝汤的量,以适应新生儿进食量渐增的需要。1周后喝汤的量也以不引起乳房胀痛为原则。

2. 忌给产妇喝浓汤

浓汤脂肪含量很高,产妇食用过多高脂肪食物,会使乳汁中的脂肪含量增加,不利于新生儿吸收营养,易引发新生儿腹泻。同时,摄取过多脂肪易引起产妇身体发胖,不利于产后身材恢复。

因此,护理师应为产妇多做一些低脂肪、有营养的荤汤和素汤,如精肉汤、蔬菜汤、蛋花汤、鲜鱼汤等。要提醒产妇,汤和肉要一同吃,以更好吸收营养。

3. 忌喝红糖水过多、过久

产妇产后喝红糖水可补充碳水化合物和补血,促进恶露排出,有利于子宫复位。但若饮用红糖水过多,会损坏产妇牙齿,增加恶露中的血量,造成产妇继续失血,反而引起贫血。夏季喝红糖水过多,还会导致产妇出汗过多,使身体更加虚弱,甚至引起中暑。

因此,产妇在产后喝红糖水的时间,以7~10天为宜。护理师应注意这一点,并为产妇及其家属做好解释工作。

4. 忌饮用茶水、咖啡

产褥期产妇不宜喝茶水。因为茶水中含有鞣酸,它可以与食物中的铁结合,影响肠道对铁的吸收,促使产妇发生贫血。而且茶水越浓,鞣酸含量越高,对肠道吸收铁的影响越大。茶叶及咖啡中含有的咖啡因,饮用后会刺激产妇大脑兴奋,影响其睡眠,不利于其身体恢复。同时,咖啡因还可以通过乳汁进入新生儿体内,使新生儿发生肠痉挛,出现无由啼哭的现象。

因此,护理师可制作一些新鲜果汁及清汤,代替茶水让产妇饮用。

5. 忌吃巧克力

巧克力中所含的可可碱能够进入母乳,通过哺乳被婴儿吸收并蓄积在体内。久而久之,可可碱会损伤婴儿的神经系统和心脏,并使肌肉松弛,排尿量增加,导致婴儿消化不良,睡觉不稳,经常爱哭闹。

因此,护理师应叮嘱产妇哺乳期间偶尔可品尝一下巧克力,但不宜经常食用。

6. 忌过早节食减肥

有的产妇刚生产完就开始迫不及待地节食。这种做法不仅损害产妇自身健康,不利于身体康复,而且也不能保证有足够的母乳哺喂婴儿。对于体重过重的产妇也不宜采取节食的方法减肥,尤其是哺乳者。

对此,护理师可指导产妇多吃蔬菜,并适当进行运动和锻炼。

7. 忌吃硬、咸、生冷食物

产妇在产后身体虚弱,活动量较小,吃硬食容易造成消化不良。产妇过多食用生冷食物(如雪糕、冰淇淋、冰镇饮料和过凉的拌菜等),不仅会影响牙齿和消化功能,还容易损伤脾胃,不利于恶露排出。产后排汗、排尿增多,体内盐分流失增多,需摄取适量盐分,但不宜摄食过多盐分,以免导致产妇水肿,诱发产后高血压。

因此,护理师在为产妇制作餐食时,注意食物要软硬适宜,少量放盐,要保证食物温热。

8. 忌食辣椒、酒等刺激性食物

产妇产后气血虚弱,若进食辛辣、酒等发散类刺激性食物,容易伤津、耗气、损血,加重产后气血虚弱,甚至发生内热上火、口舌生疮、便秘或痔疮等病症。若进食刺激性食品,会影响睡眠及肠胃功能,哺乳后易造成婴儿腹泻、口腔上火、流口水等病症。也不宜食用酸涩收敛食物:如乌梅、南瓜等,以免阻滞血行,不利于恶露的排出。

因此,护理师为产妇制作的膳食宜清淡,尤其在产后 5~7 天,应以软饭、蛋汤等为主,忌选用大蒜、辣椒、胡椒、茴香、酒、韭菜等辛辣温燥食物。

9. 忌乱进补

产妇,尤其是高龄产妇,产后身体虚弱,宜温补但不宜大补或随意乱进补,以防虚不受补;例如,不宜在鸡汤、骨头汤中加一些鹿茸等大补之物。要依据产妇的身体状况和体质,科学合理地进补,同时可在中医指导下服用适量药膳或保健品调理体质。

10. 忌食味精

味精的主要成分是谷氨酸钠,哺乳的产妇如果在摄入高蛋白饮食的同时食用大量味精,谷氨酸钠会通过乳汁进入婴儿体内,并与婴儿体内的锌发生特异性结合,形成不能被身体吸收的谷氨酸锌而随尿排出,从而导致婴儿缺锌,造成智力减退、生长发育迟缓等。

另外,哺乳期避免食用麦乳精,因为其是以麦芽为原料,而麦芽有回奶的作用,常吃会影响乳汁的分泌。

(二)不同体质产妇的饮食注意事项

不同体质产妇的饮食也有所不同,护理师在照顾产妇饮食时,要注意观察产妇的体质情况,并据此提供个性化的膳食服务。

1. 寒性体质

(1)寒性体质产妇的特性:面色苍白,怕冷或四肢冰冷,口淡不渴,大便稀软,频尿、量多色淡,痰清,涕清稀,舌苔白,易感冒。

(2)适用食物:这种体质的产妇肠胃虚寒,气血循环不良,应吃较为温补的食物,如麻油鸡、烧酒鸡、四物汤、四物鸡或十全大补汤等,原则上不能太油,以免引起腹泻。食用温补的食物或药补可促进血液循环,达到气血双补的目的,而且筋骨较不易扭伤,腰背也不易酸痛。

(3)忌食食物:忌食寒凉蔬果,如西瓜、木瓜、葡萄柚、柚子、梨、杨桃、橘子、番茄、香瓜、哈密瓜等。

(4)宜食食物:荔枝、龙眼、苹果、草莓、樱桃、葡萄。

2. 热性体质

(1)热性体质产妇的特性:面红目赤,怕热,四肢或手心、足心热,口干或口苦,大便干硬或便秘,痰涕黄稠,尿量少、色黄赤、味臭,舌苔黄或干,舌质红赤,易口破,易长痘或痔疮等。

(2)适用食物:不宜多吃麻油鸡(煮麻油鸡时,姜及麻油用量要减少,酒也要少用);宜用滋补食物,如山药鸡、黑糯米、鱼汤、排骨汤等,蔬菜类可选丝瓜、冬瓜、莲藕等,或吃青菜豆腐汤,以降低火气。

(3)宜忌食物:荔枝、龙眼、苹果等不宜多吃,可少量吃些柳橙、草莓、樱桃、葡萄。

3. 中性体质

(1) 中性体质产妇的特性：不热不寒，不特别口干，无特殊常发作的疾病。

(2) 适用食物：饮食上较容易选择，可以食补与药补交叉进行。如果补了之后口干、口苦或长痘子，就停止药补，吃些降火的蔬菜（如苦瓜、芹菜、黄瓜、冬瓜等），也可喝一小杯常温的纯柳橙汁或纯葡萄汁。

> **小常识**
>
> **中药食疗方**
>
> (1) 四物汤：当归、川芎、芍药、熟地。
> (2) 八珍汤：人参、白术、白茯苓、当归、川芎、白芍药、熟地黄、甘草。
> (3) 十全大补汤：人参、茯苓、白术、甘草、川芎、当归、白芍、地黄、黄芪、肉桂。
>
> （来源：百度百科 https://baike.baidu.com/）

五、产褥期产妇营养餐的制作

产妇营养餐的制作主要分为3个步骤：制作前的准备工作→制作→制作后处理。

(一) 制作前的准备工作

1. 制订食谱

在产褥期内，产妇除了要补充足够的营养促进产后体力的恢复外，还要哺喂婴儿，因此需要均衡的营养素、多量的汤汁、多样化的主食、丰富的水果蔬菜。

由于产妇不定时哺乳，需要每日增加就餐的次数，一般为每日6餐，分为早（早晨7:30左右）、中（中午11:30左右）、晚（下午6点左右）3次主餐和上午10点、下午3点、晚上8点3次加餐。每天1~2杯牛奶，2~3个鸡蛋。中、晚餐一荤菜、一素菜、一汤，加餐可选择各种粥和馄饨、小点心、水果等，每天的主食可多种变化。护理师可根据产妇的口味制订营养餐食谱。

2. 采购

护理师应到正规商店或超市购买新鲜的食材，要选择经过检验检疫后的肉类食品。

以蔬菜为例,应选用虫害少、农药污染少、残留少的应季蔬菜,如青椒、番茄、马铃薯、胡萝卜等茄果类,根茎类蔬菜,葱、蒜、洋葱、香菜等,莲藕、茭白等水生类蔬菜,南瓜、地瓜、山药、冬笋等。选购时,要注意观察蔬菜的质地是否新鲜细嫩、色泽是否光亮、水分是否充足、表面是否有伤痕;尤其是选购叶类蔬菜时,要看菜的新鲜程度,以枝叶鲜嫩、肥壮、挺拔,棵茎整齐,无蔫叶、腐叶、黄叶的为宜。

有包装的可查看食品包装上的产地、保质期等信息。尽量不选烟熏、烧焦、腌制、发霉的食物。另外,食物首选低温保存,也可通过加热、风干等方法保存食品,防止食品腐败变质。

(二)制作

护理师为产妇制作营养餐时,需要一般厨具和煲汤锅。并掌握以下几个原则:

(1)处理生菜和熟食的菜板、刀具要分开。

(2)对烹制原料切配数量估计准确,一次做菜,一餐吃完,不宜留作第二天食用。

(3)烹调方式科学合理。以蒸、煮、炖、炒、焖为主,避免采用腌制、煎、炸、烤等方式。例如,煲汤主料乌鸡、排骨等可以凉水下锅,微火慢煮,以保持营养成分。

(4)餐食应注意色、香、味俱全,既有营养,又能使产妇享受到就餐的快乐。值得注意的是,不要放辛辣、刺激性的调味品。

(5)营养搭配要均衡,改变传统坐月子期间只吃小米粥、红糖、鸡蛋、鸡汤的单调膳食观念,也不宜让产妇天天大鱼大肉。宜荤素搭配,在保证营养的同时,应适当添加蔬菜、水果。

(三)制作后处理

(1)及时将使用过的炊具清洗干净,并放回原处,摆放整齐。

(2)将灶台、灶具周围清理干净,清扫地面并用拖把擦干净。

(3)产妇就餐后收拾好餐具,清洗干净,并将可以保留的汤菜加保鲜膜放入冰箱。

注意事项:对于产后出现不同身心状况的产妇,可根据医嘱制作相应的食疗方,通过饮食促进身体的恢复,缓解精神的不适。

本节知识要点

1. 产褥期产妇健康饮食的原则。
2. 产褥期产妇4个阶段的膳食调理重点及注意事项。
3. 产褥期产妇适宜的营养食物、催乳食物。
4. 产褥期产妇的饮食禁忌。
5. 寒性体质和热性体质的产妇的饮食宜忌。
6. 为产褥期产妇制作营养餐的流程及注意事项。

第二节 产褥期产妇的卫生指导

产妇产后身体虚弱、抵抗力差,如不及时做好卫生护理,极易导致感染。所以指导产妇做好卫生护理对产妇的产后恢复十分重要。

下面将主要从口腔清洁、头发清洁、皮肤清洁、会阴清洁4个方面讲解护理师应如何为产妇提供卫生指导服务。

一、口腔清洁

产褥期产妇进食次数较多,吃的东西也较多,如不注意漱口刷牙,容易使口腔内细菌繁殖,发生口腔疾病。因此,护理师应指导产妇每天早晚各刷牙一次,饭后及时用淡盐水漱口,保护口腔和牙齿。刷牙应用温开水而不能用冷水,常见口腔清洁方法如下。

(一)指刷法

产后3天内最好用指刷法。指刷法有活血通络、健齿固牙,避免牙齿松动的作用。具体操作方法:护理师指导产妇自行用手指刷牙。将右手食指洗净,或用干净纱布缠住食指,再将牙膏挤于手指头上,犹如使用牙刷一样来回上下揩拭,然后用食指按摩牙龈数遍。

(二)刷牙法

产妇刷牙应使用软毛牙刷,刷牙前要用开水把牙刷泡软。刷牙的具体方法:用温开水刷牙,不可用力过猛,每次2~3分钟即可。要用竖刷法,上牙应从上往下刷,下牙从下往上刷,咬合面上下来回刷,而且里外都要刷到,这样才能保持牙齿的清洁。

注意：必要时遵医嘱用漱口水或药液漱口。饭后漱口和晚上刷牙后不宜再吃东西，特别是不要吃甜食。若有吃宵夜的习惯，宵夜后应再刷一次牙。

（三）药液含漱法

如用陈皮 6 克、细辛 1 克，加沸水浸泡，待温后去渣含漱，能治疗口臭和牙龈肿痛。

二、头发清洁

产褥期产妇新陈代谢旺盛，出汗多，适时洗头、每天梳头可保持头发清洁，避免感染；可促进头皮局部血液循环，保持好的发质；还可刺激头皮上的经络，提高精神。一般产妇产后 1 周健康状况允许，即可洗头、梳头。护理师应指导孕妇正确进行头发清洁，特别需要叮嘱产妇注意以下几点：

（1）洗头前，要关闭电风扇及空调，关好门窗，避免对流风。并调节适宜的室温。

（2）备好洗头用品，如水盆、水壶（内盛热水）、洗发水/膏、毛巾等，洗头水温要适宜，最好保持在 37 ℃左右。可用生姜或姜皮煮过的水洗头，可以祛风。注意避免使用具有刺激性的洗发用品。

（3）洗头次数不宜太多，夏天一天一次或两天一次为宜。

（4）洗头时，可指导产妇用指腹轻轻按摩头皮。洗头后及时将头发擦干，再用干毛巾包裹，避免头皮受冷刺激，引起头痛。在头发未干透时暂不外出，不要结辫，也不宜立即睡觉，避免湿邪侵入人体内，引起头痛和脖子痛。

（5）梳理头发最好使用木梳或牛角梳，避免产生静电刺激头皮。

（6）由于雌激素和孕激素水平在产后骤降，产妇在洗头时，可能脱发较多，是正常现象，护理师应叮嘱产妇不必担心，此现象会随着自身激素水平的调节而改变。

三、皮肤清洁

产妇的皮肤排泄功能比较旺盛，容易出汗，特别是睡眠和初醒时更多，汗液常会浸湿衣服，这种情况往往需要几天的时间才能好转。与此同时，乳房开始泌乳，有的产妇听到婴儿哭声或到了喂奶时间，乳汁就会反射性地流出；有的产妇则漏奶，乳汁不断外流，使乳罩、内衣湿透。此外，产妇产后阴道排出血性恶露，常污染内裤和被褥。

因此，护理师应指导产妇经常洗澡和擦浴，保持皮肤清洁卫生，以利于产后恢复和乳汁分泌,促进伤口愈合、身体血液循环,防止皮肤感染。

(一)洗澡方式及频率

产后洗浴应以淋浴为宜,不适宜盆浴,以免发生感染。若自然分娩且无侧切伤口,产妇体质许可,产后即可淋浴;若自然分娩有侧切伤口,可于3天后进行淋浴;若为剖腹产,则应待腹部伤口愈合后(产后10天左右)进行淋浴,此前可进行擦浴。如果产妇会阴伤口大或撕裂严重、腹部有刀口,须等待伤口愈合再洗澡,此前护理师或家人可给予擦浴。

夏季应每日沐浴(可于早上、中午、晚上各协助产妇擦浴一次),春秋冬季应3~5天沐浴一次。

(二)洗澡要求和注意事项

(1)产后洗澡讲究"冬防寒,夏防暑,春秋防风"。夏天,浴室温度保持常温即可,天冷时浴室宜暖和、避风。洗澡时应关闭门窗,避免对流风,水温不宜太热,以35 ℃~37 ℃为宜。夏天不可用较凉的水冲澡,以免引起恶露排出不畅、腹痛及日后月经不调、身痛等。冬天浴室温度也不宜过高,否则浴室里弥漫大量水蒸气,易导致缺氧,使本来就身体虚弱的产妇站立不稳。

(2)产妇产后体虚,洗浴时间不宜太久,控制在20分钟以内,以免时间过久,发生虚脱等意外。叮嘱产妇不宜空腹洗浴;在洗浴过程中最好有护理师或家人陪伴身旁,要防止产妇滑到、摔伤等意外发生;洗浴过程中产妇如有不适,应立即停止。

(3)擦浴时,护理师应准备好干净的水盆、温水、清洁毛巾,请产妇自行(或协助其)擦浴。擦浴的方法:在消毒的水盆里加入开水和米酒水各半,再加入10毫升的药用酒精、10克盐,搅拌均匀即成擦浴水。用洁净毛巾沾湿、拧干,指导产妇擦拭腹部及流汗的地方。擦拭干净后还要抹上不带凉性的痱子粉。

(4)洗浴后,叮嘱产妇尽快用干毛巾擦干身体,换上干净的衣服,暂时不要外出,避免受凉。产后产妇出汗较多,每日浴后应更换内衣、内裤。

(5)护理师可指导产妇每天睡前洗脚,用温水泡脚2~3分钟,轻搓脚底及趾缝,洗后擦干。必要时修剪趾甲。产妇所穿的袜子和鞋子不宜太紧,以免影响血液循环。

四、会阴清洁

产后会阴部产生的恶露、分泌物等若不及时清洗,容易上行感染,引起妇科炎症,所以产妇应勤换内裤和卫生棉,每日清洗会阴,保持会阴的干爽清洁。

对于会阴无切口者,护理师可指导其每次大小便后,用温开水由前向后冲洗或擦洗外阴。如果会阴有伤口,护理师可指导产妇用1∶5 000的高锰酸钾溶液冲洗会阴部,擦洗时应由内向外,由上至下,每天2~3次直至缝线拆掉。

清洗会阴前,先将不锈钢或瓷质容器、纯棉毛巾用开水煮烫,并洗净双手,准备适量温水,加适量高锰酸钾(注意不要配制得太浓),用流水方法冲洗,洗后用专用毛巾擦干。

若使用消毒会阴垫(恶露垫),则应经常更换,保持会阴部清洁,预防感染。如果会阴部伤口有疼痛,可用95%酒精纱布湿敷或用50%硫酸镁湿热敷,还可用0.01%~0.02%高锰酸钾或阴道洗剂水坐浴,每日2次,每次20~30分钟,以利于消肿,促进硬结软化,减轻疼痛。

小常识

高锰酸钾溶液在妇科方面的应用

高锰酸钾能有效杀灭各种细菌繁殖体、真菌、结核杆菌;也能灭活乙型肝炎病毒和芽孢,但对芽孢作用需要较长时间。低浓度具有抗菌、收敛、止血、除臭等功效。

高锰酸钾溶液常用于妇科常见疾病的预防。0.01%的高锰酸钾水溶液可以用于阴道冲洗;0.02%的高锰酸钾水溶液用于坐浴,治疗白带过多、阴道炎;0.05%的高锰酸钾水溶液清洗外阴,可预防普通泌尿系统感染。女性痔疮的发生率较高,用0.1%的高锰酸钾水溶液坐盆浸泡,可止痒止痛、防止感染,促进脱出的痔核复位。通常,坐浴治疗阴道炎的高锰酸钾水溶液配备时应取其很浅的粉色,以此作为中间标准,用于阴道冲洗的溶液颜色比此稍浅,普通清洗外阴的溶液颜色则要稍深。

(来源:https://zhidao.baidu.com/question/1381819833336145740.html)

本节知识要点

1. 指导产妇进行口腔清洁的注意事项。
2. 指导产妇进行头发清洁的注意事项。
3. 产妇进行洗浴的开始时间和频率,产妇洗浴的要求和注意事项。
4. 产妇会阴清洁的方法。

第三节　其他与产妇有关的基础服务

除了饮食、卫生护理服务外,护理师还应协助产妇做好日常起居护理服务,引导产妇积极配合,促进产后恢复。

一、产褥期产妇的大小便护理

（一）小便护理

正常情况下,产妇在产后 2~4 小时会排尿,建议产妇产后及时自主排尿。另外,由于利尿作用,在产后 12~24 小时排尿会大为增加。如果 4 小时后仍没有排尿,就必须请医护人员协助解决,因为尿液滞留会提高泌尿道感染的机会,且胀满的膀胱也可能使子宫移位,影响子宫收缩,甚至造成子宫出血。

为了让产妇产后顺利排尿,应注意以下几点:

（1）可让产妇每 15~20 分钟收缩和放松骨盆肌肉 5 次。

（2）产妇下床排尿前,要让其先吃点东西恢复体力,同时适当喝水。

（3）上厕所时,蹲站动作要慢,不要突然蹲下或站起,以免昏倒。

（4）如果使用导尿管,产褥垫要经常更换,3~4 小时更换一次,同时清洗会阴部。

（二）大便护理

产妇应在产后 2~3 天内排大便。为了让产妇顺利排出大便,应注意以下几点:

（1）让其多喝水,多吃蔬菜和水果,有条件的话,可吃全麦或糙米食品。

（2）让产妇常下床行走,帮助肠胃蠕动。

（3）排便后,叮嘱产妇应用温水从前往后将会阴部及肛门清洗干净。

注意事项:剖腹产产妇由于腹部疼痛不敢用力,大小便不能及时排泄,易造成尿潴留和便秘,故应指导其按习惯及时排泄。

二、产褥期产妇的活动安排

叮嘱产妇产后前 3 周仍以卧床休息为主,3 周以后才能进行家务劳动或活动。注意保持相对安静的居室环境,可放些柔和的背景音乐,让产妇心情愉快,更快进入睡眠状态;产妇睡觉时,护理师要负责照顾婴儿,避免婴儿哭闹,影响产妇休息,保证产妇每日充足休息和睡眠。

同时,产妇身体状况允许的情况下,护理师可指导其适量进行活动。

(一)产后活动的好处

产妇产后及时适量活动有很多好处:一是有利于子宫的复旧及恶露的排出;二是促进肠蠕动、防止肠粘连,加强胃肠道的功能,增进食欲、减少便秘;三是预防褥疮;四是预防静脉血栓形成;五是促进膀胱排尿功能恢复,减少感染。

(二)产后活动指导

分娩方式不同的产妇身体恢复状况不同,活动开始的时间也不同。护理师应针对所护理产妇的具体情况,给出相应的指导。总的指导原则:尽早活动、循序渐进、量力而行,以不感到疲倦为度。具体如下:

(1)对于自然分娩的产妇,在产后 6~12 小时即可起床轻微活动,第二天就应下床走动,注意不要使其受凉并避免冷风直吹。对于钳产①的产妇,应适当推迟活动时间。难产产妇可推迟 2~3 天;次数和运动时间循序渐进,每日 1~2 次,每次 15~30 分钟。

(2)对于有侧切及手术伤口的产妇,叮嘱其不宜过早、过多地活动,应指导其采取侧向伤口对侧的半卧位,以免恶露污染伤口。一般在产后 3 天可做少量活动,待拆线后伤口不感到疼痛时,开始进行产后形体恢复操。

(3)剖腹产产妇在产后 6 小时内应绝对卧床休息,6 小时后可在床上进行翻身、侧卧等活动,24 小时后可练习翻身、坐起,并下床慢慢活动,可开始做产后保健操。可指导产妇适当按摩子宫②,以增强子宫收缩,避免发生产后大出血。

(4)高龄产妇产后要注意静养,在整个产褥期(产后 42 天)都要在安静、空气流通的环境中静养,不宜过早负重及操持家务。可在术后 24 小时后适当下床活动。慢走运动的时间要根据产妇的身体状况来进行调整。

(5)无运动禁忌的情况下,产后瑜伽应在产妇顺产后 42 天、剖腹产后半年进行。

---

① 钳产是助产方式的一种。一般做钳产之前必须侧切。
② 生产后,在脐下方可以摸到一团硬块,即为子宫。

（6）以下几种情况的产妇不适宜做运动：① 体虚发热者；② 血压持续升高者；③ 有严重心、肝、肺、肾疾病者；④ 贫血及有其他产后并发症者；⑤ 剖腹产手术后未恢复者；⑥ 会阴严重撕裂者；⑦ 产褥感染者。

注意事项：产妇应避免长时间站立或坐着，否则会加剧伤口的疼痛感。也不宜走太多路，不宜搬重物，因为会导致腹部用力，引起子宫下垂。

三、产妇的四季护理

产妇的产褥期可能在不同季节，因此，护理师提供护理时有不同的注意事项。主要是预防病毒感染、感冒风寒等。因为感冒咳嗽可引起剧咳甚至造成切口撕裂，影响伤口愈合。

（一）春天产褥期，要防病毒

春天是各种生物复发生机的季节，各种流行性病毒也接踵而至。产妇在分娩后的身体十分虚弱，容易受到病毒的侵袭。因此，应叮嘱产妇在产褥期内，一定要注意清洁卫生，谨防病从口入。同时，叮嘱产妇多喝水，注意饮食的营养搭配。

（二）夏天产褥期，要防中暑

夏天是个炎热的季节，这考验着产妇的耐心。叮嘱产妇在产褥期不能直接吹冷风，不能在空调和电扇的冷风下久呆，切忌贪凉，不可碰冷水，以免受凉或产生酸痛，引起身体不适。但同时也要注意通风散热，防止中暑。

（三）秋天产褥期，要防秋燥

秋天，秋燥的现象十分明显，产妇容易出现上火、便秘。应指导产妇多吃水果，注意补充各种维生素，同时，饮食上尽量清淡。

（四）冬天产褥期，要防风寒

一方面，叮嘱产妇要多穿衣物，注意脚部、腹部、下肢的保暖；另一方面，还要保证房间通风，减少感冒的概率。对于已患感冒的产妇，护理师应叮嘱其遵医嘱正确服药。

四、产妇的切口护理

（一）会阴切口

会阴切口愈合需3～5天。产后3～5天拆线。拆线后伤口愈合并不牢固，伤口内部还需一段时间来恢复，所以，拆线后要叮嘱产妇不宜过多走动，同时避免做用力下蹲、大腿过度外展等动作,以免伤口再度裂开。

要密切观察会阴切口的情况,如果会阴切口水肿时,可用温热毛巾热敷消肿,每天3次。如果发现会阴部伤口疼痛且局部红肿、渗血、触痛、皮肤温度升高,属伤口感染现象,护理师应尽快协助产妇就医,遵医嘱积极治疗,控制感染。

卧床休息时,建议会阴左(右)侧切的产妇采取右(左)侧卧位,在伤口愈合后,可采取左右轮换卧位。一般2～3周后,会阴部伤口的疼痛和不适感才会完全消失。

(二)剖腹产切口

对于剖腹产产妇,腹部伤口分为两种,直切口与横切口。腹部手术伤口愈合约需1周,完全复原则需4～6周。腹部的手术拆线时间要根据伤口的恢复情况,以及产妇的体质而定。如果伤口对位良好,没有局部红肿,无异常分泌物,7天就可以拆线。如产妇偏胖,或患糖尿病、贫血及其他影响伤口愈合的疾病则要延迟拆线。

期间,护理师应遵医嘱做好产妇的切口护理,例如,在淋浴后将切口擦干,再用75%酒精涂抹切口进行消毒并用无菌敷料覆盖。遵医嘱对伤口及时换药,保持伤口清洁;伤口瘙痒时不宜用力抓挠、摩擦,伤口结痂也不宜过早揭下,应待其自然脱落。

同时,应做好伤口观察,检查伤口有无渗血及红肿等情况。如果切口没有红、肿、热、痛等特殊反应,应指导产妇遵医嘱进行伤口清洁,可以不必做其他处理。如果出现异常情况,如伤口疼痛、红肿,发热,产妇体温高,则可能发生伤口感染,应及时报告产妇家属,并立即送医诊治。

如果产妇本身存在下列情况,则需特别注意伤口的状况:

(1)产程或破水时间过长。

(2)手术时间过长、术中出血较多。

(3)产妇本身抵抗力差,如患有糖尿病或营养不良。

(4)剖腹产之前已有羊膜绒毛膜炎。

(5)其他因素,如腹水、贫血、长期使用类固醇或以前接受过放射治疗等。

此外,产后月经恢复时要注意伤口是否疼痛,因为在伤口处易发生子宫内膜异位症,表现为经期时伤口处持续胀痛,甚至出现硬块。一旦出现此类症状,则应及早去医院就诊。

剖腹产切口恢复有如下禁忌:

一是不宜平卧。手术后麻醉药作用消失,产妇伤口感到疼痛,而术后平卧位是对子宫收缩疼痛最敏感的体位,护理师应指导产妇(产后6小时后用枕头)采取侧卧位,使身体和床呈20°～30°角,将被子或毛毯垫在背后,以减轻身体移动时对切口的震动和牵拉痛。

二是不宜静卧。术后知觉恢复后就应该进行肢体活动,这样能增强胃肠蠕动,尽早排气,还可预防肠粘连及血栓形成而引起其他部位的栓塞。

三是不宜过饱。剖腹手术时肠道不免要受到刺激,胃肠道正常功能被抑制,肠蠕动相对减慢。如多食会使肠内代谢物增多,在肠道滞留时间延长,这不仅可造成便秘,而且产气增多、腹压增高,不利于康复。所以,术后6小时内应禁食,以后再逐步增加食量。

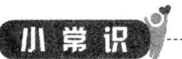

产后宫缩痛的护理

(1) 改变睡姿。让产妇侧睡,叮嘱其避免长时间站立或久坐,以减少该部位的疼痛,坐时给产妇臀部垫个坐垫也会有帮助。

(2) 协助按摩。在产后10天内,护理师可用手掌稍微施力帮产妇做腹部环形按摩,一直到感觉该部位变硬即可,以使子宫肌肉暂时放松、缓解疼痛,促进宫腔内残余物质排出;如果子宫收缩、疼痛厉害,应暂时停止按摩,用俯卧姿势来减轻疼痛。

(3) 协助热敷。协助产妇用热水袋热敷小腹部,每次敷半个小时。

(4) 协助服用止痛药。若产妇宫缩痛影响到休息及睡眠,应通知产妇家属及医生,必要时遵医嘱让产妇服用温和的镇静剂止痛。

(5) 给予心理护理。以转移注意力、按摩法、深吸气法消除产妇紧张心理,提高对疼痛的耐受力。

(来源:http://baby.sina.com.cn/health/08/1909/1107121151.shtml;
http://www.qbaobei.com/hybk/yz/yzb/20130426_260620.html)

五、产妇的其他基础服务

(1) 产褥期衣物及床铺整理:产妇生产后,身体相当虚弱,爱出虚汗,其衣物、被罩、床单要勤换洗,保持床铺清洁、干燥、平整。洗涤产妇衣物不宜使用漂白剂,尽量选择除菌消毒的香皂清洁,内衣外衣分开洗涤,暴晒晾干。

(2)产褥期哺乳指导:分娩后,产妇乳房充血膨胀明显,应指导产妇尽早哺乳,以刺激乳汁分泌,利于以后的母乳喂养,还可促进子宫收缩、复原。详细的母乳喂养知识可参见本书第六章第一节的相关内容。

(3)产褥期娱乐活动:可指导产妇每天定时看书或看电视或听舒缓的音乐,缓解精神压力,保持良好心理状态。光线要充足,姿势要正确,时间不要太长(最好控制在1小时内)。

(4)产褥期性生活:若产妇恶露未干净或产后42天以内,由于子宫内的创面尚未完全修复,所以要叮嘱其禁止性生活,避免产褥期感染、甚至造成慢性盆腔炎等不良后果。产后康复顺利者,6~8周经医生检查,一切情况良好,即可恢复性生活。需节育者,可指导其采取可靠的避孕措施(如阴道分娩后3个月、剖腹产后6个月采用宫内节育环避孕)。

(5)产后定期健康检查:叮嘱产妇产后6周(35~42天),携婴儿一起到原分娩医院进行身体检查,以便及时了解产妇恢复情况及婴儿健康状况。

检查内容:一是全身检查,包括血压、脉搏、血常规、尿常规,了解哺乳情况,若有内科合并症或产科合并症应作相应检查。二是妇科检查,观察生殖器官是否已恢复至非孕状态。进行这些检查时,护理师要陪伴在产妇身旁,以便提供相应协助,尤其是带婴儿同去做检查时,要负责照顾好婴儿。

本节知识要点

1. 产褥期产妇大小便护理的注意事项。
2. 产妇产后休息的注意事项、产后活动的好处及注意事项。
3. 产妇四季护理的注意事项。
4. 产妇会阴部切口的护理措施、剖腹产切口的护理措施。
5. 产褥期在衣物整理、哺乳、娱乐、避孕、健康检查等方面的服务内容。

第六章

基础服务三
——婴儿护理

0～3个月的婴儿各系统脏器功能发育尚未成熟,免疫功能低下,机体调节功能较差,易感染,易发病,因此护理师在照顾婴儿时,必须细心认真。做好婴儿生活护理是护理师需提供的基础服务之一。婴儿的生活护理包括喂养、排泄、睡眠、卫生清洁4项服务内容。

第一节 婴儿喂养

作为产妇,在经历了十月怀胎的辛苦之后,看到可爱的婴儿心里难免十分欢喜。但是婴儿的喂养并非一帆风顺,需要注意很多细节。另外,婴儿的体温调节中枢发育并不完善,而且皮下脂肪很薄,无法给自身提供充足的热量。产妇分娩后情绪烦躁,加之喂养婴儿的经验不足,这些状况都不利于对婴儿的喂养。如何科学合理地喂养婴儿成为日常起居护理的关键。本节主要讲解婴儿喂养的相关知识和技能。

一、基本常识

(一)术语和定义

(1)喂养:是指照料婴儿并喂给东西吃,使之成长。

(2)婴儿喂养:是指婴儿期母乳喂养、人工喂养、混合喂养等各种喂养方式的统称。

(3)母乳喂养:是指只用母亲的乳汁喂养婴儿的方式。

（4）人工喂养：是指产妇患有疾病或其他原因不能喂哺婴儿母乳[①]，而全部用牛、羊乳等兽乳，或其他代乳品喂养婴儿的方法。

（5）混合喂养：是指母乳不足需加其他代乳食品，如牛奶、奶粉，使婴儿吃饱，维持正常生长发育的喂养方法。

（二）婴儿抱姿

拥抱对婴儿来说，是具有安全感的行为。喂奶时、换尿布时、哄睡觉时……从婴儿出生到五六个月，到六七个月，甚至更大，新手爸妈们到底应该如何抱婴儿，才能让他们舒适，而爸妈也觉得没有那么累呢？护理师可给予他们以下指导。

婴儿抱姿可分为横、斜、竖3种（图6-1），应根据婴儿所处的不同时间段循序渐进，采用不同的抱姿。

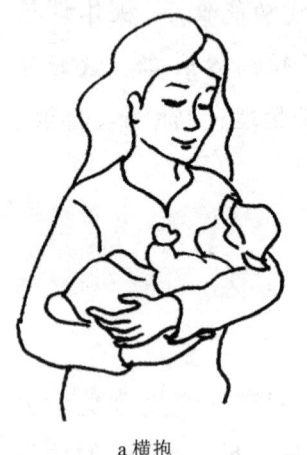
a 横抱

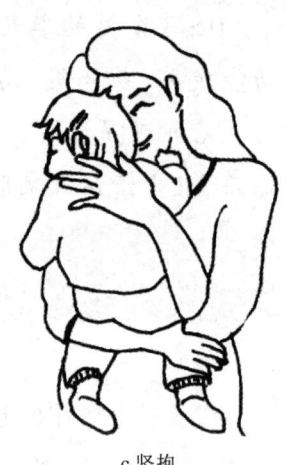
b 斜抱

c 竖抱

图6-1 婴儿抱姿三部曲

1. 横抱：1~2个月婴儿

【常见错误姿势】：没托住头、没托住腰

刚出生的婴儿颈椎比较软，头大、头重，身体比较软，所以重点是保护头部和腰部。

【正确示范】腕抱法，即将婴儿的头放在左臂弯里，肘部护着婴儿的头，左腕和左手护背和腰部，右小臂从婴儿身上伸过护着婴儿的腿部，右手托着婴儿的

[①] 乳母患有传染性疾病、乳母因某些疾病治疗服用药物或者化学物质；婴儿患有某些代谢性疾病、婴儿乳糖不耐受等情况下，无法进行母乳喂养时，或者经过专业人员指导和各种努力母乳仍然不足时，婴儿配方奶粉可以作为母乳的替代或补充。建议在咨询专业医生或营养师后，选择适当的婴儿配方奶粉进行喂养。

屁股和腰部。这时候抱婴儿者的臂弯就是一个小枕头,护住婴儿背部的脊椎,双手交握时正好在小屁股上形成一个重要的支撑点。这一方法是比较常用的婴儿抱姿。

2. 斜抱:3~4个月婴儿

【常见错误姿势】:横着抱爱哭,就竖着抱

1个月的婴儿只能稍稍抬头片刻,3个月时头才能初步直立。由于颈部和背部肌肉发育还不完善,1~3个月的婴儿不能较长时间支撑头的重量。因此,抱1~3个月的婴儿的姿势是很有讲究的,关键是要托住婴儿的头部。

【正确示范】3个月大的婴儿主要采取斜抱或直立抱,斜抱时婴儿向上倾斜的角度可稍大些,但建议不要过早竖抱婴儿,防止影响脊椎发育。喂奶时斜抱为45°角,给婴儿拍嗝也应采取斜抱。

3. 竖抱:5~6个月婴儿

【常见错误姿势】:面对面抱不恰当

面对面的竖抱法不仅影响婴儿的视线,还束缚了婴儿的手脚。

【正确示范】采取直立抱姿时,有两种姿势可供选择:一种是让婴儿面朝成人坐在成人一只前臂上,成人的另一只手托住婴儿的头颈、背部,让婴儿的胸部紧贴在成人的前胸和肩部,这一种方法多用于把婴儿从床上抱起和放下;另一种是婴儿背对成人,坐在成人的一只前臂上,成人的另一只手拦住婴儿的胸部,让婴儿的头和背贴靠在成人的前胸。

注意事项:

① 新生儿不宜过早竖抱。新生儿的头占全身长的1/4,竖抱时,婴儿头的重量全部压在颈椎上,婴儿在1~2个月时,颈肌还没有发育完全,颈部肌肉无力,竖抱会对婴儿脊椎造成损伤,这些损伤当时不易发现,但可能影响其将来的生长发育。

② 婴儿不宜长期搂抱。除了喂奶、换尿布等特殊情况,不要过多抱婴儿。婴儿的骨骼生长较快,如果长期抱在怀中,对孩子骨骼的正常成长极为不利,平常抱出去晒晒太阳,增强抵抗力是必要的,但时间也不宜过久。另外,婴儿需要很长的睡眠时间,经常抱来抱去,影响其睡眠。抱婴儿时,不要与婴儿靠得太紧密,因为成人身上及口腔内的病菌很容易对婴儿的娇嫩皮肤构成威胁。哺乳或喂食后最好不要抱在怀中逗玩,避免引起溢奶呕吐。

③ 婴儿不宜过度摇晃。婴儿哭闹、睡觉或醒来的时候,成人都会习惯性地

抱着婴儿摇晃,但很难掌握摇晃的力度,如果力度过大,很可能给婴儿头部、眼球等部位带来伤害,而且成人也会感到手臂酸疼。

总之,婴儿成长中伴随的应该是横抱→慢慢增加角度的斜抱→背贴胸口竖抱,最后才是竖抱。

(三)喂养次数和喂养量

新生儿出生后半小时到1小时就应开始哺乳,做到早接触、早吸吮、早开奶,喂养时间和次数以婴儿需要为准,实行按需哺喂的方法,一般一昼夜不应少于8次。新生儿出生后的4~8天最需频繁哺乳,以促使母乳量迅速增多。对于嗜睡或安静的新生儿,应在白天给予频繁哺乳,以满足其生长发育所需的营养。

人工喂养时,应根据婴儿不同月龄和体重情况确定喂奶量。喂养量要适当,否则不利于婴儿发育。一般每3~4小时喂一次,每日喂养量详见表6-1。如新生儿生长情况良好,则夜间可适当延长喂奶间隔时间,这样可以在保证充足摄入量的基础上逐步养成夜间不喂的习惯。

表6-1 人工喂养每日需要的奶量

月 龄	每日奶量(毫升)	每日喂奶次数(次)	每次奶量(毫升)
1~2周	200~400	6~7	30~70
2~3周	400~600	6~7	60~90
1个月	700左右	6~7	100~200
2~3个月	720~900	6	120~150

二、婴儿喂养方法

正确的喂养方法才能使婴儿得到充足的营养,健康成长。下面分别介绍母乳喂养、人工喂养、混合喂养的具体方法。

(一)母乳喂养

母乳喂养前要做好准备工作,哺喂时要采用合适的哺喂姿势,让婴儿正确含接乳头,观察哺乳情况,正确结束哺乳,并在哺乳后正确拍嗝。

1. 做好哺乳前的准备

(1)乳房的清洁。

哺乳前做好乳房的清洁工作，产妇要先洗净双手，然后用温水毛巾擦洗乳头和乳晕。乳头污垢不易清洁者，不应强擦，以免擦破皮肤引起感染，应先用棉棒蘸植物油浸湿乳头，使污垢软化，用温水清洗干净，再用软毛巾擦干后哺乳。切不可使用含有消毒剂的湿纸巾擦洗乳房。

（2）用物的准备。

产妇要选择吸汗、宽松的衣服，以方便哺乳。擦洗乳房的毛巾、水盆要专用。准备一把稍矮的椅子，供产妇哺乳时使用。母婴用品要绝对分开使用，避免交叉感染。另外，要准备吸奶器，以备母乳过多，婴儿吃饱后，吸出剩余乳汁，这更有利于乳汁分泌，且不易患乳腺炎。

2. 选择最合适的姿势哺喂

婴儿身体很柔软，尤其是颈部与脊椎，婴儿自己根本不能抬起头或将头四周转动，因此，喂奶时要注意采用正确的姿势。无论哪种姿势，都应让婴儿的头与身体呈一条直线，婴儿的身体贴近产妇，婴儿的头部和颈部得到支撑，婴儿的脸贴近乳房、鼻子对着乳头。若是新生儿，母亲不仅要托住其头部和肩部，还要托住臀部。

总之，哺乳姿势主要遵循"三贴"原则：产妇与婴儿胸贴胸、腹贴腹、下颌贴乳房。

下面介绍几种母乳喂养的常见姿势（图6-2）。

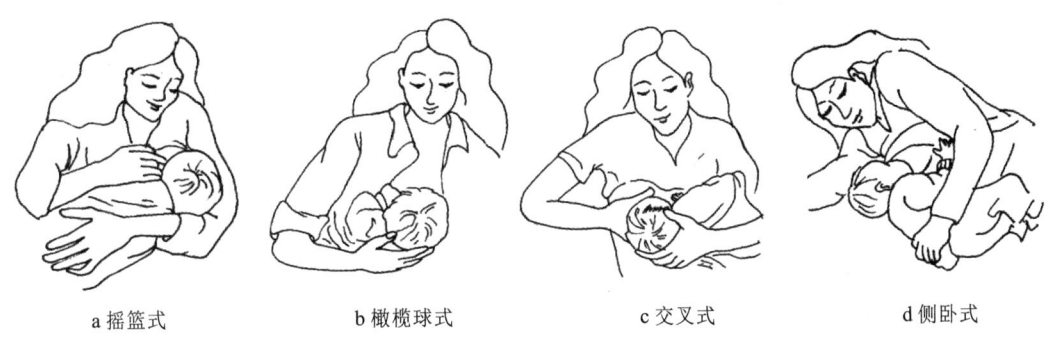

a 摇篮式　　　b 橄榄球式　　　c 交叉式　　　d 侧卧式

图6-2　母乳喂养的常见姿势

（1）摇篮式。

【姿势指导】产妇坐在床上或椅子上，指导其用一只手臂的肘关节内侧支撑住婴儿的头部，用前臂支撑婴儿的身体，手托住其臀部，使婴儿腹部紧贴产妇身体；另一手四指放于乳房下，拇指放在乳房上，呈C字形承托乳房。

【注意事项】若产妇坐在床上，可在其背后放些枕头、软垫等；若坐在椅子

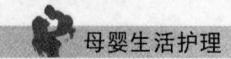

上,椅子最好有扶手以支撑手臂,手臂肌肉便不会因为抬肩过高而拉得绷紧;椅子高度要合适,把脚放在矮凳或其他高些的平面上,避免身体向婴儿倾斜①。可在婴儿身下垫一软垫,这样哺乳起来会更轻松。

【适用范围】这种方式最适合自然分娩的产妇(适合顺产/阴道分娩的足月婴儿的喂养),也是最常见的哺乳姿势。但对于剖腹产的产妇来说,该姿势对腹部的压力过大。

(2)橄榄球式。

【姿势指导】指导产妇将婴儿的身体或双腿夹持放在一侧身体下方,让婴儿面朝产妇,鼻子到产妇乳头的高度;产妇用同侧前臂支撑住婴儿身体,手掌托起婴儿的肩、颈和头部;另一只手呈C字形托住乳房,产妇这时身子应稍微前倾,让婴儿靠近乳房。

【注意事项】可用枕头适当垫高使婴儿达到产妇乳头水平高度。

【适用范围】这种方式适合于剖腹产的产妇,可以避免婴儿压到产妇的腹部。还适合乳房较大、乳头扁平的产妇;适合早产儿、双胞胎婴儿。

(3)交叉式。

【姿势指导】指导产妇用乳房对侧的胳膊托起婴儿身体,手掌支撑婴儿颈部,手指托住婴儿头部后侧及耳朵下方,用乳房同侧的手托起乳房,将乳头递进婴儿口中。

【注意事项】产妇背部靠软垫,足下添加脚凳,并将一枕头或靠垫放在婴儿下面,可以减轻产妇哺乳负担。要将乳头递进婴儿口中,而不是将婴儿头部推向乳房。

【适用范围】这种方式能够让产妇更清楚地看到婴儿吃奶的情况,特别适用于非常小的、含乳头有困难的婴儿或早产儿。该姿势下婴儿也会因为没有被紧紧抱住,而感觉更舒适。

(4)侧卧式。

【姿势指导】产妇采用舒适放松体位侧卧在床上,头枕在枕头边缘,膝盖微微弯曲,身体下侧手臂放在枕头旁,上侧手臂支撑婴儿头颈部和背部,让婴儿侧

---

① 哺乳姿势常见问题自查:一是产妇的座位太高、座位太低或座位太远;没有东西支撑产妇的背部。二是产妇只撑着婴儿的头而未托着其臀部;婴儿的颈部歪斜;婴儿的身体扭着没有贴近产妇;将婴儿推向乳房等。三是手成"剪刀式""雪茄式";用一手指向婴儿鼻子处;手指靠乳晕太近。

身相向,母婴腹部相贴,适当抬高婴儿头部,使婴儿的嘴和产妇乳头成水平状,用手托着乳房,将乳头送入婴儿口中。

【注意事项】产妇背后或肩膀下可用枕头或靠垫垫高作为支撑;婴儿的头不要枕在母亲的手臂上;母亲不要用手按住婴儿的头部,让婴儿的头部能自由活动;睡后要注意不要让乳房压住婴儿的嘴、鼻,以免引起呼吸不畅,发生窒息。

【适用范围】这种喂养姿势适合夜间哺乳,适于刚生产完、难产、剖腹产、侧切的产妇。

3. 让婴儿正确含接乳头

如果婴儿含接乳头的姿势不当,很可能会使产妇乳头疼痛或皲裂,而且婴儿也不能有效吸出乳汁,还会导致以下问题:乳汁没有很好排空;乳房肿痛;乳房产奶少;婴儿总吃不到足够的奶,吃奶时间长却总是哭闹;以至于婴儿完全拒绝吃奶,体重不增,最后导致母乳喂养失败。所以,产妇在哺乳时一定要确保婴儿正确含接乳头。

【正确含乳的方法】哺乳时,用乳头轻碰婴儿的嘴唇,让新生儿自动张大嘴寻觅乳头,此时快速将乳头和大部分乳晕送入婴儿的口中(图6-3)。

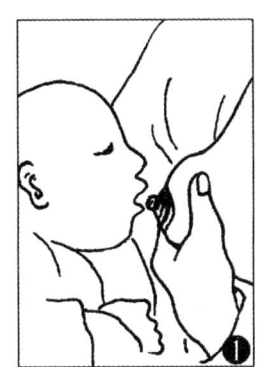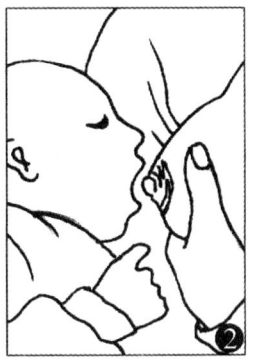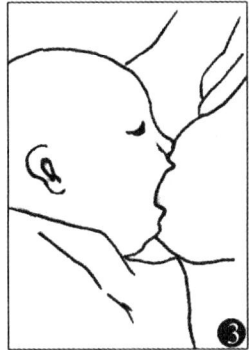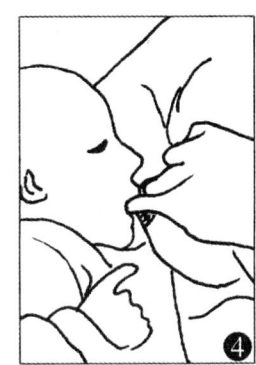

图6-3 婴儿含乳过程

【正确含乳的标准】婴儿的脸贴近产妇的乳房,下颌触及乳房;嘴下唇外翻;舌呈勺状环绕乳晕;面颊鼓起;含接时可见到上方的乳晕比下方多;有慢而深的吸吮,有时会有暂停,能看到吞咽动作和听到吞咽声音(图6-4)。

如果含接不正确,只是含着乳头而未将乳晕含在口中或下颌未接触产妇乳房或出现鼻子被乳房组织阻塞导致影响呼吸等情况,产妇可把小指塞到婴儿的上下牙床间,让其松口再重新含接。

4. 观察哺乳情况

婴儿吃奶时，产妇应用温柔爱抚的目光注视婴儿的眼睛，也可对婴儿说话，培养母婴感情。观察婴儿的吃奶状况，如果表情放松、快乐和满足，说明哺喂姿势正确，乳汁充足。哺乳时先喂一侧乳房，吸空后再换另一侧乳房。

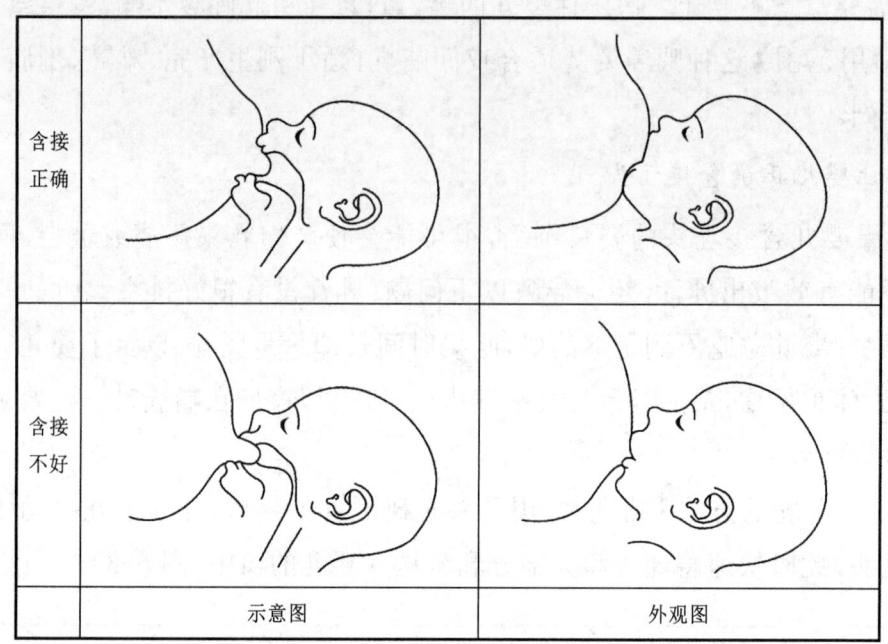

图6-4　婴儿正确含接乳头示意图

5. 结束哺乳

哺乳结束，取出乳头时，可让婴儿自己张口或将一手指放到婴儿的上下齿龈之间，让他松口。

注意事项：

（1）护理师应指导产妇根据哺乳时的自身感受，以及婴儿的体重增长和小便次数，判断哺乳量是否充分；及时了解产妇对哺乳的疑虑，当发现乳汁不足时，应耐心分析母乳不足的原因，积极传授促进乳汁分泌的方法，帮助产妇顺利哺乳，鼓励其增强信心，减少焦虑。

（2）叮嘱产妇要让婴儿勤吸吮，不应轻易添加其他奶类，正常状况下，不宜给婴儿喂蜂蜜水、草药等液体。确实无法以母乳哺喂者，可使用婴儿配方奶。

（3）及时发现产妇乳头异常（乳头凹陷、扁平、皲裂等），并给予妥善处理（详见本书第七章第二节乳房护理的相关内容）。

（4）产妇患病时，应进行相应的喂养指导。产妇患有传染性疾病、接受医学化疗、乳房有疱疹等情况下不宜母乳喂养。产妇患有其他传染性疾病或服用药物时,应咨询医生,根据情况决定是否可以哺乳。

(5) 纯母乳喂养能满足婴儿骨骼生长对钙的需求,不需额外补钙。但为防止维生素 D 缺乏性佝偻病,婴儿出生后数天就应开始补充维生素 D,每日 10 微克(400 U)[①]。早产儿、双多胞胎新生儿出生后即加服维生素 D,每日 800~1 000 U,3 个月后改为 400~500 U[②]。

小常识

如何保证母乳充足?

(1) 做到母婴同室,勤吸吮,按需哺乳;
(2) 让产妇掌握母乳喂养的技巧,正确喂奶体位与含接姿势;
(3) 保证产妇的饮食应多花样、多品种,以保证营养的充足;
(4) 让产妇保持心情愉快,不要焦虑、紧张,保证充足休息;
(5) 指导产妇坚定母乳喂养的信心。

(来源:https://wenku.baidu.com/view/7f000a5cf46527d3250ce010.html)

(二)人工喂养

人工喂养选用牛奶、羊奶和奶粉代替母乳。目前市面上有多种配方奶粉,分别适用于不同月龄的婴儿。配方奶粉不需要加热,直接用温开水冲调即可。

1. 冲调奶粉的步骤

人工喂养时,护理师冲调奶粉的步骤如下(图6-5):

(1) 泡奶前,按七步洗手法清洗双手;将奶瓶、奶嘴等器具用热水煮沸 10 分钟消毒。

(2) 泡奶时,取消毒过的奶瓶,先加入适量的温开水,开水温度最好在 40 ℃~60 ℃之间。

(3) 严格按照奶粉外包装上建议加入适量的奶粉(每 30 毫升温开水加入 1 平匙奶粉),奶粉需松散,不可压实;将匙中的奶粉用筷子或刀子刮平,对准奶瓶口将奶粉倒入奶瓶。

---

① 来源:2016 年中国营养学会发布的《6 月龄婴儿母乳喂养指南》。
② 来源:2015 年中国卫生和计划生育委员会公布的《0~6 岁儿童健康管理技术规范》。

(4) 给奶瓶套上奶嘴,轻轻左右摇匀(注意不能上下摇晃)。

(5) 将奶瓶倒置,在手臂内侧滴一滴,确定温度是否合适。将奶瓶倒置时,刚开始1~2秒,奶水是以细细的直线流下,然后一滴接一滴流下,注意此时手不要碰到奶嘴。待奶温适中时(以不烫、不凉为宜),方可喂哺。

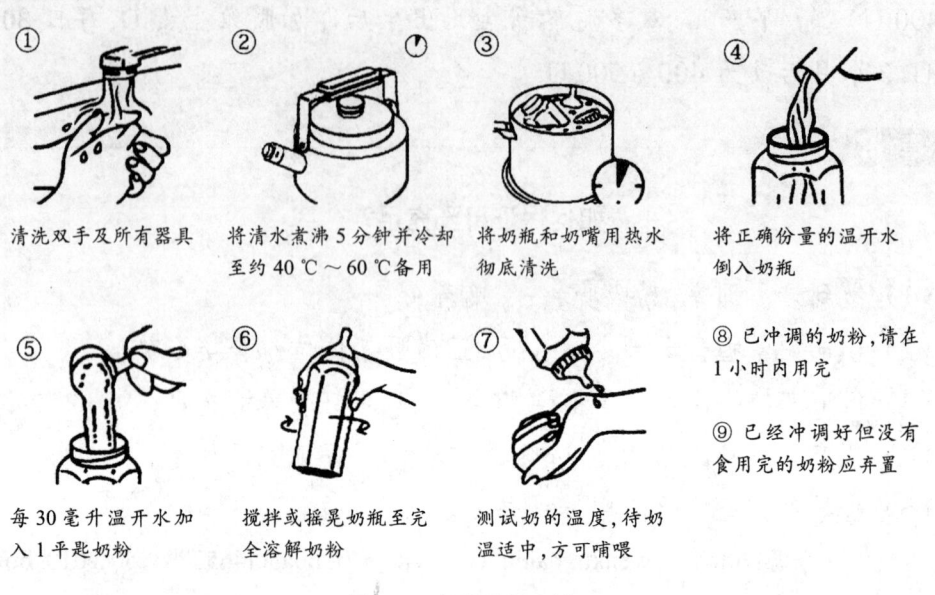

图 6-5　奶粉冲调方法

2. 人工喂奶注意事项

(1) 喂奶时,应将奶瓶倒竖起来,奶瓶底高于奶嘴,使奶液充满奶嘴,以免婴儿吸入空气,同时婴儿体位应斜躺在大人臂弯里(上半身呈30°~45°)(图6-6),奶嘴孔不宜太大,倒过来奶水成滴而不是成线流出。

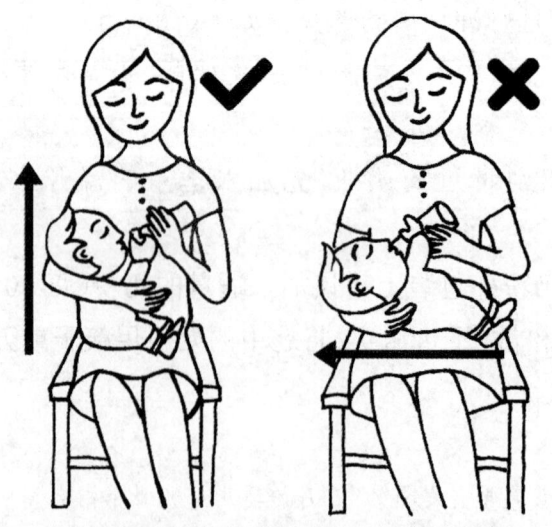

图 6-6　人工喂奶的正确姿势

（2）人工喂养应定时哺喂，一般3～4小时喂哺一次，夜间可适当延长哺喂间隔。每两次喂奶之间，可加喂白开水一次。

（3）在用代乳品喂养的过程中，要密切注意婴儿有无呕吐、腹泻、便秘以及腹胀等消化不良症状。

（4）用滚烫开水冲泡奶粉，易结成凝块，可造成婴儿消化不良。

（5）奶粉最好现配现吃，如有剩余应倒掉，不宜留到下次再喂，以免造成污染及变质。已冲调好的奶粉若再煮沸，会破坏蛋白质、维生素等营养物质的原有营养成分。

（6）不可自行增加奶粉的浓度及添加辅助品，因为这样会增加婴儿的肠道负担，导致消化功能紊乱，引起便秘或腹泻，严重的还会出现坏死性小肠结肠炎。此外，当婴儿患病服药时，不可将药物加到奶粉中给其服用。

（三）混合喂养

混合喂养时，每次应先喂哺母乳，将乳房吸空后，再给婴儿补充其他乳品，补充的奶粉量要按婴儿食欲情况与母乳分泌量多少而定，原则是以婴儿吃饱为宜。

刚开始喂养时，需观察几天，以便掌握每次哺喂的奶量，以及婴儿有无消化异常现象。以婴儿无腹泻、吐奶等情况为好。

维持母乳喂养的措施

（1）如果母亲乳汁充足：纯母乳可以满足婴儿6个月的生长发育需要，之后每天加2～4次辅食，继续母乳喂养至2岁。

（2）婴儿4个月之前：不能加辅食，因为婴儿体内无消化淀粉酶，辅食可造成消化不良、腹泻。

（3）密切观察新生儿：要严密观察生长发育指标。在正常范围之内，可以纯母乳喂养到6个月。如果婴儿生长过缓或总是饥饿、贫血则应考虑加辅食。

（4）工作后：鼓励母亲在单位每3小时挤一次奶，下班后可继续母乳喂养。挤出来的奶放在冰箱内保存，第2天用小勺小碗或奶瓶喂哺婴儿。

（来源：https://wenku.baidu.com/view/da20034bcc7931b765ce15b6.html）

三、婴儿喂养护理

在喂养过程中,婴儿常会出现消化不良、吐奶、溢奶等现象。其中,婴儿溢奶是指在喂奶后,从婴儿口鼻中流出或者吐出奶汁的情况。婴儿发生溢奶是一种常见的生理现象。但是如果婴儿经常溢奶且护理不当,则容易发生窒息等严重后果。因为婴儿吐出较多量的奶会被吸入气管,发生阻塞;另外,吐出的奶会流入咽鼓管,引起继发性细菌感染而患中耳炎。溢奶频繁者多伴有不当的喂养方式。对此,护理师应注意加强预防和护理。

(一)拍嗝

在喂完奶后,护理师应及时帮婴儿拍嗝,把气体排出,以减少胃里的压力,减轻吐奶、溢奶的情况和次数。拍嗝的方式有直立式拍嗝、端坐式拍嗝、侧趴式拍嗝(图6-7)。

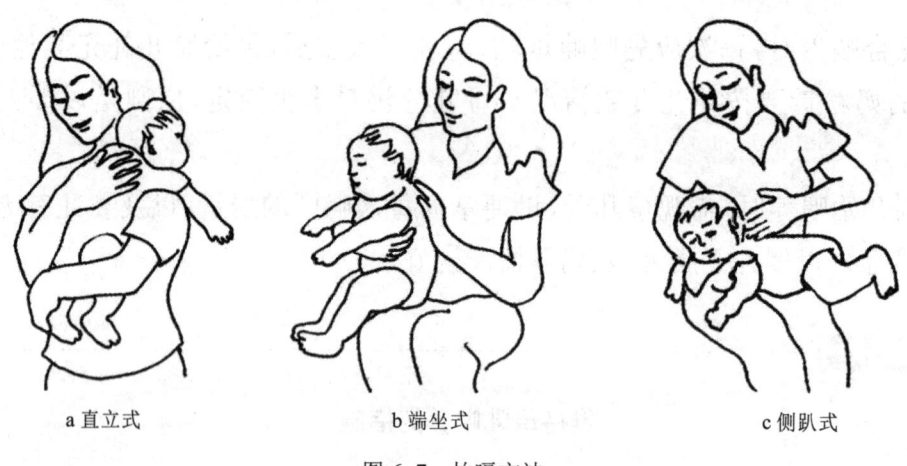

a 直立式　　　　b 端坐式　　　　c 侧趴式

图6-7 拍嗝方法

1. 直立式拍嗝

【操作方法】护理师站立,在肩膀上铺条毛巾,将婴儿竖直抱起,使其头颈部贴靠在肩膀上,然后将手掌弓起成空心状,从婴儿肚脐正对的背部位置由下往上轻拍,促使其打嗝。

【注意事项】在拍嗝时,以一定的力量将婴儿固定抱住非常关键,但是要注意不能遮住婴儿的口鼻,以利于其呼吸。拍打、按摩、抚摸可以交叉使用,试过几次之后,如果婴儿还是没有打嗝,可将婴儿换到另一侧肩膀再继续拍。

2. 端坐式拍嗝

【操作方法】护理师坐位,让婴儿背对着自己,坐在自己大腿上,一手支撑住婴儿的颈部和胸部,另一手从婴儿肚脐相对背部的位置由下往上轻拍,慢慢将其体内空气拍出即可。

【注意事项】可尝试先抚摸(或按摩)再拍打。试过几次之后,如果婴儿还是没有打嗝,可将婴儿换到另一条腿上继续拍。

3. 侧趴式拍嗝

【操作方法】护理师坐位,双腿合拢,一手掌虎口垫毛巾圈住婴儿的脖子,手臂撑住其头颈部;将婴儿横放在自己的腿上,使其头部朝下。另一手轻拍婴儿上背部。

【注意事项】为了防止婴儿滑落,要适当用力把婴儿身体固定在护理师大腿上。可鼓励产妇进行多方面的尝试,经常变换位置、适度给婴儿腹部一些小压力,才是拍嗝的关键。

> 小常识
>
> **宝宝拍嗝"三字经"**
>
> 拍奶嗝,勿强迫;新生儿,忌久拍。
> 五指并,手心空;脊柱旁,拍两侧。
> 下至上,力适中;拍嗝后,先侧卧。
> 拍不出,且莫急;直立抱,三十宜。
>
> 具体解释是:新生儿吃奶的时候如果没有吞入空气,就不要强迫打嗝,特别是母乳喂养的新生儿。刺激新生儿打嗝儿的动作不要太久,如果不容易打嗝,也不要着急。
>
> 拍嗝时,五根手指头并拢靠紧,手心弯曲成接水状,拍打位置不宜在脊柱上,而应在脊柱两侧靠近肩部的位置。拍打力量要以略微感到振动、婴儿表情没有不适为宜。拍嗝顺序是自下而上最好打嗝后再放下侧卧,这样既减少宝宝吐奶,又可避免万一吐奶吸入气管而发生窒息。
>
> 婴儿喝完母乳或配方奶后,如果没有帮婴儿拍嗝,原则上只要保持直立抱姿20~30分钟,空气就会上升,一般慢慢地自然排出,婴儿自己就会打嗝。
>
> (来源:http://baby.163.com/14/0806/07/A2UQS9T500364MNT.html)

(二)其他护理措施

(1)喂奶前先换尿布,喂奶后尽量少搬动婴儿。

（2）避免在婴儿过度饥饿时喂奶。

（3）人工喂养，奶嘴的开孔大小要合适，奶嘴必须充满乳汁。

（4）在婴儿吃奶的过程中，避免其被打断，比如突然的噪音、刺眼的灯光和其他中断喂奶的行为。

（5）人工喂养或混合喂养的新生儿因需用奶瓶吃奶，进气更多，比纯母乳喂养的新生儿更易呛奶，因此应在喂完奶后多拍一会儿，尽量使吸入胃内的气体排出。

（6）喂奶并拍嗝后，婴儿躺下入睡时，头要稍抬高，身体向右侧卧。

（7）婴儿出现溢奶现象时，宜及时清理，不宜让溢出物留到耳道里，避免耳部感染。要立刻让婴儿侧身，让溢出的奶流出来，以免呛入气管；使用干净的小毛巾或抽吸管清除婴儿嘴角及鼻腔内的奶水。然后把新生儿轻轻抱起，按上述拍嗝时的体位（直立式）拍其背部一会儿。

（8）出现溢奶现象后，也可让婴儿大声哭，哭的动作就是大量的吸气及吐气，以测试呼吸道是否通畅，并可借以清除呼吸道和口腔中的异物，待婴儿安静下来再放下。

（9）如果溢奶现象严重，则应及时请医生检查，以排除婴儿某些疾病或先天性畸形。

（10）溢奶后处理：清洗擦拭过奶的毛巾及被溢出的奶弄湿的衣服、小被褥等，晾干备用。

本节知识要点

1. 婴儿的三种抱姿及其适用时期。
2. 婴儿人工喂养的次数和喂奶量。
3. 给婴儿喂水的次数和注意事项。
4. 母乳喂养的准备工作、常见哺乳姿势、正确含接乳头的方法和标准。
5. 人工喂养时冲调奶粉的步骤，以及人工喂奶的注意事项。
6. 拍嗝的种类及操作方法。
7. 溢奶的预防和护理措施。

第二节 婴儿排泄护理

婴儿皮肤娇嫩，角质层薄，防御功能比成人低，在排泄后如果不及时清理，会刺激到臀部皮肤，造成不适或引发尿布疹等病症，所以婴儿臀部护理十分重要。护理师应了解婴儿的大小便排泄知识，并在婴儿排泄后及时进行清洁、更换尿布（或纸尿裤）、臀部护理等工作。

一、新生儿与婴儿的排泄知识

（一）新生儿排泄

1. 大便状况

大多数新生儿出生后 12 小时内开始排出粪便，即"胎便"。胎便是由脱离的肠黏膜上皮细胞，咽下的羊水、胎毛和红细胞中血红蛋白的分解产物胆绿素等物构成。胎便颜色通常是深绿色，棕黑色或黑色，呈黏糊状，没有臭味。接下来几天，粪便颜色逐渐变淡，一般在 3~4 天内胎便排尽，粪便转为黄色。

母乳喂养的新生儿在出生后几周内，每天会有几次排便，有些在每次哺乳后排便，通常是浅黄色面糊状或浓奶汤状。

2. 小便状况

多数新生儿出生后 24 小时内就开始排尿，但尿量很少，全天尿量通常只有 10~30 毫升；小便次数开始也不多，第一天只有 2~3 次；尿色开始时较深，一般呈淡黄色且透明。随着吃奶量增加，新生儿摄入水分逐渐增加，小便总量逐天增加，小便次数也逐渐增多，到出生后一周小便次数可增加到每天 10~30 次，小便颜色也慢慢变淡。

少数婴儿出生后刚排出的小便略带砖红色，这是由于尿酸盐沉积所致，属正常现象，一般不需特殊处理，只需增加喂奶量，过 2~3 天即可逐渐消失。

（二）2~3 个月婴儿排泄

1. 母乳喂养的婴儿

一般来讲，母乳喂养的婴儿粪便呈黄色或金黄色，偶尔带点绿色，均匀成膏状、糊状，无或者有轻微酸味，每天排便 3~8 次，母乳吃得多的婴儿，可能哺乳后就排便，粪便接近黄色且较稀。在 1~3 个月时排便次数慢慢减少，有的 1 天只排便 1 次，还有的需隔 1 天或更长时间排便 1 次。即便这样，大便都应该是软的。对于此种情况,只要婴儿没有不适,就不必担心。

2. 人工喂养的婴儿

吃配方奶的婴儿的粪便与吃母乳的婴儿的粪便相比,多为深黄色或灰黄色,水分少,较干稠,均匀成硬膏状,有明显臭味,偶尔粪便中会混有白色粒状物,这是奶粉没有被完全吸收而形成的,不必担心。每天排便2~4次,并逐渐过渡到每天1~2次。

3. 混合喂养的婴儿

母乳和配方奶混合吃的婴儿,因母乳和奶粉的比率不同,粪便的稀稠、颜色和气味也有所不同。母乳吃得多的婴儿,粪便接近黄色且较稀,而奶粉吃得多的婴儿,粪便中会混有粒状物,每天排便4~5次。

总之,护理师应注意观察婴儿大小便的状况(如次数、量、性状等),一般来说大便的性状和含水量比大便的次数和气味、颜色更加重要。如果大便质地正常,小便颜色、性状正常,排便排尿次数不必过于介意。如果新生儿4~5天不排大便,且有腹胀、腹痛、哭闹、吃奶不好等症状时,应及时就医。

(三)新生儿大小便异常情况的辨别及处理

观察大小便性状是判断婴儿是否健康的一个重要方法,当婴儿大小便出现异常情况后应给予科学合理的处理。

1. 大便异常情况的辨别

如果新生儿出生24小时后尚无大便排出,应请医生检查是否患有先天性消化道畸形。

护理师可以通过观察婴儿的大便,了解母乳的质量,也可以得知婴儿母亲的营养是否适当,以便调整饮食结构及科学哺乳。

(1)婴儿的大便呈黄色,且粪与水分开,大便次数增多,说明婴儿消化不良,提示母乳中含糖分太多。因为糖分过度发酵使婴儿出现肠胀气、大便多泡沫、酸味重,应该限制产妇的摄糖量。

(2)当母乳中蛋白质过多时,婴儿的大便有硬结块、臭味特别重,此时应限制产妇鸡蛋的摄入量。

(3)当母乳喂养不足时,大便色绿、量少且次数多,婴儿常因饥饿而多哭闹。

(4)肠道感染时,大便稀薄或为水样的黏液便,且呈脓性,有腥臭味。

2. 异常大便的性状及处理

（1）粪便量少，次数多，呈绿色黏液状。这种情况往往是因为喂养不足引起的，这种大便也称"饥饿性大便"。只要给予足够的喂养，大便就可以转为正常。

（2）大便恶臭，如臭鸡蛋味。这主要是因为婴儿蛋白质摄入过量，或蛋白质消化不良。应注意配方奶浓度是否过高，进食是否过量，可适当稀释奶液或限制奶量1~2天。

（3）粪便中水分增多，呈汤样，水与粪便分离，而且排便的次数和量有所增多。这是病态的表现，多为肠炎、秋季腹泻等病。发现这种情况应该建议产妇立即带婴儿到医院就诊。

（4）大便稀，呈黄绿色且带有黏液，有时呈豆腐渣样。这可能是霉菌性肠炎，患有霉菌性肠炎的婴儿同时还会患有鹅口疮，如果婴儿有上述症状，需到医院就诊。

（5）大便变稀，含较多黏液或混有血液，且排便时婴儿哭闹不安。应考虑是因为细菌性痢疾或其他病原菌引起的感染性腹泻，应该及时到医院就诊。

（6）大便白色或陶土色，且伴有黄疸、瘙痒等症状。首先考虑是胆道梗阻，应该及时到医院检查和治疗。延误诊断和治疗会导致永久性肝脏损伤。

3. 小便状况的辨别

婴儿可在分娩中或出生后立即排小便，尿液色黄透明，开始量较少，一周后排尿次数增多，每日可达20余次。

如果婴儿出生后24小时尚无小便排出，应请医生检查是否患有先天性泌尿道畸形。

4. 异常小便的性状及处理

（1）小便次数较多，每次尿量少，小便时疼痛哭闹。可能尿道有炎症，应建议产妇带婴儿及时就医。

（2）小便金黄色或橘黄色。可能受维生素 B_2、黄连素、痢特灵等药物的影响，停药后症状消失，不需做特殊护理。

（3）小便棕黄色或浓茶色，摇晃尿液时，黄色沾在便盆上，泡沫也发黄。多见于黄疸型肝炎，应及时就医。

（4）小便乳白混浊。如加热后变清则为正常现象，加热后变得更混浊则不正常。

（5）小便放置片刻有白色沉淀。如果婴儿一切正常，尿检查除盐类结晶外，没有其他异常,不属病态,多喂点水,沉淀即会消失。

二、婴儿的排泄护理

婴儿的排泄护理包括清洁护理和更换尿布(或纸尿裤)两部分内容。

(一)清洁护理

婴儿不能控制大小便,经常会排泄在尿布里,屁股经常会沾上大小便,护理师应在婴儿每次大小便后及时清理大小便,并用温水清洗臀部,避免引起尿湿疹等皮肤病。护理师也要注意观察婴儿大小便情况有无异常,如有异常情况应及时报告婴儿家属或医生。

一般婴儿臀部清洁的步骤为:擦掉二便→洗两次→擦干→洗手→涂护臀膏→换尿布。由于女婴和男婴在清洁过程中有所差异,下面就男婴、女婴分别介绍大小便的清洁处理。

1. 准备工作

(1)保持室温在 26 ℃~28 ℃;

(2)准备物品:婴儿专用湿巾、婴儿专用毛巾数条、婴儿专用水盆、温开水(水温以 38 ℃~40 ℃为宜)、新的尿布或纸尿裤、婴儿专用护臀膏、医用棉签。必要时准备鞣酸软膏。

2. 服务流程

(1)女婴清洁的服务流程。

第一步:让女婴仰卧,解开尿布(或纸尿裤),一手轻轻抓住两只脚踝向上拉起(将一只手指置于其两踝之间),另一手用尿布(或纸尿裤)清洁内面自上而下、由前往后擦去肛门周围残余大小便,将尿布(或纸尿裤)前后两片折叠于臀下,再用洁净毛巾或专用湿巾将肛门周围擦净(图 6-8);若尿布(或纸尿裤)脏污程度重,可立马撤下并在女婴臀下垫上干净、柔软的布料、毛巾或一次性尿垫,避免弄脏床单、褥子等。

第二步:用温水毛巾擦洗女婴小肚子各处,直至脐部,再擦洗大腿根部及皮肤皱褶处(图 6-9),顺序是由上向下,由内向外擦。

第三步:换一盆温水,抬起女婴双腿,用干净温湿毛巾或用淋洗的方法(图 6-10),从上到下、从前往后清洁其外阴部→腹股沟→肛门→臀部;先洗小便部位,再洗大便部位;必要时将大阴唇轻轻分开,用水冲洗其中污垢;清洗动作要轻柔、流畅,避免过度用力弄疼或弄伤婴儿。

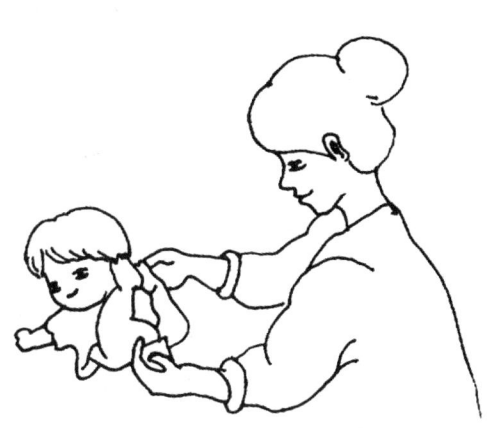

图 6-8　擦洗肛门

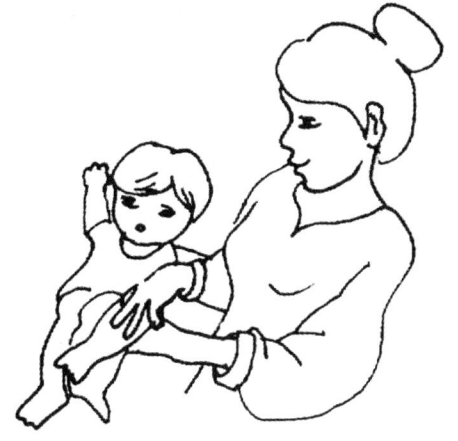

图 6-9　擦洗大腿根部及皮肤皱褶处

第四步：洗完后，取下脏污尿布（或纸尿裤），洗净双手，用干毛巾擦干女婴臀部，并在其外阴四周、肛门周围及臀部涂上护臀膏；如有红臀，则用棉签在臀部均匀涂抹鞣酸软膏；一般不建议给女婴使用爽身粉，以免受到感染。

第五步：让女婴光着屁股晾片刻，此时要注意女婴的保暖，尤其是脐部保暖，可在腹部盖上一条干毛巾（图 6-11）。待屁股干透后，为其换上新的尿布（或纸尿裤）。

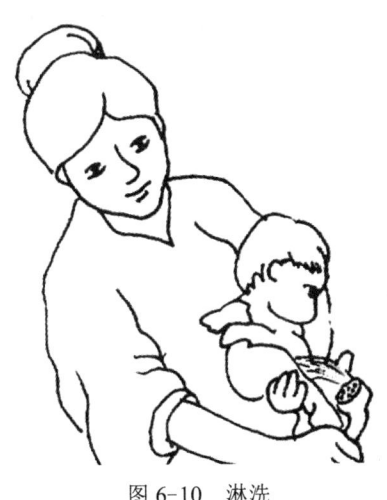

图 6-10　淋洗

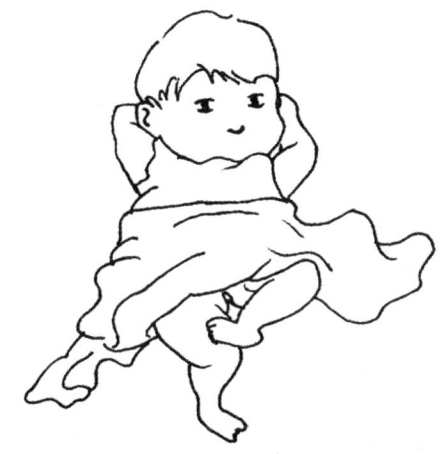

图 6-11　晾干臀部

（2）男婴清洁的服务流程。

第一步：让男婴平躺，解开尿布（或纸尿裤），将尿布（或纸尿裤）前半片停留在阴茎处几秒钟，以避免尿液喷出，弄湿和污染床褥。

第二步：一手轻握男婴双脚脚踝向上拉起（将一只手指置于其两踝之间），另一手解开尿布（或纸尿裤），用相对清洁的内面部分自上而下擦去肛门周围残余大小便,将尿布(或纸尿裤)前后两片折叠于臀下,再用洁净毛巾或专用湿巾将男婴肛门周围残余大小便擦净。

第三步:用温水毛巾擦洗男婴肚皮,直到脐部,再由上到下擦拭阴茎及其下面皮肤褶皱→睾丸及其下面皮肤褶皱→腹股沟→肛门→臀部;清洗男婴外阴时,要顺着离开男婴身体的方向擦拭,最好不要把包皮往上推,以免伤害到生殖器。当清洗睾丸下面时,用手指轻轻将睾丸往上托住。

第四步:洗完后,取下脏污尿布(或纸尿裤),洗净双手,用毛巾擦干男婴臀部,并在其肛门周围及臀部涂上护臀膏;如患有红臀,则用棉签在臀部均匀涂抹鞣酸软膏。

第五步:让男婴光着屁股晾片刻,待屁股干透后,为其换上新的尿布(或纸尿裤)。

(二)尿布的使用与更换

婴儿大小便频繁,需要经常使用和更换尿布或纸尿裤。

1. 更换尿布(或纸尿裤)的时间

更换尿布(或纸尿裤)要及时,否则尿液、粪便等会对皮肤产生刺激,轻者导致皮肤发红或尿布疹,重者还可能引起皮肤腐烂、溃疡、脱皮。那么应当何时更换尿布(或纸尿裤)呢?可依照以下条件简单指导:

(1)每次喂奶之前或者两次喂奶中间。

(2)每次大便之后。

(3)新生儿睡觉之前或醒来时。

(4)新生儿洗澡后。

(5)带新生儿外出之前。

2. 尿布的使用方法

尿布有长方形和正方形两种。婴儿总是两腿伸开自然形成"M"形的姿势。因此,必须在不破坏腿的自然姿势的前提下垫尿布。

婴儿出生后3个月内尿量少,用长方形尿布竖着叠两折,只垫在胯下即可(正方形尿布竖着叠4折)。尿布最好折成长方形或三角形使用。尿布罩要用胯裆间宽大的,尽量要松松地垫上。尿布不宜过长或过厚,以免长时间夹在腿间造成下肢变形,也容易引起污染。不宜将婴儿下半身罩得很紧,否则会妨碍其腿部运动和呼吸运动。忌从腰到脚层层缠绕。

常见的尿布折叠方法有两种：

方法1适合正方形的大尿布，适用于较小婴儿（图6-12）。

（1）准备纯棉尿布一块，平铺在床上，通常是52 cm × 52 cm的棉纱尿布，也可用旧秋衣等裁剪拼接；

（2）对折一次；

（3）再对折一次，成小正方形；

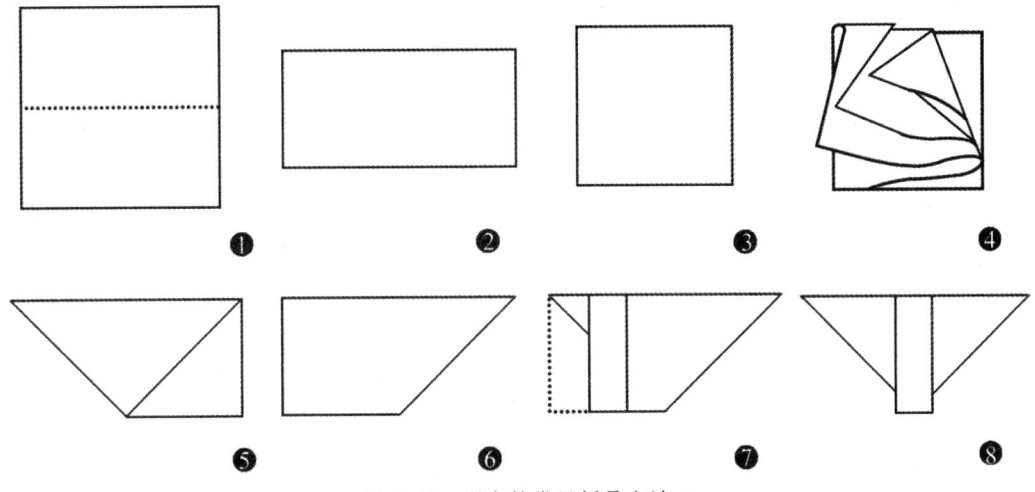

图6-12 尿布的常见折叠方法1

（4）左手掀开四层的三个角，向自己方向翻折，留一个角在右边；

（5）拉开最上面的一个角，使尿布呈直角梯形状，该直角梯形由一个正方形和一个等腰直角三角形构成。注意一定要拉开；

（6）翻转该直角梯形，使三角形折边在下，无折痕面在上；

（7）把正方形向右折三份，分两次折完。这个就是尿布中间吸尿的部分，比较厚一些；

（8）尿布即折好。

方法2适用于正方形大尿布，适合较大婴幼儿。这种是风筝状的折法。这种折法大小可以通过将边缘折进去来控制大小。比第一种薄，大宝宝适用。也可以在里面再用另外一块尿布折3~4折垫在里面裆部，这样会比较厚，也是像纸尿裤一样穿起来用安全别针扣住或者尿布扣扣住（图6-13）。

（1）正方形的尿布放置呈菱形；

（2）以斜线为中心，将两边折过来；

（3）再把上面的三角形部分折下来；

（4）将下面的角往上折即完成。

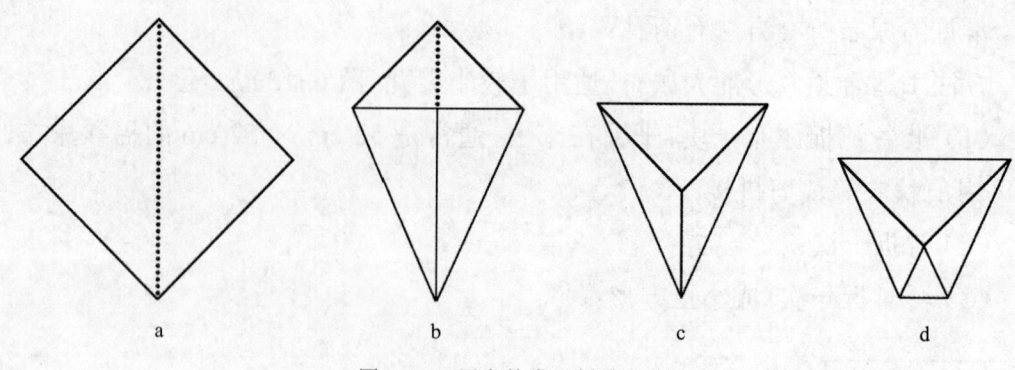

图 6-13　尿布的常见折叠方法 2

3.更换尿布(或纸尿裤)的步骤

婴儿大小便后,要及时清洗臀部,并正确更换尿布(或纸尿裤)。更换间隔时间不宜过长。可根据尿不湿外的指示线来更换尿布。换尿布者手要暖和。不同的尿布或纸尿裤更换方法稍有不同。

(1)更换一般尿布。

第一步:婴儿仰卧于床上,轻提婴儿双足,将三角形尿布的底边放于其臀下。

第二步:放下双足,较大的婴儿或尿量多者可在三角形尿布上垫一块长方形尿布,女婴将加厚部分垫在臀下,男婴则将加厚部分放在会阴部的上方。

第三步:将三角形尿布的两端覆盖下腹部,尿布尖端由两腿之间拉上,系带,松紧适宜(注意男婴与女婴的区别,男婴的尿布稍微偏上;女婴的尿布可稍向下一点。)以伸入两指为宜,更换尿布过程中动作熟练轻柔,避免过度暴露。最后拉平衣服。

(2)更换一次性尿布(内层为吸水材料,外层为塑料)。

第一步:婴儿仰卧于床上,将尿布的前片贴近婴儿皮肤,将后片两端折起。

第二步:将尿布外层边翻出,完全遮盖住内层。

第三步:将附有胶片的内部后片两端放在上面,贴好胶片,尿布应松紧合适,防止因过紧而影响婴儿活动或过松造成大便外溢。更换尿布过程中动作熟练轻柔,避免过度暴露。最后拉平衣服。

(3)更换纸尿裤。

第一步:婴儿仰卧于床上,一手提起婴儿双足(一手指插入婴儿双踝中间),抬高其臀部(不宜抬得过高,不宜超过45°),将干净的纸尿裤有粘贴胶纸的一边朝上平铺在婴儿臀下,纸尿裤的上缘与婴儿的腰际等高(图6-14a),女婴后面的尿布长度应留长一些,男婴前面的尿布应留长一些,且为男婴换尿布时注意不要将生殖器反折。

第二步:放下婴儿双腿,将纸尿裤的前片向上拉起,平铺于婴儿腹部(图6-14b),注意不要高于肚脐,后腰部要略高于前腹。

第三步:把纸尿裤左右两侧粘贴打开,沿着粘贴区贴好(图6-14c),注意粘贴胶纸不要粘住、划伤皮肤;纸尿裤的松紧要适度,以双手食指可深入两边的裤脚内为宜,拉出纸尿裤的荷叶边,以防二便漏出,整平腹股沟的褶皱处;更换尿布过程中动作应熟练轻柔,且避免婴儿过度暴露。

第四步:若婴儿脐带尚未脱落,为避免纸尿裤摩擦脐部,可将纸尿裤上缘翻折下来,露出脐部(图6-14d),最后整平衣服。

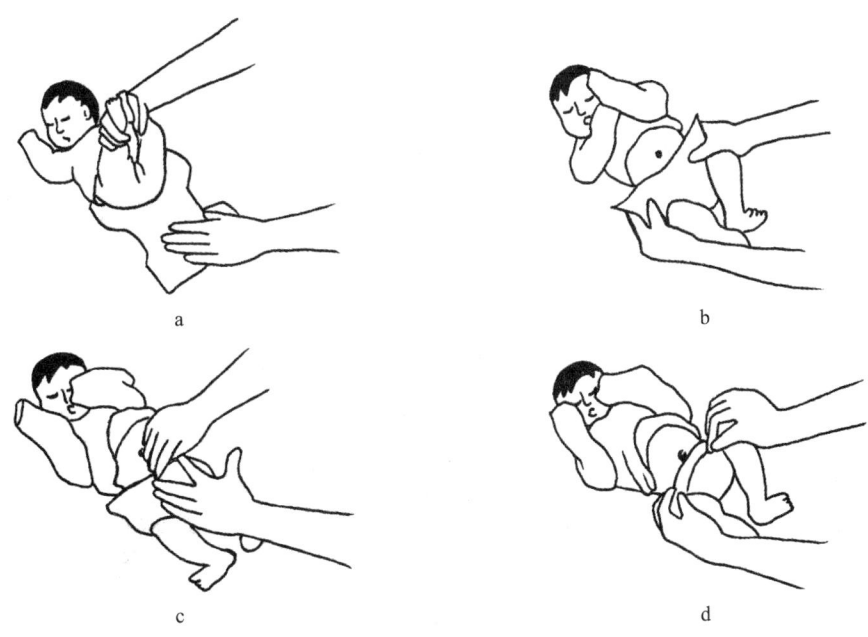

图 6-14 更换纸尿裤

小视频

给婴儿更换纸尿裤

给婴儿更换纸尿裤是母婴生活护理师必须掌握的基本技能之一。

想看视频就用手机扫描右边的二维码吧!

[扫一扫,看视频]

4. 更换尿布(或纸尿裤)的注意事项

（1）如果选择在桌面上为婴儿更换纸尿裤,最好保证桌面高度不高于腰部高度。更换过程中手要始终托扶着婴儿,以防婴儿从床或桌面上滚落造成不必要的伤害。

（2）与婴儿亲密接触:把帮婴儿换尿布的过程变成和婴儿亲密接触的时间,通过抚触、交谈会使婴儿倍感亲切与愉悦。

（3）尿布选择要合适:不应在尿布外再垫塑料布或橡皮布。可以在夜间用棉花、棉布做成厚的尿布垫垫在尿布外面。不宜直接使用刚刚暴晒的尿布,需要等尿布凉透后再用。冬季,可先用热水袋或暖炉将尿布烘暖后再用。

本节知识要点

1. 新生儿和2~3个月的婴儿的大小便状况、异常情况辨别及处理。
2. 为婴儿清理大小便和清洗屁股的服务流程及注意事项。
3. 折叠尿布的两种方法。
4. 为婴儿更换尿布、纸尿裤的流程和注意事项。

第三节 婴儿睡眠护理

睡眠在婴儿的生长发育过程中占据非常重要的地位。良好的睡眠有利于婴儿储能、益智和健康成长,因此,做好婴儿的睡眠护理尤为重要。

一、婴儿的睡眠需求及睡眠充足的表现

（一）婴儿的睡眠需求

（1）新生儿。

新生儿没有白天和黑夜的概念,饱了就睡,饿了就醒,通常一天需要18小时左右的睡眠。新生儿的睡眠周期频繁而短暂,差不多45分钟左右,有一半的时间在浅睡,有一半的时间是深睡,在不被打扰的情况下,一般会从一个睡眠周期进入到另外一个睡眠周期。一般每隔2~4小时醒来要吃奶。

（2）2~3个月婴儿。

随着婴儿的生长发育,其睡眠时间逐渐减少。2~3个月的婴儿每天平均睡

眠时间需要 14～16 小时，昼夜规律尚未建立。

（二）睡眠充足的表现

由于每个婴儿的睡眠存在个体差异，所以不能只从睡眠时长来评定睡眠是否已经足够，而要对婴儿进行全面观察。如果满足以下 3 点，即使睡眠时长比一般婴儿少一些，也可以认为睡眠是充足的：

（1）白天活动时精力充沛，不觉疲劳。

（2）食欲好，吃奶津津有味。

（3）在饮食正常的情况下，体重随年龄增长而增加。

二、婴儿的睡眠护理

（一）正确的睡姿护理

婴儿除了啼哭、吃奶外，从早到晚几乎都处在睡眠或半睡眠的状态。睡姿是直接影响其生长发育和身体健康的重要因素。采取正确的睡姿对婴儿的健康十分重要。婴儿的睡姿不应固定不变，应经常变换体位，更换睡眠姿势。具体做法如下：

（1）经常为婴儿翻身，变换体位，更换睡眠姿势。因为长期仰卧会使婴儿头型扁平，长期侧卧会使头型歪偏。

（2）吃奶后不要仰卧，要侧卧，以减少吐奶。

（3）左右侧卧时要当心不要把婴儿耳郭压向前方，否则耳郭经常受折叠，易变形。

（4）新生儿期不能用高枕头，以免影响呼吸及形成驼背。

（二）营造适宜睡眠的条件

为婴儿营造良好的睡眠环境是保证婴儿高质量睡眠的前提。尽量让婴儿在自己所熟悉的环境中睡觉，努力给婴儿布置一个温馨、舒适、安静的睡眠环境。为婴儿营造良好的睡眠条件有以下几个方面：

（1）保持卧室环境相对安静，室温适宜，室内光线应柔和，避免强光刺激。同时，还要注意及时开窗通风，保证室内的空气新鲜。

（2）最好让婴儿单独睡在婴儿床内，婴儿床软硬度要适中，最好是木板床，以保证婴儿脊柱的正常发育。婴儿床的栏杆要高于 60 厘米，以防婴儿摔下床。可在床头放缓冲垫，这样既可以保护婴儿的头部，又可以挡风。

注意不要用枕头、毛毯等代替专用的床围，如果这些东西放不稳，会倒下来压住婴儿。不要在床上,尤其是婴儿的头部周围堆放衣服和玩具,以免堵住婴儿口鼻,引起窒息。

(3)床褥要厚薄适中,根据季节适时调整。最好使用棉质毯子和被子,不要使用羽绒被,也不要用太软、太大的枕头。婴儿睡觉时要露出头部及面部,确保呼吸通畅。

(4)睡前为婴儿洗净脸、脚和臀部,换上宽松、柔软的睡衣。

(5)可适当放些轻音乐,轻拍婴儿入睡,婴儿入睡后不宜长时间离开。要经常查看看其睡眠情况。

(6)母婴同睡一张床时,应叮嘱产妇多加注意,尤其是产妇翻身时,不要用上臂或身体压住新生儿,避免造成婴儿骨折或窒息。

(7)给婴儿喂奶、喂水、换尿布等,最好在同一时间进行,以免干扰其睡眠。

三、婴儿常见睡眠问题及护理

婴儿常见昼夜颠倒、放下就醒、夜醒频繁等睡眠问题。针对这些问题,护理师应给予正确护理,让婴儿养成良好的睡眠习惯。

(一)很困,但不肯睡

(1)问题。

过于疲倦的婴儿常常表现为兴奋、易怒、急躁、难以入睡,缺乏睡眠会导致中枢神经系统高度清醒,醒太久、太疲劳容易引发睡前哭闹。

(2)护理。

要在婴儿还没有困得很厉害的时候,就进行安抚,并安排良好的睡眠环境。

(二)白天不肯醒,晚上不肯睡

(1)问题。

婴儿睡眠没有昼夜节律,有时白天连睡三四小时不醒或者早上起太晚,就容易发生昼夜颠倒,出现晚上入睡困难,睡后2小时甚至1小时就醒,半夜起来玩等现象。

(2)护理。

白天让婴儿保持一定的活动量,适当接受日光照射。白天睡眠期间光线不要太暗,让婴儿慢慢区分白天和夜晚。晚间可安排婴儿早些休息,居室光线要调暗,可以给婴儿洗个温水澡,放舒缓的音乐,做抚触……这些都能帮助婴儿减少昼夜颠倒发生的可能。

（三）在手上睡得香，一放下就醒

（1）问题。

3个月内的婴儿，入睡先进入的是20分钟左右的浅睡眠，所以如果在成人怀中入睡，此时挪动到床上比较容易醒。

（2）护理。

一般等过20分钟后的深睡眠再放或直接在床上入睡，减少放下的步骤能够有所缓解。放下时不要偷偷摸摸、太小心翼翼，放松些坦然告之"宝贝，把你放在床上睡啦"，婴儿有了准备就不容易受到惊吓。此外，婴儿浅睡眠比例高，而浅睡眠期间睁开眼睛甚至哭两声，都是正常现象，无须过度干扰。

（四）入睡后抽动

（1）问题。

婴儿大脑发育尚不完善，睡眠时控制肌肉运动的大脑仍然有部分活跃，产生间歇性的抽动。

（2）护理。

2~6个月时可采用襁褓、搂压等方式缓解抽动对婴儿睡眠的影响，一般这个现象随着成长自愈。此外，一些缺乏维生素D导致血钙水平低的婴儿，也容易出现抽动，对此可遵医嘱适当补充维生素D。

（五）夜醒频繁

（1）问题。

夜醒夜哭的原因很多很复杂，饥饿、排便、患湿疹、过冷或过热、白天受刺激、换床、家里来人、妈妈上班、学翻身、长牙，乃至蚊子咬都可能导致夜醒。

（2）护理。

要逐步观察判断夜醒的原因，不要一醒就喂奶，无原则夜奶容易导致习惯性夜醒。如果是夜奶引起的夜醒频繁，要及时减少夜奶次数。另外，睡前为婴儿做抚触也是较好的解决办法。

本节知识要点

1. 新生儿和2~3个月的婴儿的睡眠需求量、睡眠充足的表现。
2. 婴儿的睡眠护理措施。
3. 婴儿常见的睡眠问题以及护理措施。

第四节 婴儿卫生清洁护理

新生儿新陈代谢旺盛,容易出汗,大小便次数多,娇嫩的皮肤容易受到这些排泄物的刺激,加上婴儿身体的免疫机能不完善,容易受到各种细菌、病毒的侵染,因此,给新生儿洗澡、洗脸、护理脐带等是必不可少的工作。另外,还要做好婴儿所用物品的清洁工作。

一、卫生护理

婴儿的卫生清洁护理服务包括身体清洁、面部护理、指甲护理、脐带护理等。护理师应熟练掌握清洁的护理知识与服务流程,以做好婴儿的卫生清洁服务。

(一)身体清洁

婴儿经常洗澡有利于血液循环,帮助皮肤呼吸,还可以通过水的压力、温度等刺激,起到锻炼身体的作用,促进婴儿的生长发育。

一般正常婴儿出生后第 2 天即可洗澡了。但是遇有频繁呕吐、腹泻时暂时不要洗澡;发热或热退 48 小时以内不建议洗澡;当婴儿发生皮肤损害时不宜洗澡;喂奶后不宜马上洗澡;低体重儿要慎重洗澡。婴儿脐带未脱落前可擦浴,脐带脱落后可进行盆浴。

建议冬季每天洗 1 次,夏季每天 1~2 次。洗澡的时间应安排在婴儿吃奶前 1~2 小时,以免发生吐奶。每次沐浴时间最好控制在 10 分钟左右,在热水中浸泡的时间最好不要超过 5 分钟。因为沐浴对于婴儿来说是消耗体力的,同时,婴儿暴露时间过长易受凉。

1. 准备工作

(1)准备好相关物品:婴儿专用小浴盆(用热水烫洗杀菌并放置至室温)、小毛巾(洗脸和洗身体的,2 条)、大浴巾、洗发水、中性沐浴液或婴儿香皂、护臀膏或润肤露,干净的尿布、衣裤和包被等,必要时准备 75% 的酒精及医用棉棒。

(2)洗澡房间关闭门窗、空调、电风扇,避免对流风,保持适宜的室温。

(3)在浴盆中先放冷水,再放热水,调节洗澡水水温至 38 ℃~40 ℃。可用手背或手腕部试水温,以感到不烫不凉为宜。也可使用专门的水温计测量水温。

2. 服务流程

给婴儿洗澡的具体服务流程如下:

(1)脱衣并包裹。

给婴儿脱去衣服,用大毛巾将其包裹好,让其仰卧在右手臂上(图6-15)。

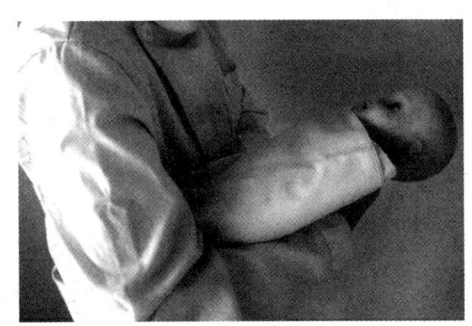

图6-15　为婴儿洗澡:脱衣并包裹

(2)洗脸。

用右臂抱起婴儿,并用右肘部和腰部夹住婴儿的臀部和双下肢,右手托住头颈部,用拇指和中指压住婴儿双耳,使耳郭盖住外耳道,防止洗脸水进入耳道引起炎症。左手蘸湿毛巾,一角包住食指,轻轻擦洗脸部,顺序依次为眼(由内眼角向外眼角轻轻擦拭)→前额(由眉心向两侧轻轻擦拭)→颊部→嘴角→面部→耳部(用毛巾包住食指轻轻擦拭耳郭及耳背)(图6-16)。

每个部位依次擦拭,切忌反复擦拭;运用毛巾四角交替擦拭,若四角均使用过,则需将毛巾洗净再擦拭。婴儿肌肤非常敏感,所以擦拭时,动作要轻柔,力度要适当。

(3)洗头。

用右手托住婴儿的头部和颈部,拇指和中指从其头的后面压住双耳,使耳郭盖住外耳道,以防止洗澡水流入耳道内,左手持温湿毛巾为其洗头(图6-17);先将婴儿的头用水稍稍打湿,再在手上倒少许洗发水,搓揉出泡沫,然后用指腹轻轻在头上揉洗,注意不要用指甲接触婴儿头皮,以免划伤婴儿。最后再用温水将婴儿的头冲洗干净,并用干毛巾轻轻擦干。

如果头皮上有污垢,可在洗澡前将婴儿油涂抹在婴儿头上,以软化头垢。

(4)洗前半身。

将婴儿从脚部到身体慢慢放入浴盆中,左手臂横过婴儿肩膀固定其腋下,婴儿仰卧枕于护理师手臂上(图6-18a),右手持毛巾依次清洗:颈部→腋下→前胸→双臂和双手→腹部→腹股沟→下肢→会阴部(图6-18b)。

注意不要使洗澡水流入脐部。使用沐浴露时,应该用手搓成泡沫后,再擦在婴儿身上;注意洗净皮肤皱褶处,如脖子、腋窝、大腿根部等。

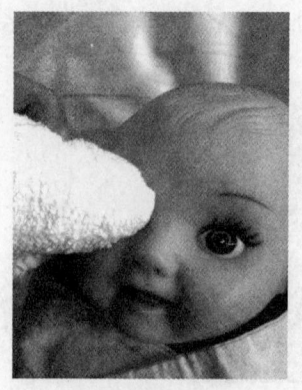

图 6-16　为婴儿洗澡：洗脸

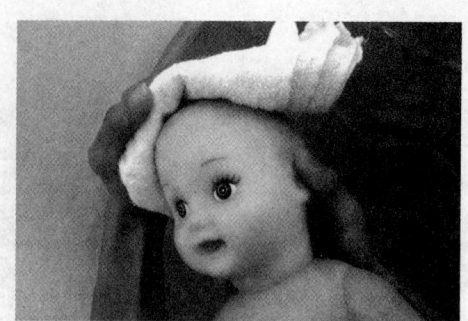

图 6-17　为婴儿洗澡：洗头

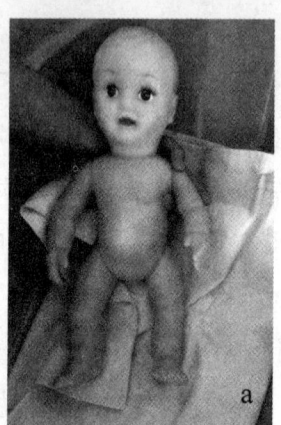
a

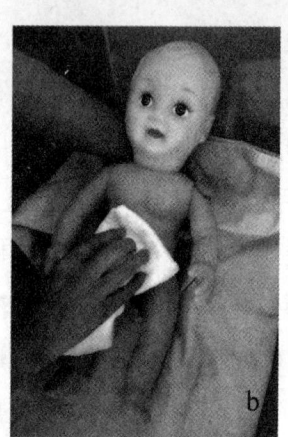
b

图 6-18　为婴儿洗澡：洗前身

（5）洗后半身。

将婴儿翻转过来（图 6-19a），右手横过其胸前，固定其腋下，让其趴在手掌上，左手持温湿毛巾依序清洗：背部→臀部→双腿→双脚（图 6-19b）。

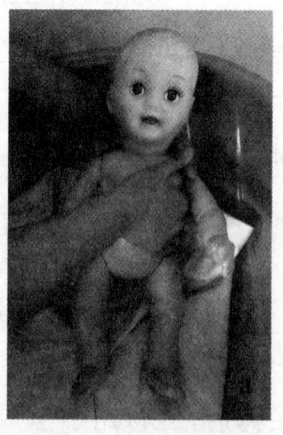
a

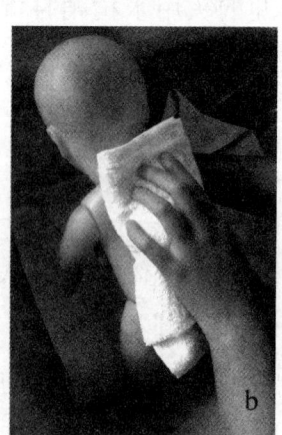
b

图 6-19　为婴儿洗澡：洗后身

（6）擦干并穿衣。

洗完澡后,将婴儿抱出浴盆,立即用大浴巾包裹、擦干(图6-20)。

可在脖子、腋窝、肘窝、大腿根等皱褶处擦上薄薄一层爽身粉(宜选婴儿专用的不含滑石粉成分的正规品牌的爽身粉)。每次用量不宜过多,避免将粉扑在婴儿眼、耳、口、鼻中。

也可在这些皱褶处适量涂抹婴儿润肤霜,臀部抹上护臀膏或鞣酸软膏。对于新生儿,要进行脐部清洁消毒(详见本章本节脐带护理的相关内容)。

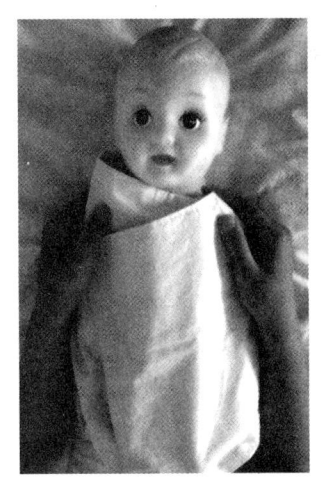

图6-20　为婴儿洗澡:擦干身体

最后为婴儿换上新尿布或纸尿裤,穿上干爽的衣服,用包被包裹起来(图6-21)。可喂一点儿奶,起到保暖作用。最后将婴儿放入婴儿床中。注意要保证婴儿衣被平整,避免卧床时衣物皱褶压伤娇嫩的皮肤。

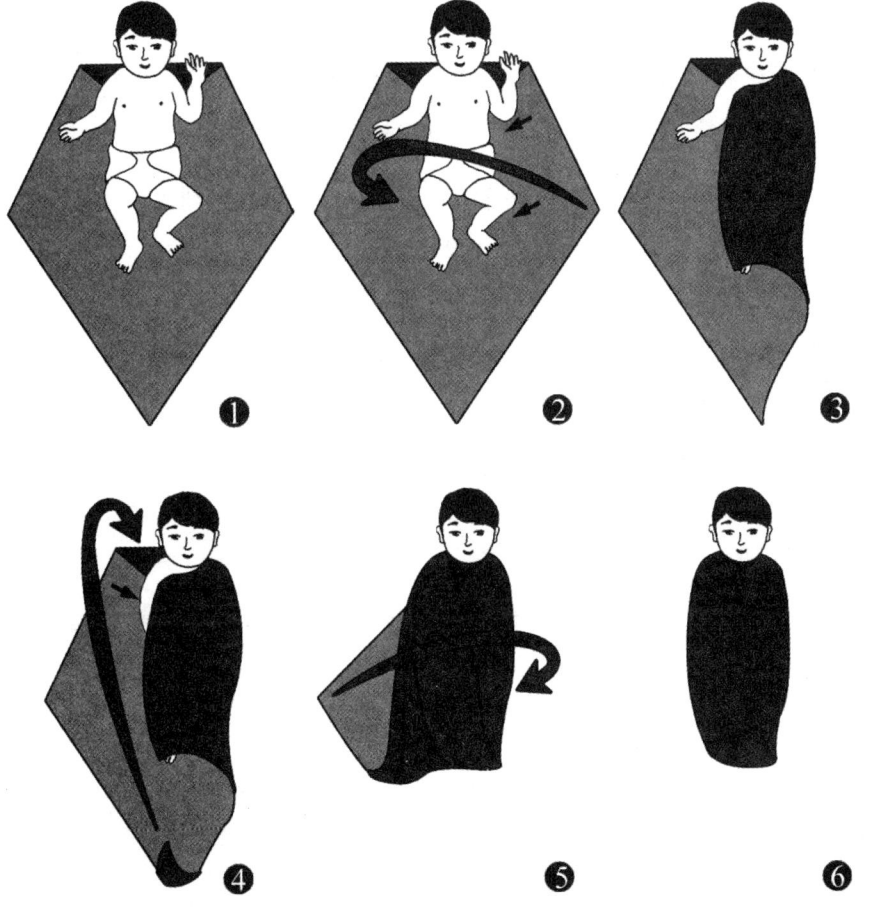

图6-21　婴儿包被的打包流程

小视频

给婴儿洗澡

给婴儿洗澡是母婴生活护理师必须掌握的基本技能之一。

想看视频就用手机扫描右边的二维码吧!

[扫一扫,看视频]

小常识

怎样给婴儿包一个舒服的包被?

第一步　把褥子铺在一个平坦的地方,将右上角折下约 15 厘米。

第二步　把婴儿仰面放在褥子/毯子上,头部枕在折叠的位置(图6-21①)。

第三步　把褥子靠近婴儿左手的一角拉起来(图6-21②),盖住婴儿的身体,并把边角从婴儿的右边手臂下侧掖进其身体后面(图6-21③)。

第四步　将褥子的下角(婴儿脚的方向)折回来,盖到婴儿的下颌下、左肩上(图6-21④)。

第五步　把婴儿右臂边的一角拉向身体左侧(图6-21⑤),并从左侧掖进身体下面(图6-21⑥)。如果婴儿喜欢胳膊能自由活动,则可以只包婴儿胳膊以下的身体,这样他就能活动手和手指了。

注意事项:

① 打包过程中,动作要轻柔、熟练,不宜包得过紧,折平整,注意扶托婴儿手臂和腿部。

② 如果需出门,必要时再在包被外再打包一层,此时要露出包被上角用于遮盖婴儿头部。

小视频

给婴儿打包被

给婴儿打包被是母婴生活护理师必须掌握的基本技能之一。

想看视频就用手机扫描右边的二维码吧!

[扫一扫,看视频]

小常识

为婴儿穿脱衣裤

(1)穿衣裤

给婴儿穿衣服之前应先确定尿布是干净的,如果尿湿了或大便了,应先更好尿布并清洗臀部,然后将婴儿放在床上。

穿上衣方法:把一侧衣袖卷成圈状,衣袖口弄宽,并轻轻把婴儿手臂穿过去,另一侧按照同样的方法穿上。系上衣服带子。

穿裤方法:把裤腿卷成圈状,抓住婴儿的脚轻轻拉入,将裤腿上提,将上衣包在裤子里即可。

注意事项:在穿衣过程中,要密切观察婴儿。婴儿可能会不太配合,这时可先抱抱他、逗逗他,让他体会到亲切感。

(2)穿连体衣

① 先将连体衣展开,平铺在床上,纽扣或带子解开,把婴儿放在衣服上。卷起一侧衣袖,撑开袖口,另一只手拉住婴儿的小手,轻轻套入。用同样的方法穿另一只衣袖。② 然后,一手抓住连体衣的裤腿,一手直接抓住婴儿的脚轻轻拉入即可。③ 最后,把所有的纽扣扣上,或将带子系上,带子应打结在婴儿胸前。

(3)脱衣服

① 脱裤方法:先轻轻将婴儿双脚提起,将裤子褪至臀下,放下双脚,再一手握住婴儿的脚,将裤腿卷成圈状,将腿轻轻拉出,另一侧腿同法拉出。

② 脱衣方法:先将系带解开,然后握住婴儿肘部,把袖口卷成圈状,再把手轻轻拉出。

脱连体衣的方法：①把婴儿放在床上，从正面解开连体衣。②轻轻将婴儿双脚提起，将连体衣的裤子部分向上推至婴儿的肩部位置。③轻轻把婴儿的手拉出，另一只手方法相同。

（来源：王慎明. 母婴月子护理手册[M]. 成都：成都时代出版社，2013：65-66.）

（二）面部护理

新生儿的眼屎、鼻屎、耳垢应及时清理，以免引起不适。护理师应每天给新生儿清洁和护理面部。

操作前，护理师应准备好相关物品：婴儿专用棉棒、温开水（38 ℃～43 ℃为宜）或生理盐水、干净柔软的小毛巾或纱布、婴儿专用脸盆。

1. 眼睛护理

胎儿在娩出过程中，要经过母体的产道。而母体的产道中会存在着一些细菌，新生儿出生的过程中，眼睛可能会被细菌污染，引起眼角发炎。所以，婴儿出生后，要注意眼睛周围皮肤的清洁。

每次应用专用的洗脸毛巾洗脸，洗脸时应先擦洗眼睛。用小毛巾擦拭时，注意将毛巾用温开水或生理盐水浸湿，并拧至半干，用一角包住食指擦拭，一角用过后换另一角。注意不要反复擦拭，四角都用过后需将毛巾洗净后再用。

另外，也可用消毒棉棒擦拭眼角。注意不要用手拭抹，以免造成新生儿眼部细菌感染。

如果发现眼屎多或眼睛发红，应及时就医检查，并遵医嘱擦净眼部后滴用眼药水。新生儿患有严重的结膜炎时，必须用消毒过的生理盐水滴在眼部，并用棉棒轻轻擦拭。滴眼药时，最好在婴儿入睡后进行，不要离婴儿眼球太近，以防刺伤眼睛。

另外，新生儿的眼睛对强光很敏感，所以，室内要避免强光，照相、摄像时要避免使用闪光灯。新生儿晒太阳时，要注意遮住孩子的眼睛，避免强烈的阳光直射而刺伤其眼睛。早期训练新生儿的视觉能力时，要注意悬吊响铃玩具的高度，应离新生儿眼睛20厘米左右。经常更换玩具的位置和方向。提醒家庭成员应少看电视，避免婴儿吸收过多的X线。

2. 耳朵护理

新生儿有时会囤积湿润型的耳垢,并且因为分泌物很多,有时可能有母乳或牛奶流过耳背,因此,耳沟也是藏污纳垢之处,有时会长湿疹或红肿,因此,要为婴儿做好耳部护理。护理要点是保持外耳道干燥,避免进水。

2～3个月婴儿由于自净作用的关系,耳垢会自行排出体外,可3～4天为其做一次耳部清洁。为避免伤及内耳,耳朵清洁的范围只是眼睛可以见到的耳朵外侧及耳洞口。

具体清洁方法如下:

(1)耳洞口。

将婴儿的脸面向一侧,一手轻轻按住其头部以免其乱动,另一手持干棉棒开始进行清洁。清洁动作要轻柔,小心不要把棉棒伸得过深,只在耳洞附近清洁即可。

(2)耳郭和耳背。

用浸泡过温水且拧干的小毛巾或纱布缠在食指上轻轻擦拭。细微的部分可使用棉棒来去除脏污。注意棉棒和纱布切勿太湿,避免水流入耳内,引起婴儿不适甚至炎症。如果婴儿耳背有皱裂,可涂一些熟食油。

可在婴儿洗澡或洗头后检查耳朵,必要时用干净的棉棒清洁耳廓周围,并插入婴儿耳朵不超过1厘米处,轻轻稍作旋转,吸干耳内水分并清除秽物。

注意事项:有些情况下,耳垢可坚硬如石头。这常需请医生加以处理(或清除),以避免常伴有大量坚硬耳屎的慢性感染。如果婴儿有耳部炎症,经医生诊治后,可遵医嘱滴耳药治疗。可轻轻拉耳垂向下,将药液缓缓滴入耳道,用手指轻按婴儿耳郭,促进药液渗入。

3. 鼻子护理

新生儿鼻腔的分泌物,有一部分为羊水和胎脂,另一种常见的垢物,多半是因婴儿吐奶或溢奶时,奶从鼻腔出来后遗留下来的奶垢,因此,婴儿的鼻子容易堵塞。护理师应及时为其清洁鼻子。

具体清洁方法:将棉棒蘸一些温开水或生理盐水(以不滴水为宜)后,轻轻深入鼻子内侧慢慢旋转,将在鼻孔附近看到的鼻屎,缠绕在棉棒上并去除,有黏性的鼻屎会跟内部污垢相连一并被清除掉。也可用蘸了生理盐水并拧干的小毛巾或纱布来擦拭鼻头或鼻子周围。

如果婴儿鼻孔内有分泌物并结成干痂,影响呼吸,可用棉球或毛巾蘸干净温开水轻轻擦拭,使干痂湿润变软后即能自动排出。

注意事项:婴儿鼻子非常敏感,若将棉棒伸得过深,有时会伤及鼻黏膜或血管,导致鼻出血。因此,婴儿鼻子清洁只限于鼻孔附近。

4. 嘴巴清洁

婴儿的嘴巴周围会粘附上奶水或呕吐物,是容易脏污的地方。若发现脏污时,要随时进行清洁。由于婴儿的嘴唇也是黏膜组织,很敏感,要小心用纱布吸取脏物。婴儿每次喝完奶之后,也要为其擦净口唇、嘴角、颌下的奶渍。

具体清洁方法:将小毛巾或纱布蘸温水后并拧干,缠着食指上,轻轻擦拭口唇、嘴角、颏下等处。

注意事项:注意辨别"马牙"和鹅口疮。注意不要挑破,注意口腔卫生,不要用不干净的抹布擦拭婴儿口唇。

(三)指甲护理

1. 指甲清洁时间

婴儿的指甲长得特别快,1～2个月婴儿的指甲每天生长0.1毫米,若婴儿的指甲过长,不仅容易藏污纳垢,也可能会抓伤自己的脸和皮肤而引起感染。所以,每间隔1周左右就要给婴儿剪一次指甲,但是不宜频繁。如果过于频繁地修剪指甲会使指甲向肉里生长,严重时可能引起骨质发炎或溃烂,最终导致截肢。一般可选择婴儿熟睡时修剪。

2. 指甲清洁服务流程

给婴儿修剪指甲前,护理师应准备好相关物品:婴儿专用指甲剪(应是钝头的,前部呈弧形的小剪刀)、毛巾、温开水、水盆等。指甲清洁服务流程如下:

(1)用拇指和食指抓牢婴儿手指,另一只手拿剪刀从一边沿着指甲自然弯曲转动,剪下指甲,不要剪得过深,不要纵向修剪指甲两侧,以免伤到指甲下的嫩肉。

(2)修剪后用手摸摸,看是否有棱角或尖刺,如有应修剪成圆弧形,以免婴儿抓伤自己。

(3)剪完指甲后,应用温水清洗干净指甲,尤其是指甲下方的污垢,最好不要用锉刀尖或其他尖锐的东西清除,以防被感染。

(4)如果不慎误伤了婴儿的手指,应尽快用消毒纱布或棉球压迫伤口,直到流血停止,再涂抹碘酒消毒。

注意事项：平时，不要给婴儿穿太小或太紧的鞋，避免影响指甲正常生长。

3. 不要给婴儿戴手套

许多家长看到婴儿的小手无目的地抓摸，担心他们会抓伤自己，又不敢为其修剪指甲，就给孩子戴上手套。戴手套看上去似乎可以避免婴儿抓伤皮肤，但从婴儿发育的角度看，这种做法直接束缚了婴儿的双手，使手指活动受到限制，不利于触觉的发育，影响了精细动作的发育和智力发育。

另外，有些针织手套或用其他棉织品做的手套内部有线头，很容易缠住孩子的手指，影响手指局部血液循环，如果发现不及时，有可能引起婴儿手指的坏死等严重后果。因此，从婴儿手指发育和安全的角度考虑，家长不宜给婴儿戴手套。

（四）囟门护理

囟门是指婴儿颅骨接合不紧所形成的骨间隙。囟门是新生儿脑颅的"窗户"。有前囟、后囟之分。前囟门位于前顶，呈菱形，在出生后2岁以内闭合，后囟门位于枕上，呈三角形，在出生后6～8周闭合（图6-22）。

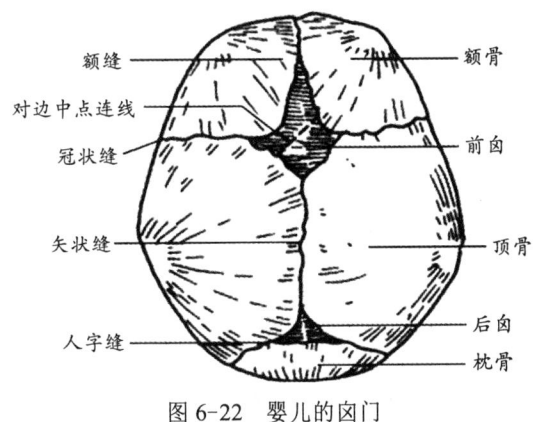

图6-22 婴儿的囟门

囟门脑组织软，需要骨性的脑颅保护，但对于密闭的脑颅来说，囟门就是上面的一个开放空隙，因此很容易受到外界不利因素的侵害，所以囟门的日常清洁护理非常重要。

1. 日常护理

（1）不要给婴儿使用材质太硬的枕头，否则很容易引起婴儿头部变形。

（2）不要让婴儿一直固定一个睡姿。想要婴儿的头型完美，就要经常为他翻身，改变睡姿。婴儿喜欢光线，如果习惯侧向某一边睡，可以在另一侧用光吸引他。

（3）注意家中家具的边角添加胶垫，避免尖锐硬角弄伤婴儿的头部。

（4）如果婴儿不慎擦破了头皮，应立即用酒精棉球消毒，以防感染。

（5）冬天外出应戴较厚的帽子，在保护囟门的同时，又减少了热量的散失。

2. 日常清洁

（1）囟门的清洗可在洗澡时进行。

（2）清洗时，手指应平放在囟门处轻轻地揉洗，不应强力按压或强力搔抓，更不能用硬物在囟门处刮划。

（3）如果囟门处有污垢不易洗掉，可以先用消过毒的植物油润湿浸透2～3小时，待这些污垢变软后，再用无菌棉球按照头发的生长方向擦掉，并在洗净后扑婴儿粉。

（五）乳痂护理

婴儿头皮的皮脂腺分泌旺盛，如果不及时清洗，这些分泌物就会和婴儿头皮上的污垢积聚在一起，时间长了就形成厚厚的一层乳痂，看上去很脏，令人非常不舒服。

1. 用植物油梳理

可用植物油为婴儿清洗乳痂：

（1）为保证植物油的清洁，一般要先将植物油加热消毒，放凉，以备使用。另外，一些以植物油成分为主的婴儿油和婴儿润肤露也是帮助婴儿清洗乳痂的较好选择。

（2）在为婴儿清洗头皮乳痂时，先将冷却的清洁植物油涂在头皮乳痂表面，不要将油立即洗掉，需停留数小时，头皮乳痂就会变得松软，比较薄的头皮乳痂会自然脱落下来，比较厚的头皮乳痂则需多涂些植物油，多等一段时间。

（3）当头皮乳痂松软没有脱落时，可用小梳子慢慢地、轻轻地梳一梳，厚的头皮乳痂就会脱落，然后再用婴儿皂和温水洗净头部的油污。

2. 去痂护理

（1）清洗时，注意动作要轻柔，不要用手指甲硬抠，更不要用梳子去刮，以免损伤头皮。

（2）婴儿囟门处也必须清洗，清洗时动作要轻柔。

（3）清洗后还要注意用干毛巾将婴儿头部擦干，冬季可在洗后为其戴上小帽子或用毛巾遮盖头部，以防婴儿受凉。

（六）脐带护理

新生儿出生后，脐带被剪断、结扎，盖上消毒纱布，脐带残端会逐渐干燥，一般在出生后5～10天即自行脱落。脐带残端未脱落前，是一个创面，易积水污、不易干燥，容易成为细菌繁殖的温床。如果未做好脐带护理或护理不当，容易导致病原菌侵入机体，引起脐炎，严重的甚至会引发破伤风、败血症等疾病，因此，在出生后的10天内，必须做好新生儿脐部的护理。

1. 脐带护理原则

（1）要保持清洁干燥。

在婴儿脐带脱落前，应保持脐带及其周围皮肤的干燥清洁，避免盆浴，给新生儿洗澡或进行游泳训练时，一定要带上防水贴，避免脐部沾水。

（2）要避免摩擦。

纸尿裤大小要适当，要勤换尿布或纸尿裤。千万不要使尿布或纸尿裤的腰际刚好在脐带根部，这样在婴儿活动时易摩擦到脐带根部，导致破皮、发红，甚至出血，还可能导致尿液或粪便弄脏脐部创面。

（3）要避免闷热。

绝对不能用面霜、乳液及油类涂抹脐带根部，以免脐带不易干燥，甚至导致感染。

2. 脐带护理步骤

在护理脐带部位前，护理师应准备以下物品：碘伏、消毒棉棒数个，裁剪好的纱布若干条、医用无菌胶带，必要时备好干净的纸尿裤（或尿布）。并将室温调节至25 ℃～30 ℃。

脐带清洁的服务流程：

第一步：将碘伏倒在两支待用的棉棒上，直至棉棒渗满碘伏为止。

第二步：一手轻轻掀起脐带，另一手用棉棒清洁脐带下的部位（脐带与肉连接的地方）：持棉棒的手势应与肚脐成45°角（以方便拭抹），并顺着同一个方向（顺时针或逆时针）围绕肚脐擦拭一圈，然后换一支棉棒从脐带根部由内而外螺旋状擦拭（图6-23）。

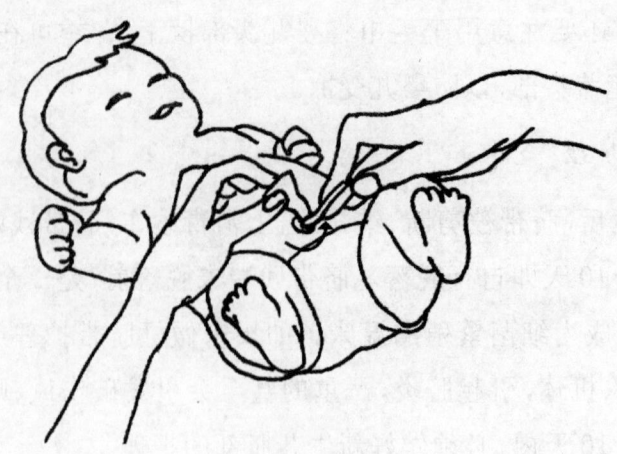

图 6-23 脐带消毒

注意不可以来回乱擦,以免把周围皮肤上的细菌带入脐根部,勿将碘伏涂抹至其他部位的皮肤,避免刺激婴儿幼嫩的皮肤。

第三步:换上另一支干净棉棒,同法擦拭一遍,将脐带分泌物及周围血迹全部擦净。

第四步:清洁完毕后,为婴儿穿上干净的纸尿裤(尿布),注意松紧适当,尤其注意脐部衣物要保持宽松。

3. 脐带护理注意事项

(1) 脐带未脱落之前,要密切观察包扎的纱布外面有无渗血,如果出现渗血,则需要请医生重新消毒、结扎,若无渗血,出生 24 小时后,即可将包扎的纱布打开,不再包扎,只要每天用棉签蘸碘伏轻拭脐带根部,即可等待脐带残端自然干燥脱落。一般脐带残端要脱落时脐部会出现干瘪的症状,注意不要用手去抠结痂,一般在出生后 1~2 周会自行脱落,如果超过 2 周还没脱落,要观察脐带是否有感染,如有脓性渗出液、周围皮肤红肿等出现,则说明有可能发生了脐炎,要及时就医处理。

(2) 脐带脱落之后,要进行脐带清洁,每日 1~2 次,以保持脐根部清洁。脐窝内常常会有少量渗出液,可用棉签蘸碘伏卷清脐窝,然后盖上消毒纱布。

用消毒纱布来保护婴儿肚脐的方法:用裁切好的纱布包围住肚脐;重叠数层纱布包围住肚脐;将纱布右侧从纵向折叠;另一边的纱布也纵向折叠;将纱布的上下方都折叠起来;贴上胶布固定(图 6-24)。胶布每次要贴在不同的位置上。

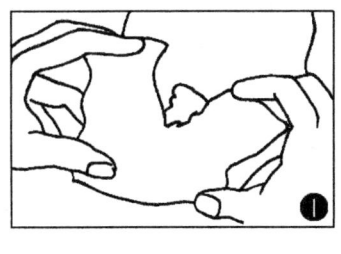 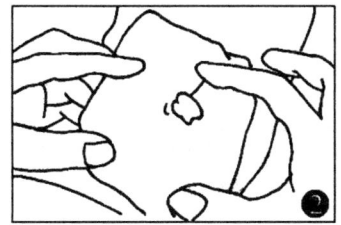 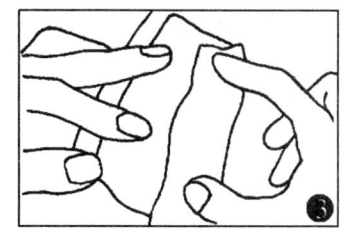
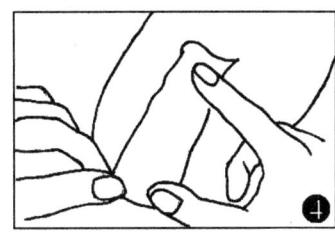 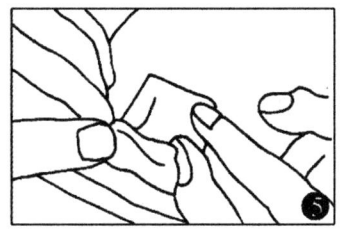 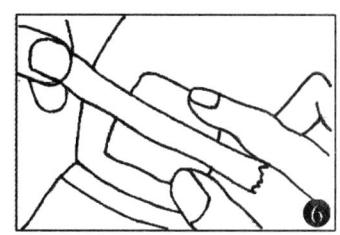

图 6-24　用纱布保护婴儿肚脐

小常识

新生儿脐炎的表现及处理

（1）脐带脱落后伤口不愈合，有渗液或脓性分泌物。

（2）脐周皮肤发热、红肿，深及皮下，重则蔓延形成蜂窝织炎或脐周脓肿，甚至继发腹膜炎。

（3）慢性脐炎时局部形成脐部肉芽肿，为一樱红色小肿物突出、常常流黏性分泌物，经久不愈。

注意：当婴儿肚脐周围的皮肤变得红肿，用手轻触时能感到皮肤表面轻微发热，脐窝里出现脓性分泌物，并带臭味，同时婴儿还出现拒乳、发热、呕吐、精神差的症状，说明婴儿的脐部可能已经化脓，出现了感染，要及时带婴儿去医院就诊治疗。

（来源：http://yuer.qpx.com/xinshenger/huli/146143.html，http://www.cndzys.com/renqun/ertong/607494.html）

二、物品清洁

婴儿常见的日常用品有奶瓶、奶嘴、奶盖、水杯、小勺、尿布、毛巾、水盆等，这些物品每次使用后护理师应及时清洗干净，并定期消毒，以减少病菌感染。奶瓶应每 6 个月更换一次，奶嘴应每 3 个月更换一次。

（一）奶瓶清洁

1. 物品准备

奶瓶刷1支、热开水、有盖的大锅、灶、待消毒的奶瓶（瓶身、奶嘴座、奶瓣、奶瓶盖等）、镊子（夹奶瓶、奶嘴用）等。

2. 服务流程

第一步：将奶瓶中剩余奶倒掉。

第二步：将奶瓶全部拆开（奶瓶身、奶嘴、奶嘴圈、奶瓶盖）。

第三步：先用清水冲净奶瓶；再用奶瓶刷仔细清洗奶瓶内壁；瓶口螺纹处也要清洗干净；将奶瓣和奶嘴座拆开，分别清洗干净；不太好洗的奶垢，可先装清水浸泡一会儿再刷洗。

第四步：在干净的消毒锅中，加八分满的水，放在火上加热。

第五步：先将耐热的玻璃奶瓶于冷水时放入锅内煮10分钟，待水烧开，再将较不耐热的器具（如奶嘴、奶盖、奶圈等）用纱布包着一起放入煮5～10分钟。

第六步：高温消毒后，捞出，放置于干净的地方晾干，并给奶瓶盖上盖子，用纱布盖好备用。

注意事项：市面上有售电动蒸汽锅，只需按照使用说明操作，就能达到完全消毒的目的。同样的，在消毒之前，应洗净需要消毒的喂奶用具。

（二）尿布的清洗

尿布的清洁与婴儿的健康有密切关系，尿布清洗方法不当，可导致婴儿发生尿布疹。尿布的正确清洗、晾晒和整理方法如下：

（1）尿布每天大小便后均要清洗。最好用一块清洗一块，也可将部分尿布集中起来清洗，但一次不能洗得太多，以免洗不干净。洗尿布不能用洗衣粉、药皂或碱性强的肥皂，这些都会刺激婴儿皮肤，易引发尿布疹。

（2）清洗小便的尿布时，可先用清水，最好是用热水浸泡片刻后，再清洗2～3遍，拧干后，再用开水烫1遍。

（3）清洗粘有大便的尿布时，先使用凉水，用刷子将尿布上的大便洗刷掉，然后将中性肥皂擦在尿布上放置20～30分钟，再用开水冲烫，待水冷却后再搓洗干净，以尿布上无大便的黄色痕迹为准，再用清水冲洗2～3遍，将残留在尿布上的肥皂冲洗干净，避免刺激婴儿皮肤。

（4）晾晒与整理。尿布洗干净后，最好放在太阳下暴晒，既可使尿布干爽，也可达到杀菌消毒的目的。

(三) 衣服的清洗

婴儿的衣服脏后应及时清洗,尤其是沾上各种顽固污渍的衣物,越快处理,效果越好。婴儿的衣物清洗需要注意以下事项。

1. 用专用洗衣液洗

尽量选择婴幼儿专用的衣服清洗剂,或选用对皮肤刺激小、加酶的洗衣粉,以减少因洗涤剂残留导致的皮肤损伤。可用温水加适量的洗涤剂浸泡10~20分钟后再洗。如果没有专用洗衣液,使用无刺激成分的肥皂也可以。

2. 应手洗

婴儿衣物若用洗衣机洗涤,会粘上许多细菌。由于婴儿的皮肤抵抗力差,很容易引起过敏或其他皮肤问题。所以,婴儿衣物应手洗。

3. 内衣和外衣分开洗

通常情况下,外衣比内衣更容易藏污纳垢,而作为婴儿的贴身衣物,内衣多是棉质的,更应该保持干净,因此必须分开清洗。

4. 婴儿的衣服要单独洗

不可将婴儿的衣服和成人的衣服混洗,避免感染上成人衣服上的各种细菌,否则病菌会通过衣物传到婴儿娇嫩的肌肤上,使其较容易出现皮肤过敏,如红斑、红疹、丘疹、疱疹,甚至脱皮等。所以,一定要将婴儿的衣服单独洗。

5. 漂洗干净

无论是用什么洗涤剂洗,漂洗都是一道马虎不得的程序,一定要用清水反复洗涤,直到水清为止,保证将残留在衣服中的洗涤剂彻底清洗干净。

6. 正确晾晒

婴幼儿衣物最好放在阳光下暴晒,虽然阳光可能缩短衣服寿命,但能起到杀菌的作用,尽量不要晾晒在阳光少、不通风的地方。

7. 衣物存放

(1) 婴儿的衣物要存放在专用的小柜子或抽屉里。衣服应晾晒干透后再存放,避免因没有干透而产生异味。尿布和衣服尽量分开放置。

(2) 衣物要放在干燥通风的地方,如木制衣柜,最好经常打开通通风,保持衣物干燥。

（3）衣柜和抽屉里不要放樟脑丸和其他驱虫剂，避免其中的有毒化学成分通过皮肤进入婴儿体内。

注意事项：婴儿的衣物买来后，应充分洗涤并暴晒后再给婴儿穿，这样才能保证安全和卫生。一旦发现婴儿的衣服有异味，也不宜给婴儿穿，应清洗并暴晒后再给婴儿穿。

本节知识要点

1. 婴儿眼、耳、口、鼻的护理流程及注意事项。
2. 婴儿洗澡的流程及注意事项；眼睛、鼻子、耳朵的护理措施。
3. 婴儿囟门、乳痂、脐带的护理流程及注意事项。
4. 婴儿奶瓶清洁的流程及注意事项。
5. 婴儿尿布、衣物清洁的方法。

第七章

专项服务一
——产妇护理

专项服务是指护理师为产妇及婴儿提供有针对性的生活护理服务,主要包括常见症状护理、产后恢复、新生儿抚触等服务内容。本章主要讲解产妇专项护理的相关知识与技能。

产妇专项护理主要包括常见症状的护理、乳房护理、满月发汗、产后恢复操等服务内容。

第一节 产妇常见症状的护理

产妇分娩后,身体可能会出现各种症状,疲劳、产后腹痛、恶露排出、汗多和尿多等,这些都属于正常现象,几天或几周后会自然消失。护理师要严密观察,做好产妇的身体护理。

一、产后尿潴留

产后6小时不能自主排尿,小腹胀满,称为尿潴留。多见于初产妇或产程较长的产妇。

对此,护理师应采取的预防与护理措施如下:

(1)对于自然分娩的产妇,在其产后4~6小时内,无论有无尿意,应提醒其主动排尿。对于剖腹产产妇,一般术后第二天在静脉滴注结束后导尿管会被拔掉,其后3~4小时应提醒其排尿。

(2)可在产后短时间内,让产妇饮食清淡且富有营养,适当多吃些带汤饮食,多喝白开水(800~1 000毫升/天),顺产产妇24小时后喝红糖水(共喝10

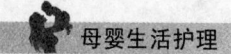

天即停),使膀胱迅速充盈,以此来强化尿意。

(3)指导产妇用温开水(45 ℃~50 ℃)冲洗会阴部或用热水熏外阴部,以解除尿道括约肌痉挛,诱导排尿反射。也可用迟缓的流水声诱导其排尿。

(4)可指导产妇用热毛巾或热水袋(水温不宜过高)外敷下腹部的膀胱区,利用热力刺激膀胱收缩,改善膀胱的血液循环,促进建立正常的排尿反射。

(5)可指导或协助产妇腹部按摩。将手置于下腹部膀胱膨隆处,向左右按摩10~20次,再用手掌自产妇膀胱底部向下推移按压,按压1~3分钟。

(6)对于不习惯卧床排尿的产妇,护理师可协助其采取坐位或下床半蹲式小便的方式。

(7)如果使用以上方法后,产妇仍无法排尿,则需及时请医生导尿,并留置导尿管。

二、产后尿失禁

生育后,产妇盆底组织松弛,耻骨、尾骨肌群张力降低,咳嗽或用力时由于腹内压升高压迫膀胱引起尿失禁。

对于尿失禁的产妇,护理师应采取的预防与护理措施如下:

(1)产后在身体尚未复原之前,不宜过早地剧烈运动或用力过度,如提重物。

(2)尽量避免产妇感冒,因感冒一般会导致咳嗽,咳嗽可引起尿失禁。产妇一旦感冒应及早治疗。

(3)指导产妇进行缩肛锻炼,像忍大便一样,将肛门向上收缩,然后放松,接着再收缩,一缩一松,反复进行,以恢复盆底肌肉及松弛的腹壁张力。可采用站、坐、卧等多种姿态进行。

具体方法:站立时两腿分开与两肩同宽,端坐时腰要坐直,双臂放松,自然呼吸或吸气时用力缩肛收腹,持续保持缩肛动作3秒钟后,缓慢呼气将肛门放松。仰卧位时,可将两膝自然屈膝分开(7~8厘米),再用力向内合拢,同时收缩肛门(约5秒钟),然后再将两膝分开,并放松肛门。每次做缩肛运动50次左右,持续5~10分钟。

以下这些时间坚持缩肛疗效更佳:晚睡前或起床前,躺在床上;或大小便后。

(4)指导产妇做憋尿动作。指导产妇每天有意憋尿两次,每次10分钟。

三、产后褥汗

无论气温高低,天热与否,产后最初几天,产妇总是出汗较多,特别是在睡眠时和醒来时,常见产妇衣服、被子都被汗水浸湿,医学上将此种生理现象称为褥汗,也称"产后盗汗"。这种现象一般数日内自行好转,不需特殊处理。

(一)产生原因

褥汗是因为在妊娠期,体内激素的变化,特别是雌激素在体内的含量随孕期的延长逐渐增加,使组织中有较多的钠、钾及氯潴留,因此,相应地发生了体内水分的潴留。而分娩之后,体内雌激素水平很快下降,身体其他各系统及内分泌功能也都逐渐恢复到非孕状态,体内多余的水及电解质也随之被排出体外。其排泄的主要途径是肾脏和皮肤,故产后最初几天尿量明显增多。产后 14 小时内,尿量可多至 2 000~3 000 毫升;皮肤排泄功能也特别旺盛,表现为出汗增多。所以说,产妇在产后多汗并非病态,而只是排泄体内多余水分的方式之一。

(二)护理措施

对于产后褥汗的产妇,护理师在护理上要注意以下几点:

(1)产妇出汗后,应及时用毛巾擦干其身上的汗液,避免其受凉伤风,预防感冒。

(2)叮嘱产妇要经常换洗内衣,注意个人卫生,保持皮肤清洁、干爽。

(3)可在产妇饮食上进行调理,增加饮食营养,如猪肚粥、糯米大枣粥。

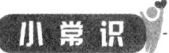

常见产后盗汗食谱的制作

(1)猪肚粥

① 原料:猪肚 1 个,黄芪 15 克,人参 3 克,粳米 50~100 克,莲子 30 克,小麦适量。② 制作方法:将猪肚用盐搓洗干净,与小麦煮至半熟,取出猪肚切细,再将黄芪、人参切碎装入纱布袋,扎口,与切碎的猪肚加水同煮至熟烂,取出药袋,捞出猪肚,下入粳米、莲子煮成粥,临熟加入少许葱花,根据产妇的口味放入适量调料。③ 食用:喝粥,吃猪肚。每天 1 次,连服 3 日。

(2)糯米大枣粥

① 原料:小麦仁 60 克,糯米 30 克,大枣 15 克,白糖少许。② 制作方法:将小麦仁、糯米、大枣洗净,放在一起熬煮成粥。③ 食用:加入白糖溶化后食用,每日 2 次。

(来源:http://www.39yst.com/20130423/119699.shtml)

四、产后足跟痛

产后足跟痛是女性产后常见的一种病症,主要表现为足跟处酸痛、麻木,并伴有头晕目眩、腰膝酸软等症状,是月子后遗症的一种。

(一)产生原因

产后足跟疼痛主要有以下原因:

(1)产妇在月子里未及时进行适当的下地活动,脚跟脂肪垫会出现退化现象,一旦下地行走,退化的脂肪垫由于受不了体重的压力和行走时的震动,会出现脂肪垫水肿、充血等炎症现象,从而引发疼痛。

(2)由于怀孕期间体重增大,足部也会增大,这时如未穿合适的鞋子,也可能产生足跟疼痛。

(3)女性生产时常常会劳损肾气,如果产后穿拖鞋或赤脚穿凉鞋而不注意避寒凉,可能遭到风寒侵袭,导致腰脚之间血液循环不畅,从而出现足跟疼痛。

(二)护理措施

针对产后足跟痛,常见的护理对策如下:

(1)保证足部充分休息和适当活动。叮嘱产妇注意多休息,避免长时间走路,尤其是避免负重走路,让脚部得到充分休息。可指导产妇睡前适当做脚底蹬踏动作,以软化脚部纤维组织,增强跖腱膜的张力,加强其抗劳损能力,减轻局部炎症。

(2)注意保护足部。叮嘱产妇注意足部保暖,穿宽松、柔软、舒适的鞋子,产后三个月内不要穿高跟鞋、硬底鞋、过紧的鞋子或薄底鞋;穿凉鞋、拖鞋时最好穿上袜子。

有条件的话还可使用足弓平衡垫、双硅胶的后跟垫或者全足垫,以保护足跟部,也可用中空的跟痛垫来空置骨刺部位,缓解足底肌肉紧张,减轻局部摩擦,缓解行走时的疼痛。

(3)进行足部理疗。除接受医院专业、有针对性的理疗外,晚睡前可指导产妇进行足部按摩,或用热水(或加入陈醋)泡脚半小时左右,或将足部置于有加热作用的电暖气、电手炉、红外线灯、家用理疗仪等设备上,温热的作用可以改善局部微循环,帮助缓解疼痛。

（4）严重时及时就医。如果疼痛持续加剧，严重影响行走，应嘱咐产妇及时就医，在中医师指导下进行局部封闭治疗，或使用治疗产后足跟痛的中药贴或其他药物治疗。

五、剖腹产疤痕

剖腹产疤痕是剖腹手术后伤口上留下的痕迹。

（一）形成过程

剖腹产疤痕在手术刀口结疤2～3周开始增生，此时疤痕局部会发红、发紫、变硬，并突出皮肤表面。疤痕处有新生的神经末梢，但其是杂乱无章的。疤痕增生期要持续3～6个月，之后纤维组织增生才逐渐停止，疤痕也逐渐变平、变软，颜色呈暗褐色。这时疤痕会出现痛痒，尤以刺痒最为明显，特别是在大量出汗或天气变化时，常常感到刺痒难耐。

（二）护理措施

对于不得不剖腹产的产妇来说，最担心的还是术后的疤痕会不会太大或者影响美观。虽然不能完全不留疤痕，但是剖腹产后6个月内是防止、减轻疤痕产生的关键阶段，护理师可以指导剖腹产产妇通过做好产后的伤口护理[①]、注意饮食起居等来更好地促进伤口愈合，使疤痕最小化。

1. 拆线

目前居多的剖宫产是不拆线的。如需伤口拆线的话，叮嘱产妇在拆线前后不要做剧烈活动，避免身体过度伸展或侧曲。休息时最好采取侧卧、微曲体位，以减轻腹壁张力。拆线后立即遵医嘱用硅胶弹力绷带或弹力网套等敷料加以包扎，因为持续加压可造成瘢痕局部缺氧，进而抑制瘢痕生长。每天用手指头轻轻按摩伤口3～5分钟，也有一定的辅助作用。

2. 避免感染

注意伤口周围皮肤的清洁，勤换衣物。遵医嘱及时给伤口换药，避免伤口感染，促使创面安全愈合。一旦伤口出现红肿、灼热、剧痛、有渗出物等状况，需

---

① 伤口感染是加重疤痕的重要危险因素，而剖宫产的伤口一般都较大（无论横切式或直切式手术，切口都长达13～15厘米左右），加上孕期特有的肥胖，皮下脂肪较厚，故发生伤口感染的概率较高，做好伤口护理势在必行。

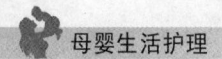

及时协助产妇到医院检查处理。

3. 正确睡姿

剖腹产产妇睡觉宜多采用左侧卧位,让身体和床保持20°～30°的角度,可减少腹壁张力及其对伤口的牵扯,并有利于血液循环,促使伤口以更好的状态愈合,使疤痕更小。睡姿要勤于变换,保持舒适体位。

4. 保护伤口

叮嘱产妇在咳嗽或笑时,用手及束腹带固定伤口部位,以免疼痛或牵拉伤口。下床前先行侧卧,然后以手支撑身体起床,避免直接用腹部力量坐起。淋浴须待手术1周之后进行,之前只可做局部擦浴,且绕开手术伤口。叮嘱产妇避免阳光照射伤口[①],防止紫外线刺激增加疤痕处色素沉着,使疤痕颜色加深。

5. 保持皮肤清洁干爽

叮嘱产妇伤口清洁时不要用热水烫洗,要保持伤口的透气状态;夏天及时擦去汗液,防止汗水刺激伤口;冬天防止伤口受冻,维持血液正常流通,确保伤口更快更好地愈合。

6. 切忌用手搔抓

痂皮一般5～10天自然脱落,在这之前不要过早地用手揭痂,否则会把尚停留在修复阶段的表皮细胞带走,甚至撕脱真皮组织,刺激伤口出现刺痒,导致伤口恶化,让疤痕变大。当疤痕痂壳自然脱落后,可遵医嘱涂抹预防疤痕增生的药物。疤痕处出现痛痒感时,叮嘱产妇不可用手搔抓或用衣服来摩擦,以免加剧局部刺激,促使结缔组织炎性反应趋重,引起进一步刺痒。也不宜乱涂抹药膏止痒,建议产妇在医生指导下选择一些自身并不过敏的药膏来减轻伤口处的不适感。

7. 注意日常饮食

应注意改善产妇的饮食,保证营养均衡,多吃新鲜蔬菜、水果、鸡蛋、瘦肉、肉皮等富含维生素C、维生素E以及富含人体必需氨基酸的食物,以促进血液循环、改善表皮代谢功能,帮助伤口愈合。忌吃辣椒、葱、蒜等刺激性食物,防止

---

① 伤口若经常被阳光照射,会有发炎的情况,伤口被阳光照射后,会增加疤痕处的色素沉积。建议做好防晒措施。

引起刺痒。

> **小常识**
>
> **预防子宫复旧不全的措施**
>
> 子宫复旧不全的主要表现：腰痛，下腹坠胀；血性恶露持续时间较长，可达到7~10天，甚至更长，有时可能发生大量出血，恶露浑浊或有臭味，红色恶露停止后，白带增多；检查子宫较大且软，子宫位置大多数向后屈曲，可有轻度压痛。
>
> 子宫复旧不全的预防可从以下几点着手：
>
> （1）产后按时排尿，避免因尿潴留引起膀胱过度膨胀而影响子宫复旧；
>
> （2）注意产褥期卫生，保持外阴部清洁卫生，预防产褥感染；
>
> （3）产褥期尽量避免长期仰卧，多变换卧位，尽量采取侧卧位，以免子宫后倾不利于恶露引流；
>
> （4）分娩后争取早期下床活动，正常分娩后24小时可下地活动，在正确指导下尽早开始做产后保健操；
>
> （5）如无特殊情况，产后应坚持母乳喂养等。
>
> （来源：http://www.haodf.com/zhuanjiaguandian/maodongwei_186764.htm）

本节知识要点

1. 产妇产后尿潴留的症状表现、预防和护理措施。
2. 产妇产后尿失禁的产生原因、预防和护理措施。
3. 产妇产后褥汗的症状表现及护理措施。
4. 产妇产后足跟痛的症状、产生原因及护理措施。
5. 剖腹产产妇疤痕的症状表现及护理措施。

第二节　产妇的乳房护理

产褥期是妇女乳房一生中最特殊而重要的时期，此时期乳房开始源源不断地分泌乳汁，为婴儿提供最佳的营养食品。做好产褥期的乳房保健，纠正乳房缺陷，保证乳房组织健康、泌乳通畅，对产妇及婴儿都有重要意义。

一、产后乳房护理及保健

(一)保持乳房清洁卫生

哺乳期是乳腺功能的旺盛时期,加上产妇自身排出的汗液可能会在乳头周围形成一层垢痂,因此,保持产后乳房清洁十分重要。护理师要叮嘱产妇在每次哺乳前、后认真清洗乳房。

乳头结痂时,可用清洁的植物油涂在乳头上,等乳头的垢痂变软后,用消毒棉棒轻轻擦拭乳头,然后用温水毛巾轻轻擦净乳晕及其周围皮肤。忌用肥皂、酒精等刺激性较大的清洁剂,以免引起局部皮肤干燥、皲裂。

应叮嘱产妇每次哺乳前洗净双手,以防感染;应每天更换干净的内衣,在穿上乳罩之前最好先让乳房晾干。另外,可以配套使用防溢乳垫来保持乳房的清洁与干爽,每次喂奶后或湿透时应及时更换。忌用过冷或过热的水刺激乳房。

(二)指导佩戴合适的乳罩

由于产褥期产妇乳房大小及重量均增加,因此,应选择合身舒适的乳罩。要选用纯棉材料的乳罩,不宜选用化纤织物。

要选择型号适中的乳罩,应做到以下3点:一是戴乳罩不可有压迫感,即乳罩不可太小,应选择能覆盖住乳房所有外沿的型号为宜。二是乳罩的肩带不宜太松或太紧,应有一定的弹性。三是乳罩凸出部分间距适中,不可距离过远或过近。

(三)避免乳房受强力挤压

产后的睡姿要正确,以仰卧为佳,尽量不要长期向一个方向侧卧,这样不仅易挤压乳房,也容易引起双侧乳房发育不对称。应叮嘱产妇喂奶时将乳房轻轻托起,避免用力揉搓挤压乳房,否则会造成内部疾患。

(四)保证饮食营养平衡

要注意产妇营养的均衡摄取,叮嘱其尽量不挑食,忌过度节食;增加豆类食品的摄入,适当多吃些富含蛋白质的种子、坚果类食物,如杏仁、核桃、芝麻等,这些食物可让乳房组织更富有弹性。

(五)指导进行乳房按摩

可指导产妇在每晚临睡前或起床前对乳房进行按摩。具体方法:将一只手的食指、中指、无名指并拢,放在对侧乳房上,以乳头为中心,顺时针由乳房外缘向内侧轻轻推行、按摩,每次10～15分钟。按摩乳房的动作要细致认真,不可乱揉乱搓,以免伤到乳房。此法可促进局部的血液循环,防止乳房松弛下垂。

(六)指导进行产后健胸操

若产后及时进行胸部肌肉锻炼,能使产妇的乳房坚挺、结实而丰满,这是最有效、最经济的方法。但健胸运动不是一日之功,需长期坚持,效果才明显。护理师可指导产妇在产后每天坚持做简单的健胸操,帮助其锻炼胸部肌肉。

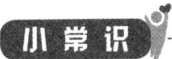

产后健胸操的具体方法

第一节:两脚开立,两臂屈肘侧举,手指放松置肩前,然后两臂沿肩轴,向前平举,两肘向前,向上,向后,向下绕环,绕至开始姿势,重复练习10次。

第二节:直立,双腿并拢,两手按在胸下部两侧,憋气,用力压乳房两侧,然后两手臂向上举,重复练习10次。

第三节:两脚开立与肩同宽,成直立姿势,张口深呼吸,头后仰,同时臂沿身侧提至胸前平举,肩臂后展,挺胸,掌心向上,然后还原成直立姿势,重复练习10～15次。

第四节:膝着地,手掌向前方着地,手指向内,身躯正直下降,然后再推起,重复练习6～8次。

第五节:右脚支撑,右手握住左脚后上举,挺胸,抬头,上体尽量舒展,左右交换做5次。

第六节:直立做两手臂快速交叉运动,也可手握哑铃等器械练习,注意双臂向外扩张时应憋气;交叉、扩张为一次,练习5～10次。

(来源:http://new.060s.com/article/2013/04/17/730966.htm)

二、乳房常见症状的护理

(一)乳头凹陷

乳头形态因人而异,有的产妇乳头扁平或凹陷(图7-1),这会增加初期哺乳的困难。婴儿会因含不住乳头、吸吮不到乳汁而大声哭闹、手足乱蹬,产妇也因此变得着急、痛苦。乳头凹陷导致产妇无法哺乳,乳汁淤积,可能继发感染而发生乳腺炎。

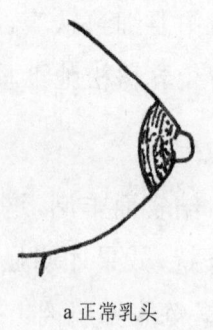 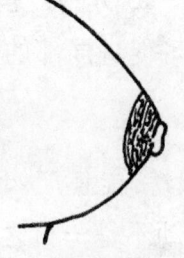 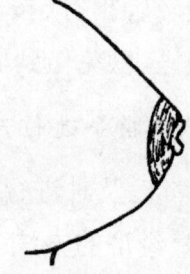

a 正常乳头　　　　　　b 扁平乳头　　　　　　c 凹陷乳头

图 7-1　正常乳头与异常乳头

1. 哺乳方法

对于乳头凹陷的产妇,护理师要给予安慰,并指导其正确哺乳:洗净双手,轻轻按摩乳头,使其凸出,或轻轻挤压乳房,挤出几滴乳汁,使得乳晕区变得比较柔软,再用拇指和食指将乳晕区压成扁平形态,使乳头凸出,这样,乳晕连同乳头易被婴儿含接和吸吮。

2. 纠正方法

对于轻度乳头凹陷,可通过牵拉乳头或者用吸奶器吸出乳头来纠正。

(1) 手指牵拉法。

护理师可指导产妇每天做该运动。具体操作方法如下:

第一步:两手平放在乳房两侧,上下、左右轻轻揉动,可连续各做几次。

第二步:两手拇指(或食指、中指)放在乳头左右两侧,慢慢下压,并由乳头向两侧拉开,牵拉乳晕皮肤及皮下组织,使乳头向外凸出。再换乳头上下两侧向外拉(图 7-2a、b)。重复多次。

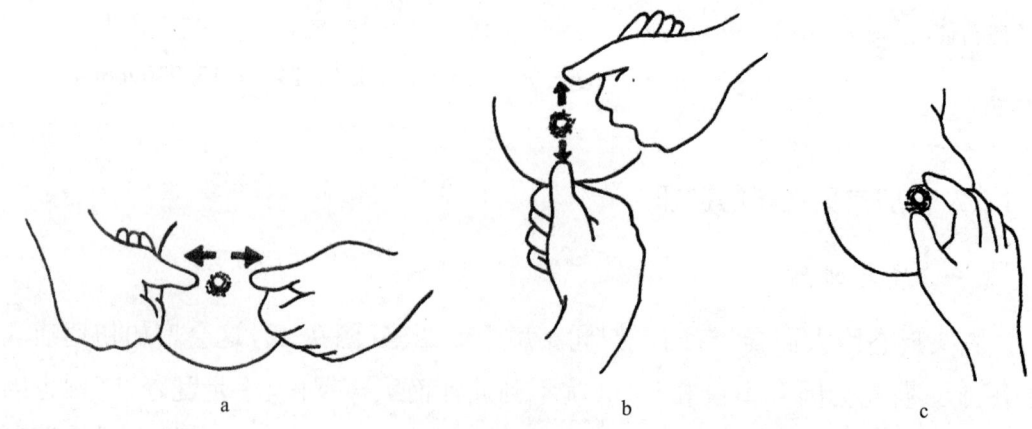

a　　　　　　　　　　　b　　　　　　　　　　　c

图 7-2　乳头凹陷纠正方法——手指牵拉法

第三步：捏住乳头向外牵拉。两手指（拇指和食指）于水平或垂直方向捏住乳头，向外持续或间断地轻轻牵拉乳头（图7-2c），每日2次，每次5分钟，双侧乳头交替进行。或者用一手托住乳房，另一手的拇指、中指和食指抓住乳头转动并向外牵拉，每日2次，每次重复10～20下。

（2）吸引法。

每天用吸奶器吸引乳头数次，利用其负压促使乳头膨出（图7-3）。

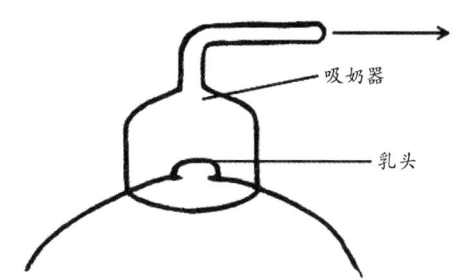

图7-3 乳头凹陷纠正方法——吸奶器吸引法

（3）针筒纠正法。

如没有吸奶器，也可用两副10毫升的注射器，两注射器的头部用细管连接，去除一副注射器的内栓，将空筒扣在产妇的乳头部，抽吸另一副注射器，将乳头吸出持续5分钟，去掉注射器，立即让婴儿含接吸吮，每次喂奶前均按此处理，直到乳头不再回缩。

注意事项：

（1）对暂时吸吮未成功的婴儿，切忌使用橡皮乳头，以免引起乳头错觉[①]，给吸吮成功带来更大困难。产妇应每天挤乳8次以上，用小杯或小匙喂养，同时训练婴儿吸吮乳头的口腔运动。

（2）继续在二次哺乳间隙佩戴乳头罩，以保护乳头。

（3）如果乳头仍然凹陷严重，则应及时就医治疗。

（二）乳头皲裂

开始喂奶的前几天，有些产妇会觉得乳头有些刺激，持续几秒后就会消失，这是正常现象。但如果感觉乳头疼痛始终不退，并逐渐加重，说明乳头上可能有裂口。对此要及时进行处理，减少细菌、病毒的侵入，以防乳房疾病的发生。

---

① 乳头错觉是指新生儿在母乳喂养之前是人工喂养等原因导致在进行母乳喂养时宝宝不含妈妈的乳头。

1. 症状表现

乳头表面有大小不等的裂口、溃疡或皮肤糜烂。有时沿着乳头基部发生裂痕很深的环状裂口，使乳头几乎从乳晕上脱落下来；哺乳时，疼痛难忍，宛如刀割。裂口中分泌物干燥则结成黄色痂皮，发生干燥性疼痛。严重时乳头可部分断裂，垂直的皲裂能使乳头分成两瓣。细菌、病毒可由乳头皲裂处进入乳房组织内，引起急性乳腺炎等乳房疾病。

2. 护理方法

（1）指导产妇要保持乳头局部卫生，用玻璃罩橡皮乳头或消毒纱布保护乳头，可减轻疼痛。

（2）叮嘱产妇内衣保持干燥，勤换洗，可使用溢乳垫，防止乳头被乳汁浸渍，保持乳头干爽。

（3）指导产妇哺乳前用温开水清洗乳头，哺乳后可挤一滴奶汁涂在乳头表面，晾干，也可在两餐喂奶间局部涂用10%鱼肝油。

（4）哺乳体位应交替，如一次为卧位，下一次则改为坐位。

（5）当乳头出现放射性小裂口时，应根据乳头的疼痛和裂伤程度选择不同的处理方式。轻度裂伤时可让婴儿先吸吮没有皲裂的一侧，再吸吮皲裂一侧的乳房。

（6）乳头皲裂严重、疼痛剧烈时，应暂时停止哺乳24～48小时，此时可将乳汁挤出或用吸奶器吸出，装入奶瓶再喂婴儿。

（三）乳房胀奶

胀奶是指发生在产妇产后几个月内，表现为胸部肿胀、敏感、发热、有肿块的一种生理状况。随着哺乳时间渐长，胀奶问题通常会自动缓解。但是有奶结或乳汁淤积时，胀奶情况就比较严重。缓解胀奶的方法通常有如下几种。护理师应根据产妇胀奶的原因及病情采取相应措施。

1. 勤哺喂

坚持让婴儿勤吮吸乳房，尽可能吸空乳房。这是实现乳汁供需平衡、让产妇远离胀奶最有效的办法。哺乳时应先喂感觉胀奶明显的那侧乳房。

2. 手工挤奶或借助吸奶器挤奶

若乳汁充足，哺喂后产妇仍感到奶胀且疼得厉害时，可指导其使用手动或电动吸奶器来辅助挤奶，排空乳房。

挤奶前,应对盛放乳汁的容器进行清洁消毒,并对乳房进行适当的按摩和热敷,从而促使乳腺扩张,为乳汁的顺利吸出做好准备。

(1)手工挤奶:产妇坐位,洗净并双手;将容器靠近乳房,双手拇指放在乳房上方,其他4指放在乳房下方,托住乳房。拇指、食指两指相对,压在乳晕下方的乳房组织上,轻轻向胸壁方向下压,将乳汁挤到容器中。

挤压时不可压得太深,反复一压一放,手指一定要固定,握住乳房。最初挤几下可能奶水不下来,可多重复几次。按照同样方法从各个方向压乳晕,尽可能使乳汁都被挤出。不要挤压乳头。一侧乳房至少挤压3~5分钟,再挤另一侧乳房,如此反复数次。反复进行,每次挤奶的持续时间20~30分钟。

(2)使用吸奶器:将洗净消毒过的吸奶器的喇叭口(漏斗)紧紧压在乳房上,不要让空气进入,轻柔地按压把手,将乳汁挤出来。

注意控制好吸奶器的压力,要从小到大,由慢到快,慢慢按压吸奶器把手,当感觉到乳头疼痛或者吸不出奶时,就不要继续了。使用完毕后,要将挤奶器热水浸泡或用微波炉消毒。

注意事项:挤出的母乳,常温可保存2小时;存储在冰箱的冷藏室(0 ℃~4 ℃),最多可保存8天;如果需要长期保存,可储存于冰箱的冷冻室。喂奶前应将母乳隔水(或用温奶器)温热至38 ℃~39 ℃即可。

3. 按摩

可在专业催乳师的指导之下协助产妇按摩乳房,以帮助疏通输乳管,促使皮肤肿胀减轻、消失。切忌野蛮按摩。

4. 宽大乳罩支托

对于肿胀、下垂的乳房,可使用柔软、宽大的棉质乳罩予以支托,以改善乳房血液循环、促进淋巴回流,保持输乳管通畅,减少乳汁淤积,减轻乳房胀痛感。

5. 注重饮食调理

保证产妇饮食清淡,忌油腻,最好不要饮用过多催乳汤水,进食高蛋白、高脂、高糖类食物也宜适量,以免乳汁分泌过于旺盛、浓稠,造成乳腺内结块,不易排出。

(四)产后乳汁分泌不足

产后乳汁分泌不足是指产妇在生产完后,不能正常分泌乳汁的现象。产后3~4天,乳腺仍然不充胀,无乳汁排出;或者产后数日虽有乳汁分泌,但量很少，不能满足婴儿的喂养；或者乳腺不充胀，较软，加压乳房仍无乳汁泌出，即使有乳汁排出，量少且为清稀状。

对于这种情况，护理师一是应加强产妇的营养，多给予高蛋白、高热量、易消化的食物，如鸡汤、鱼汤，少食或不食生冷、收敛酸涩的食物。二是应指导产妇尽早哺乳，或用吸奶器适当抽吸乳头，刺激乳头，促使乳汁尽快排出。三是应加强乳房护理，让产妇学会正确的哺乳方式。四是应加强对产妇的心理护理，指导产妇保持良好的心理状态，并保证其充足的睡眠和休息时间。

本节知识要点

1. 产妇乳房护理的要点。
2. 产妇乳头凹陷的哺乳方法、纠正方法及注意事项。
3. 产妇乳头皲裂的症状表现及护理措施。
4. 产妇胀奶的症状表现及护理措施。
5. 产后乳汁分泌不足的症状表现及护理措施。

第三节　产妇满月发汗

满月发汗一般是指产褥期最后一天的满月汗蒸，可通过专业的汗蒸仪器，再配合中药发汗汤，用以排出产褥期积留在体内的寒气，达到祛除月子病的效果。

生儿育女是女性一生中的大事，生产后的产妇由于筋骨表里大开，又因出血较多和体力消耗，体内正气不足，元气尚未恢复，身体抵抗力会下降很多，这时风寒暑湿等外邪便会趁机侵入人体，产褥期产妇筋骨逐步闭合，使风寒包入体内，难以排出，会出现头痛、腰背痛、全身关节痛、肌肉酸麻、疼痛、畏寒、怕冷等诸多月子症状，如不及时处理或治疗，会给产妇身体带来很大的影响，以后再治疗会更加困难。

一、作用功效

满月发汗有诸多功效，具体来说：

（1）排寒驱毒：使寒毒从体内彻底排出体外，全身表面皮肤红润，毛孔扩张，然后用外用中药制剂涂抹，药性可通过扩张的毛孔进入人体，从而达到清洁腠理,舒展机体,促进人体气血运行的功效。

(2)疏通风寒:可清热解毒、祛风除湿、疏通风寒,温通经络,迅速阻断发病环节,对产后头痛、腰背痛、全身关节痛、肌肉酸麻、疼痛、畏寒怕冷等产褥期诸多病症具有独特、良好的疗效。

(3)促进新陈代谢:促进血液循环,加速新陈代谢,使细胞的吞噬机能加强,平衡人体机能,以达到补气血、疏风寒、通络下乳、彻底排毒、燃烧脂肪、美化肌肤、舒缓压力、增强免疫力的作用。

二、前提条件

满月发汗虽然具有很多好处,但并不是适合所有产妇,不能随意发汗、过度发汗,否则会造成津液损耗,极易导致排尿、排便异常及乳汁分泌不足,甚至引起虚脱、中暑,严重者危及生命。满月发汗必须具备以下前提条件:

(1)产妇血色恶露排净(后期可能会有一些褐色或者分泌物颜色的话,但没有什么影响,可以正常做满月发汗)。

(2)产妇第一次发汗时间大概是产后 30、31 天的时候做最佳,如果在产后 30 天左右的时候恶露依然挺多的话,建议往后推迟,等血色恶露干净之后再汗蒸(一般产后 42 天进行)。

(3)产妇没有高血压、心脏病、糖尿病或血糖控制较好。

另外,满月发汗适应人群除了满月产妇,还可以是曾在月子中留下病根者;流产及引产者;产后想恢复身材者等人群。若产妇过饥过饱、处于生理期,也均不宜发汗。

三、操作方法

(一)传统的满月发汗方法

传统满月发汗进行前,护理师应指导哺乳产妇哺喂婴儿,并将乳房排空,同时做好物品准备:即墨老酒或者黄酒一瓶、姜一大块、枸杞 10 颗左右、红枣 7 颗、砂锅 1 个、吸汗效果好的纯棉内衣两身、纯棉袜子 1 双、帽子 1 顶、围巾 1 条、吸水性强的被单或毛巾被 1 床、被子两床、吸管杯 1 个。同时,要关闭门窗,关闭空调和电风扇,避免有风,保持适宜室温。

传统满月发汗的服务流程如下:

(1)铺床:床单上面最好铺一层吸水性较强的毛毯或毛巾被,最好毛毯下面

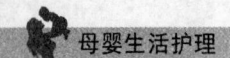

铺一层隔水层(比如婴儿的隔尿垫),防止床单、褥子被汗水浸湿,不好清洗。

(2)着装:发汗时,要让产妇穿上透气、柔软、吸汗的纯棉材质的睡衣或秋衣裤;脚穿纯棉长袜,头戴纯棉月子帽,寒冷季节建议带一围巾,防止颈部受风寒;忌穿紧身、不透气的衣服。

(3)煮汤:把一瓶黄酒或者即墨老酒倒入砂锅内,加入切好的姜丝还有枸杞红枣,大火煮开,然后改小火熬 10 分钟左右。若觉得辣不好喝可以适当放一些红糖(红糖最后放)。

(4)喝汤:让产妇坐在被窝里面趁热喝发汗汤,尽量一口气喝下,至少喝一大杯。

(5)捂汗:产妇发汗汤喝完后赶快让其躺下,先盖上一层吸水较强的毛毯或者毛巾被,然后再盖上被子,夏天的时候可以适量少盖一些,冬天可以盖两床。规则是全身上下除了眼睛其他地方都要盖严实,不要透风撒气。发汗前也要先备好替换的被子,当发汗的被子湿了后,及时更换干的被子,以免着凉。

(6)注意防止中暑:喝了发汗汤以后身体会由内而外的感觉发热,然后流汗不止。发汗时间不能太短,也不要太久,一般 15~20 分钟为宜。要陪伴产妇身旁,不要让产妇睡着,要随时给产妇补充水分(隔一会就要用吸管杯喂水一次)。密切观察产妇体征,防止产妇出现脱水、昏厥、中暑等不适。

(7)发汗结束:发汗结束后产妇会觉得浑身轻松,此时不要着急从被窝里面出来,要先减去一床被子,透气一下,让身体慢慢适应温度变化,更换下湿透了的衣服,穿上干爽的衣服。要注意保暖,避风寒,不要马上碰凉水、吃寒凉的水果,否则会起反作用。

(8)不要着急去洗澡:建议最好是第二天再洗个热水澡。发汗后即洗澡的话,因经络和毛孔的打开没有完全闭合,反而容易受凉。

注意事项:发汗结束以后两三个小时之内不能喂母乳。

(二)现代常见的满月发汗方法

传统的满月发汗方法虽然也能起到一定的效果,但是这样的做法既过时也不卫生,而且汗液并不能很好地排出。随着经济社会的发展和人们观念的转变,现在许多有发汗需求的产妇家庭都会请专业的月子发汗机构提供上门服务。发汗流程与上述流程大部分基本相似,可能有如下特别之处:

(1)在发汗前为产妇进行腹部、背部、肩部、四肢等全身的中医按摩,疏通经络,促进产妇身心放松。

（2）发汗汤的食材可由中医师根据产妇的需求和身体条件进行搭配，比如把即墨老酒或黄酒去掉，换成黄芪；加上人参（没有人参可用党参代替）等补脾益气的中药，以更好地调理产妇身体。

（3）在发汗环节，可在洗脚盆里加入热水，放入中药包（含有红花、艾叶、防风各50克等），对脚先熏后泡。同时，让产妇坐在密闭的防水汗蒸箱里，全身关节和四肢都暴露在箱中，将汗蒸箱通上电，通过中药熏蒸或者远红外线光波汗蒸（温度可根据产妇耐受度调节，45℃~65℃）的方法来达到使产妇出汗的效果。

（4）正常产妇发汗40分钟左右即可出透汗（具体时长可根据产妇出汗情况而定），如果感觉没有完全出汗的话可通过在水盆里添加热水、调高汗蒸温度等来进一步促进排汗。

（5）发汗后产妇不宜出门，应躺在床上，裹好被子进行第二次发汗，直至出透汗，期间也可做为其一些按摩。待产妇慢慢散完汗，擦去汗液换上干爽的衣物。

注意事项：剖腹产产妇伤口未愈合时切勿汗蒸，因为远红外线有加速血液循环的作用，如果伤口没有愈合会加速出血。另外，发汗后，待产妇恢复正常体温，无其他异常情况时即可按需哺乳。

本节知识要点

1. 满月发汗的功效。
2. 满月发汗的前提条件及适应人群。
3. 传统满月发汗的服务流程。
4. 现代满月发汗方法的特别之处。

第四节 产妇产后恢复操

产后恢复操，又称产褥体操。分娩后产妇的腹壁肌肉和骨盆底筋膜、肛门筋膜、阴道、臀部的肌肉都明显松弛；在给婴儿喂奶时，产妇的头、颈、肩也容易受累。另外，由于有"坐月子"风俗，一些产妇会按照风俗在家"坐月子"，但躺床上时间久了易致下肢血液循环不畅，发生静脉栓塞。因此，护理师应根据产妇的分娩情况和身体状况，指导其循序渐进地进行产后针对性锻炼，如呼吸运动、提肛运动、臀部运动、仰卧起坐等。

一、作用功效

分娩后的自然恢复是一个漫长的过程,而产褥体操对分娩后的恢复起到了很大的作用。

(1)弥补产妇在产褥期活动不足,缓解疲劳和压力,如抬头运动对防止头部、颈部和肩部劳累,缓解其压力有一定的作用。

(2)帮助产妇加强腹直肌力量,锻炼盆底肌肉。促进骨盆韧带排列恢复、腹部和骨盆肌肉群的功能恢复,帮助子宫收缩,促进生殖器官的复原,预防产后尿失禁、膀胱、直肠膨出和子宫脱垂。

(3)促进血液循环,预防血栓性静脉炎,如腿部运动,加强大腿肌肉力量。

(4)活动内脏,促进肠蠕动,增进食欲及预防便秘。

(5)帮助产妇收紧身体,消除水肿,恢复优美体形,逐步减轻体重,防止臃肿肥胖。

二、开始时间

产褥体操应根据产妇的具体情况进行,逐渐增加活动量,时间由短到长。一般顺产产妇分娩后第2天就可以开始做产褥体操,每1~2天增加一节,每节做8~16次。剖腹产的产妇要等伤口愈合后(产后第5天)再做产褥体操;阴道和会阴切开或有裂伤的产妇,在伤口恢复以前,应避免做促使盆底肌肉恢复的动作。

做产褥体操的时间最好选择清晨起床前和晚上临睡前,每次做10分钟左右。

三、常见的产后恢复操

(一)产后恢复操的流程

这里要讲的一种产后恢复操共有六节,见图7-4,具体做法如下:

第一节:深呼吸、缩肛运动:仰卧,两臂伸直平放于体侧,深吸气收腹,使腹壁下陷内脏牵引向上,收缩肛门,坚持3~5秒,然后呼气放松肛门,反复做5次。

第二节:伸腿运动:仰卧,两臂伸直平放于体侧,双腿轮流上举和并举,与身体成直角,再回原位,反复做5次。

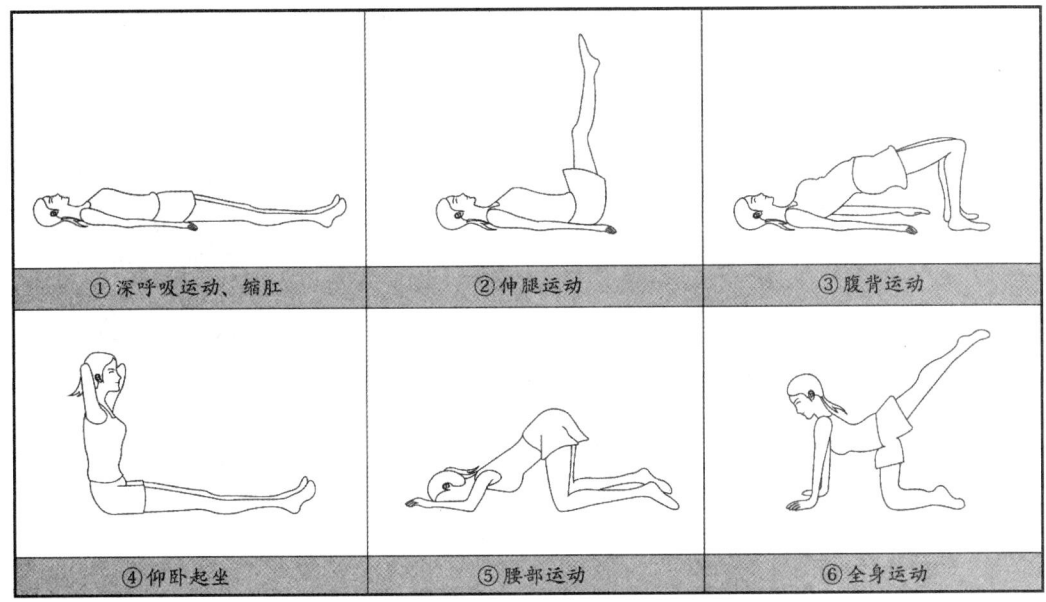

图 7-4 产后恢复操

注:该图及说明摘自:郑修霞. 妇产科护理学[M]. 北京:人民出版社,2009:73.

第三节:腹背运动:仰卧,髋与腿放松,分开稍屈,脚底平放在床上,尽力抬高臀部及背部,再回原位,反复做 5 次。

第四节:仰卧起坐:仰卧,双臂枕于头下,下半身不动,上半身坐起,与平面呈直角,再慢慢往后至平躺,反复做 5 次。

第五节:腰部运动:跪姿,双膝分开,肩肘垂直,双手平放床上;腰部进行左右旋转运动,正逆向各 5 次。

第六节:全身运动:跪姿,双臂支撑在床上,左右腿交替向背后高举,反复做 5 次。

(二)注意事项

(1)做产后恢复操时,应在身体条件许可时由护理师指导进行。必要时可戴上收腹带后再做。产妇身体状况不好时,如感冒发烧时,护理师叮嘱其不要做操。

(2)饭后不要马上做操。做操前应排尿、排便。在床上练习产褥操时,应先拿掉枕头、棉被,再做体操。

(3)室内空气要新鲜,室温适宜。产妇心情要愉快,轻装锻炼为宜。

(4)应从轻微的运动开始,逐渐增加运动量,以身体不过度疲劳为限,配合体力恢复。锻炼应持之以恒,每天坚持方可有效。

（5）剖腹产产妇在运动时，要注意不要拉扯到伤口，以免阻碍伤口的愈合。

小视频

产后恢复操

指导产妇做产后恢复操是母婴生活护理师必须掌握的基本技能之一。

想看视频就用手机扫描右边的二维码吧！

[扫一扫，看视频]

本节知识要点

1. 产后恢复操的作用功效。
2. 产后恢复操的开始时间。
3. 产后恢复操的操作步骤及注意事项。

第八章

专项服务二
——婴儿护理

对于婴儿的护理,除了喂水喂奶、大小便清理、洗澡、洗脸等日常护理外,还要应对其出现的啼哭、呛奶、黄疸、腹胀、尿布疹等各种状况,必要时需协助将婴儿送医就诊;同时,婴儿处于生长发育的重要时期,加强婴儿的运动、保健和早期训练,对于提高肢体协调能力,增强体质和免疫力,促进中枢神经系统及智力发育等具有重要意义。开展以上服务需要专业性较强的理论和实操技能,本书将之称为婴儿的专项服务。

婴儿专项服务主要包括常见症状护理、助医服务、新生儿抚触及被动操等服务内容。

第一节 婴儿常见症状的护理

由于特殊的生理特点,婴儿常见啼哭、红臀、湿疹等症状,本节主要介绍婴儿常见症状的护理措施。

一、啼哭的护理

对于刚出生不久尚无语言表达能力的婴儿来说,啼哭是他们唯一的语言,是表达需求和痛苦的主要方式(图8-1)。饥饿、尿布潮湿、衣被过紧或过热、寒冷、体位不适等都会引起婴儿哭闹,生病时更会哭闹不停。这就需要护理师对哭声进行仔细鉴别与正确判断,并给予相应的护理,必要时及时将婴儿送医检查,查明原因并及时处理。现将正常婴儿啼哭的原因及相应的护理措施总结如下。

（一）饥饿或口渴

（1）主要表现。哭声较短，声音不高不低，长短均匀，富有节律，同时可见婴儿头向左右转动，张开小嘴左右寻觅，碰到衣物或手指即有较强的吸吮力。

（2）护理措施。按需及时喂哺。若为人工喂养，喂奶时婴儿吃得急，可试着在两次喂奶之间给婴儿喂一点温开水，因为婴儿可能是口渴了。

（二）不适

（1）主要表现。常在吃完奶或睡醒后，可因尿布潮湿或体位不适引起大哭，哭声长短不一，高低不均，且不规则，常常边哭边活动臀部，两脚乱踢乱动。

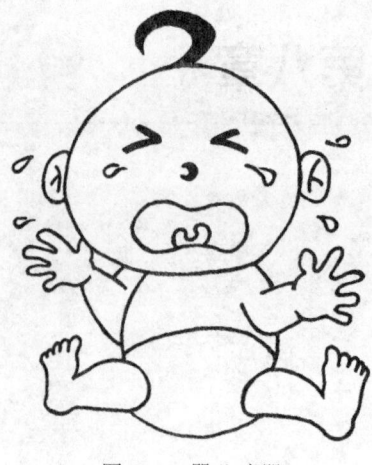

图 8-1 婴儿啼哭

（2）护理措施。及时更换干净的尿布或尿不湿，使其感到舒爽，停止哭闹。

（三）需要安全感

（1）主要表现。啼哭时面色红润，四肢活动自如，反射正常，哭声长短不一、高低不均，无节奏感，常哭哭停停，睁着眼睛左顾右盼，当大人走到其跟前时，啼哭就会停止，双眼盯着大人，一副着急的样子，但仍有哼哼声，嘴唇翘起。

（2）护理措施。这时需要将婴儿及时抱起（直立式拍嗝姿势），轻拍其背部，以给其抚慰和安全感。

（四）保暖过度及包扎过紧

（1）主要表现。婴儿大声哭叫，面红耳赤，全身出汗，四肢乱蹬乱伸，此时体温升高。

（2）护理措施。须立即为其松开衣被，改变体位，必要时更换内衣、尿布，用温水擦身，适量喂母乳，一般通过以上措施婴儿即可停止哭闹，情绪稳定，体温也会降到正常。

（五）不明原因的啼哭

（1）主要表现。一般在入睡前，或刚睡醒时，这种哭声比较低，双目时睁时闭，哭声断断续续。

（2）护理措施。此时可轻拍婴儿或轻声安抚一下，让婴儿感到有人在身边，此时婴儿会逐渐停止哭声而进入睡眠状态，或渐渐进入安静觉醒状态，显得特别机敏,精神饱满。另外,可用玩具、色彩鲜艳的图案等让婴儿注视,转移其注意力,短时间可让其忘记自己为什么哭。

(六)吃奶时边吃边哭

(1)主要表现。婴儿吸吮几口才吞咽,或婴儿每次吸吮后马上吞咽,偶有呛咳,数分钟后即出现啼哭,哭几声后再吃,反反复复。

(2)护理措施。前者除了感冒时鼻塞外,常需注意是否有母乳过少或奶嘴开口过小的情况。可在哺乳后加喂牛奶或适当将奶嘴开口加大,以挤压后奶汁流出顺畅为宜。后者则是母乳过多或奶嘴开口过大引起的,这时可指导产妇用拇指和食指轻轻捏住乳头,使乳汁流得慢些或更换奶嘴。

总之,日常护理过程中,护理师应密切注意观察婴儿的精神状态、面色、四肢活动及睡眠、吃奶、呕吐、大小便(胎便排解情况)等状况。若婴儿出现面色不好、不吃奶、少哭少动、嗜睡等异常情况,应向产妇及其家人建议立即送医就诊。

二、黄疸的护理

新生儿黄疸是指新生儿时期(出生28天内),由于胆红素代谢异常,引起血中胆红素水平升高,而出现以皮肤、黏膜及巩膜黄染为特征的病症,是新生儿最常见的症状之一。黄疸分为生理性黄疸与病理性黄疸,生理性黄疸是正常现象。但如果发现超过了生理性范围,要特别注意新生儿的肤色变化,必须注意是否有其他病变,如有病变及时就医。

(一)原因及症状

1. 生理性黄疸

(1)原因。与新生儿胆红素代谢特点有关,包括胆红素生成相对较多;肝细胞对胆红素的摄取能力不足;血浆白蛋白联结胆红素的能力差;胆红素排泄能力缺陷;肠肝循环增加。因此,60%足月儿和80%早产儿在出生后第1周可出现肉眼可见的黄疸。

(2)症状。在出生后2~3天出现,4~5天达到高峰,7~14天消退,早产儿持续时间较长,至出生后的第3~4周。除有轻微食欲不振外,无其他临床症状。

2. 病理性黄疸

(1)原因。常见的病因有新生儿溶血病、新生儿感染、胆道畸形、新生儿肝炎等,导致胆红素生成过多、肝脏胆红素代谢障碍、胆汁排泄障碍等。

(2)症状。若出生后24小时即出现黄疸,黄疸发展快,每日血清胆红素升高超过 5 mg/dL 或每小时 > 0.5 mg/dL;持续时间长,足月儿 > 2 周,早产儿 > 4 周仍不退,或伴有贫血、体温不正常、吃奶不好、呕吐、大小便颜色异常,甚至继续加深加重或消退后重复出现或生后一周至数周内才开始出现黄疸,均为病理性黄疸。

(二)护理措施

(1)密切观察黄疸变化,如果婴儿身体越来越黄,或者黄的部位越来越多,累及四肢或退而复现,或伴有其他症状,如精神和胃口都不好,出现体温不稳、嗜睡、容易尖声哭闹等状况,大小便颜色出现异常,就必须及时送医治疗,不能延误。

(2)尽量不要让居室太暗,窗帘不要拉得太严实,白天让新生儿接近窗户旁边的自然光,进行日光浴,第一次照射时间可以短一些,观察无反应后,再延长照射时间,注意不要直晒,以免晒伤。

(3)当明确为母乳性黄疸后,先不提倡停止母乳,可少量多次喂养,并按顺时针方向进行腹部按摩,以增加肠蠕动,必要时遵医嘱协助婴儿服用退黄中成药,促进胆红素的排泄。只有当血清胆红素水平超过 15 mg/dL 时,可暂停母乳喂养观察。

密切观察新生儿小便次数,一天排尿 6 次以上,体重持续增加,表明吃得足够。但还要观察新生儿以后的情况变化,如果黄疸退后又升高,说明有问题,一定要及时去医院检查。

(4)当血清胆红素达到 20 mg/dL,可遵医嘱协助给予光疗,一般不需要用白蛋白或血浆治疗。

(5)注意婴儿脐部护理;注意婴儿保暖,防止婴儿感冒,预防感染等疾病的发生,以免加重黄疸。

三、鹅口疮的护理

鹅口疮,俗称"雪口病",为白色念珠菌感染所致的口炎。新生儿口腔嫩薄,不耐邪热熏灼,容易发生鹅口疮。因此,护理师应注意新生儿口腔的清洁,加强其个人卫生。

(一)病因及表现

新生儿多由于分娩时产道感染或因哺乳时乳头不洁、奶嘴污染,导致感染鹅口疮。

本病初起,口腔黏膜出现乳白色、微高起的斑膜,周围无炎症反应,形似奶块。无痛,擦去斑膜后,可见下方不出血的红色创面。斑膜面积大小不等,好发于颊、舌、软腭及口唇部的黏膜,白色的斑块不易用棉棒或湿纱布擦掉。

在感染轻微时,白斑不易发现,也没有明显痛感,或仅在婴儿进食时有痛苦表情。严重时婴儿会因疼痛而烦躁不安、胃口不佳、啼哭、哺乳困难,有时伴有轻度发热。

受损的黏膜如治疗不及时,可不断扩大,蔓延到咽部、扁桃体、牙龈等,严重者可蔓延至食管、支气管,引起念珠菌性食管炎或肺念珠菌病,出现呼吸、吞咽困难,少数可并发慢性黏膜皮肤念珠菌病,影响终身免疫功能。甚至可继发其他细菌感染,造成败血症。

(二)护理措施

(1)指导产妇喂乳前后清洗双手,并用温水将乳头冲洗干净。一次喂乳不宜过饱。喂乳后再给新生儿喂服少量温开水。

(2)护理师每次护理前也应将双手洗净。新生儿奶瓶、奶嘴每次喂奶后应及时清洁消毒(煮沸消毒)。

(3)哺乳期产妇的饮食要清淡,忌辛辣、酒类等刺激性食品。

(4)密切观察新生儿口腔黏膜及舌面白屑的增减及吮吸情况。若见新生儿烦躁、口臭、流涎、便秘、吮吸时啼哭、呼吸困难时,应及时送医诊治。

(5)遵医嘱在婴儿口腔中涂药。涂药前不宜喂奶或喂水,最好在喂奶后冲洗口腔(用口腔含漱溶液)并涂药(如制霉菌素甘油或中药冰硼散),以免冲掉口腔中的药物。

另外,还可遵医嘱给婴儿服用维生素制剂,并多喂水,增强婴儿皮肤黏膜的抵抗力。如果涂药、用药后仍未见好转,应立即送医诊治。

四、呛奶的护理

婴儿咽奶时,由于咽喉软骨(会厌①活塞盖)运动失灵,没有把气管口盖严,奶汁误入了气管的现象称为呛奶。呛奶造成婴儿不适和哭闹,甚至诱发肺炎,或导致窒息,危及生命。对此,在哺喂时,护理师应注意预防婴儿呛奶,并在发生呛奶后及时妥善处理。

---

① 会厌在食道与气道交会处,会厌是这个交叉路口指挥食物和空气分流的一个特殊组织结构,好像一个带折叶的盖子,能灵活地掀开和盖住声门气管。

（一）原因及表现

当婴儿喝太多奶，或喝完奶后未排气；奶嘴孔过大，使得通过奶嘴的奶水量太多；喂奶或喝奶姿势不正确；婴儿感冒鼻塞、吞咽不协调；有胃食道逆流情形；吸吮能力较弱的早产儿、心脏病患儿等都容易呛奶。

呛奶时，轻者出现剧烈咳嗽或大哭，重者引发肺炎，甚至造成严重呼吸困难，导致窒息，可出现颜面青紫、全身抽动、呼吸不规则、吐出奶液或泡沫、鲜血、黑水等症状。

（二）护理与急救

当婴儿发生呛奶时，护理师应视症状轻重进行恰当的处理。如果呛奶后，婴儿呼吸很顺畅，可刺激其身体让他再使劲大声哭泣，观察婴儿哭泣时的吸气及吐气动作，看有无任何异常。如果婴儿不能把呛入呼吸道的奶咯出，会导致气道机械性阻塞而发生严重呼吸道困难缺氧，即称为"呛奶窒息"。此时则需争分夺秒进行抢救。

（1）如果只是轻微溢奶、吐奶，只需竖抱婴儿，手掌虚空轻拍其背部，婴儿自行调适呼吸及吞咽动作，排气打嗝，奶水不会吸入气管，后续密切观察婴儿的呼吸状况及肤色即可。

如果大量吐奶，首先，应迅速将婴儿的脸侧向一边，以免吐出物向后流入咽喉及气管。然后，把清洁手帕缠在手指上，伸入口腔中，直至咽部，将溢出的奶水快速清理出来，以保持其呼吸道顺畅，然后用棉棒清理鼻孔。

（2）如果婴儿呼吸困难，甚至脸色变暗、发紫，表示奶水可能已进入气管了，应立即让其面朝下，俯卧在大人膝上，一手扶托婴儿颈部，另一手掌心虚空，用力拍打婴儿背部两肩胛骨处5～6次（图8-2），促使其将呛入的乳汁咳出。并用口巾或餐巾纸擦净婴儿口鼻周围。

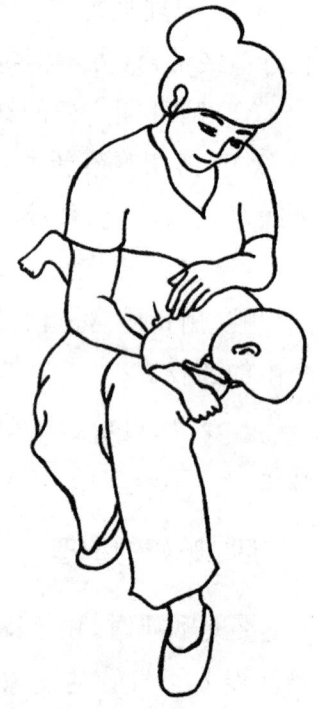

图8-2 婴儿呛奶的急救操作

如果婴儿出呛奶现窒息症状，则让婴儿平卧，头稍后仰，马上掐人中或捏、弹足底，使婴儿因疼痛而哭出声来，以利于将气管内的奶水咳出，帮助其呼吸，缓解呼吸困难。必要时拨打120急救电话,并进行人工呼吸(口对口)和心脏胸外按压。

对婴儿进行人工呼吸的方法:让婴儿仰卧,一手按压婴儿头部,使头部朝后仰,一手按压下巴朝上,深吸一口气对准婴儿口部将空气呼入,起身呼气,再次吸气、吹气。反复几次,并观察婴儿呼吸恢复情况。

(3)如果呛奶后经抢救,婴儿憋气情况明显缓解,呼吸很顺畅,最好还是拍打其足底或臀部,让其再用力哭,以观察哭时的吸氧及吐气动作,看有无任何异常,如果婴儿哭声洪亮,中气十足、脸色红润,则表示已无大碍。如果婴儿声音变调微弱、吸气困难、严重凹胸等,则应立即送医急救。

注意事项:勿将婴儿双脚抓起倒吊从背部拍打,因为这样不仅无法排出咽喉部的奶液,还可能造成颈椎受伤。应先畅通其呼吸道,再吹两口气,若气体无法吸入,则怀疑有异物堵住呼吸道。

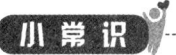

预防呛奶的方法

(1)喂奶时机适当:不在婴儿哭泣或欢笑时喂奶,不要等婴儿已经很饿时喂奶,因为婴儿会因吃得太快而容易呛奶。婴儿吃饱后不可勉强再喂,强迫喂奶容易发生意外。

(2)姿势体位正确:母乳喂养时,婴儿应斜躺在产妇怀里(上半身成30°~45°角),不要躺在床上喂奶。人工喂养的婴儿吃奶时更不能平躺,应取斜坡位,奶瓶底高于奶嘴,防止吸入空气。

(3)控制速度:产妇泌乳过快奶水量多时,用手指轻压乳晕,减缓奶水的流出。人工喂乳的奶嘴孔不可太大,倒过来时奶水应成滴而不是成线流出。

(4)注意观察:叮嘱产妇哺乳时,乳房不可堵住婴儿鼻孔,要边喂奶边观察婴儿的脸色表情。当婴儿嘴角溢出奶或口鼻周围变色发青时,应立即停止喂奶。对发生过呛咳婴儿,更应严密观察,指导产妇正确喂哺。

(5)排出胃内气体:喂完奶后,应将婴儿直立抱在肩头,轻拍婴儿的背部帮助其排出胃内气体,最好听到打嗝,再放婴儿在床上。床头宜抬高15°角,右侧卧30分钟,再平卧,不可让婴儿趴着睡,避免婴儿猝死。

(来源:http://youer.1kejian.com/yinger/huli/70636.html;部分内容有改动)

五、鼻塞的护理

婴儿鼻塞不一定是感冒引起的,应先设法弄清楚鼻塞的原因,然后再对症处理,下面是婴儿鼻塞经常出现的几个原因及护理措施。

(一)产生原因

(1)鼻腔会有少量分泌物。婴儿鼻腔的空间相对较小,空气通过较窄的地方会出现受阻的气流声;另外,正常情况下鼻腔内会有少量的分泌物,这些分泌物容易积在鼻腔内,形成鼻屎。由于以上两个原因,婴儿鼻音较重,感觉像鼻塞一样。

(2)急性鼻黏膜水肿。如果婴儿受到寒冷刺激,可能会出现急性鼻黏膜水肿,引起鼻塞。

(3)房间空气干燥。房间空气干燥可引起婴儿鼻塞。

(4)病理性原因:鼻孔先天性闭锁畸形、急性鼻炎、急性鼻窦炎、鼻息肉、鼻腔肿块等。

(二)护理措施

(1)对于鼻屎引起的鼻塞,可在鼻孔里滴一滴鱼肝油或生理盐水(也可滴一滴奶),使之软化,过一会儿婴儿打喷嚏便会把鼻屎带出来。

(2)注意给婴儿保暖。例如,提高室温,给婴儿增添衣被,可减轻冷刺激引起的鼻塞。另外,用温热毛巾热敷鼻子根部,可缓解鼻塞。

(3)室内使用空气加湿器,适当增加室内湿度,可缓解婴儿因空气干燥而引起的鼻塞。

(4)由于鼻塞,婴儿多改用口呼吸,同时还可伴有发烧、咳嗽、喉咙疼痛等症状,应及时就医,如因病毒感染导致的病症或其他疾病导致的鼻塞,应遵医嘱治疗。必要时给婴儿滴鼻药。

六、腹胀的护理

腹胀是新生儿期常见的症状,婴儿腹胀时,腹部充满气体,双腿上提,尖声哭喊。新生儿腹胀往往2周大时开始,到3个月大时才消失。发生疼痛多是在同一时间出现,一般以下午至晚上10点最常见。

(一)产生原因

(1)哭闹过度。婴儿哭闹时吸入太多空气而引起腹胀。

（2）喂奶方法不当。人工喂养时奶水没有完全充满奶嘴，而是留出上边的空间，使婴儿吃进很多空气。

（3）奶嘴不合适。奶嘴孔过大，奶水流速过快，让婴儿吃得太急，吞下去太多空气。

（4）奶水消化发酵。吃进去的奶水在消化道内发酵而产生气体。

（5）婴儿便秘。婴儿几天没有排便也会肚胀。

（6）新生儿腹肌发育及神经控制能力未成熟，且弹性组织缺乏，易使空气存留肠内，发生腹胀，并产生疼痛（无法自行排气）。

（7）由于疼痛不适及长时间哭闹更易导致吞入空气，更加剧疼痛，症状更厉害。

（二）腹胀分类

腹胀分为生理性腹胀和病理性腹胀。

（1）生理性腹胀：正常的新生儿，尤其是发育不成熟的早产儿，在喂奶后常有轻度或较明显的腹部膨隆，有时还会有溢奶现象，但无其他症状和体征，也不影响生长发育，婴儿安静，腹部柔软，摸不到肿块，排便正常，生长发育良好。生理性腹部膨隆可能与新生儿以腹式呼吸为主，消化道产气较多，肠管平滑肌及腹壁横纹肌薄弱、张力低下有关。

（2）病理性腹胀：腹胀明显，伴有频繁呕吐、精神差、不吃奶、腹壁较硬、发亮、发红，有的可见到小血管显露（医学上称为静脉曲张）、可摸到肿块；有的伴有黄疸，解白色大便、血便、柏油样大便，发热，有压痛感，合并呼吸急促，这些都是疾病的表现，严重而顽固的腹胀往往表示病情危重。

（三）护理措施

（1）改进哺乳方法，不要给婴儿吮吸空奶嘴，避免哭闹时喂奶。每次喂奶之后及时拍嗝。轻拍婴儿背部来促进打嗝，使肠胃内的气体由食道排出。产妇在哺乳期间，少食红薯等产气较多的食物。

（2）为婴儿按摩肚脐。双掌用力对搓，等掌心发热有烧灼感时，将一手或双手掌心按于婴儿腹部，以肚脐为中心顺时针按摩，按摩至婴儿要大便或排气为止。注意手法一定要轻柔。

（3）用棉花棒蘸取凡士林后，轻轻扩大肛门，以助排气或排便，可减轻腹胀。

(4) 密切观察婴儿腹胀情况,如出现病理性腹胀症状,应立即就医诊治。

七、尿布疹的护理

尿布疹俗称"红臀",是新生儿常见的皮肤病,主要是由婴儿臀部皮肤长时间在潮湿、闷热的环境中不透气造成。夏季是尿布疹的高发季节。

(一)产生原因

婴儿红臀常因护理不当造成。主要包括以下两个方面:

(1) 物理原因:潮湿、粗糙、不透气的尿布经常与皮肤摩擦;

(2) 化学原因:粪便及尿液中的刺激物质及一些含有刺激性成分的清洁液,会使婴儿臀部发红,婴儿常因此而烦躁哭闹、睡卧不安。

(二)症状表现

婴儿肛周及会阴处、臀部的皮肤发红,逐步扩散至尿布所覆盖的皮肤,严重者会出现丘疹、小水疱,甚至局部有渗液、糜烂,还可继发霉菌感染。

(三)护理措施

由于患尿布疹的婴儿局部疼痛和不适,常哭闹不安,应及早发现并妥善护理。

(1) 保持婴儿臀部清洁干燥,勤换尿布。婴儿每次大便后,应及时用温水擦洗其臀部、肛门周围及会阴部,并用柔软的干毛巾轻轻吸干,保持局部皮肤干爽、清洁,及时更换上柔软、清洁、消毒过的尿布。

(2) 经常为婴儿晾晒臀部。在气温或室温条件允许的情况下,可把尿布垫在婴儿臀下,让臀部充分暴露在空气中,每日2~3次,每次10~20分钟,一般1~2天红臀症状就能有所减轻。

(3) 局部涂抹鱼肝油。如果局部皮肤潮红并伴有皮疹,可涂消毒过的鱼肝油。

(4) 针对溃破皮疹,可及时送医。遵医嘱涂抹鱼肝油或鞣酸软膏,注意不能使用爽身粉或痱子粉,以免加重病情或延长病程。同时可遵医嘱对皮肤溃破糜烂处使用普通灯泡(100瓦)照射(距患处10~15厘米),一日数次,照射时要密切照看,以防婴儿烫伤。

(5) 针对继发性细菌感染,使用高锰酸钾溶液清洗。若有继发性细菌感染,可遵医嘱用 1∶5 000 高锰酸钾溶液冲洗婴儿臀部,擦干后涂抹相应的药剂。如果患处糜烂严重,或渗液发黄、发绿、有臭味,可能已经引发感染,应立即送医就诊。

八、痱子的预防和护理

痱子是夏季或炎热环境下婴儿常见的表浅性、炎症性皮肤病。因此护理师要注意做好痱子的预防和护理工作。

(一)原因及表现

当周围环境的温度过高、闷热时,皮肤会通过汗腺分泌调节身体的温度,但新生儿的汗腺功能发育不成熟、体温调节功能不全,大量的汗液不易蒸发,使角质层浸渍肿胀,汗腺导管变窄或阻塞,导致汗液潴留、汗液外渗周围组织,形成丘疹、水疱或脓疱。

肥胖或穿着过厚、过暖及过敏的新生儿,当室内通风不良时,更容易长痱子。痱子多发生在新生儿的颈部、腋窝、肘窝和胸背部、腘窝等褶皱处,常成片出现,有痒感。

(二)护理措施

(1)注意衣着。为婴儿勤换衣服,宜选择棉质、宽松的衣物,避免穿化纤类衣物,不要穿得过多、过厚,包得过紧。

(2)注意保持皮肤清爽。婴儿出汗多时,应及时用干毛巾擦干身体。为婴儿勤洗温水澡,洗澡水中可加入少许婴儿专用花露水,洗澡后擦干身体。

(3)居室应通风凉爽。居室温度适宜,既应注意保暖又不能过热,夏季居室应通风凉爽。

(4)多给婴儿喂水、翻身。应让婴儿多补充水分;婴儿入睡后,要勤给婴儿翻身,避免皮肤受压过久而影响汗腺分泌。尽量少抱婴儿,同时应避免婴儿搔抓,防止继发感染。

(5)肥胖婴儿遵医嘱特别护理。对于一些肥胖婴儿,其皮肤褶皱部位,如脖子、腋下、大腿内侧等,痱子常常变成"对磨疹",出现潮红一片,并伴有脱屑、湿润,甚至糜烂、皲裂,这时更应该特别注意,最好在医生指导下科学护理。

> **小常识**
>
> ### 婴儿身上的痱子，用它百用百灵
>
> 推荐一种对痱子非常有效的东西，苦瓜。可尝试以下两种方法，三个月内两三次，效果都很明显。
>
> （1）用半截苦瓜，煮一锅水，水开后 10～15 分钟即可，待水凉后给婴儿洗澡。
>
> （2）直接榨成苦瓜汁，洗澡后涂抹在痱子处。
>
> （来源：http://www.360doc.com/content/15/0814/21/1876811_491675449.shtml）

九、湿疹的预防和护理

婴儿湿疹也叫"奶癣"，是婴儿时期常见的一种过敏性皮肤病，湿疹有遗传倾向，以 1～3 个月大的过敏性体质，或肥胖、消化不良和喂牛奶的婴儿最为多见。

（一）产生原因

多为致敏物引起的皮肤过敏。饮食、环境中的一些致敏物均可引起婴儿湿疹，如海产品（鱼、虾）、牛奶、鸡蛋、花粉等。另外，湿疹还与婴儿皮肤娇嫩、皮肤角质层薄、毛细血管丰富、内皮含水及氯化物较多有关。机械性摩擦、肥皂、唾液、溢奶、环境等刺激也是主要诱因。

（二）症状表现

（1）好发时间：婴儿湿疹起病大多在出生后 1～3 月，6 个月以后逐渐减轻，1～2 岁以后大多数患儿逐渐自愈。一部分患儿延至儿童期。

（2）好发部位：双颊、头皮、额部、眉间、颈部、颌下或耳后，也可扩展到全身其他部位。

（3）湿疹症状：初起时为散发或群集的小红丘疹或红斑，逐渐增多，并可见小水泡，黄白色鳞屑及痂皮。瘙痒明显，搔抓后可引起糜烂、化脓、结痂，严重的可累及到头皮和整个面部甚至全身。如有继发感染可见脓疱，并局部淋巴结肿大，甚至发热等全身症状。严重影响婴儿的喂养和休息。

（三）护理措施

1. 衣物方面：婴儿衣物用品柔软干爽

（1）应给婴儿选择宽松、清洁、柔软、舒适的衣服，衣服、被褥均要用浅色的纯棉布制作，不要用丝、毛或化纤制品。

（2）婴儿的衣物、被褥、枕头要经常换洗，保持干爽。

（3）婴儿的衣被要根据季节适当增减，不要穿盖过多。

2. 喂养和饮食方面：母婴暂停刺激性、过敏性食物

（1）母乳喂养者，产妇应暂停吃可能引起过敏的食物，如鱼、虾等海产品。忌食辛辣刺激性食物，如辣椒、生葱、生蒜、酒等。应多吃新鲜蔬菜、水果、豆制品等。

（2）人工喂养者，应注意配方奶粉、牛奶等引起的过敏。

（3）有牛奶过敏且不能母乳喂养的婴儿，可把牛奶多煮开几次，改变其成分结构，减少致敏因素。奶内少加糖，或试用其他代乳食品，如羊奶等。

3. 洗浴护肤方面：保持婴儿皮肤的清洁、干爽

（1）温水洗浴。

给婴儿洗澡时，须用温水（36 ℃～38 ℃），不宜使用肥皂、香皂等刺激性洗浴用品，注意要将沐浴液冲净。患有间擦疹[①]的婴儿，要特别注意清洗皮肤的皱褶间。

洗澡后，及时擦干婴儿身上的水分，再涂上非油性的保湿润肤膏（婴儿专用低敏或抗敏护肤用品），以缓解瘙痒症状。对于涌出较多湿疹的婴儿，不宜过多清洗患部，避免加重湿疹。

（2）疮痂处理。

对于头发及眉毛等处结出的疮痂，可先在患处涂上消毒过的橄榄油，待油脂浸透疮痂后再轻轻擦洗。

（3）指甲修剪。

做好婴儿的手指清洁，经常为其剪指甲，防止其用手搔抓而继发感染。

[①] 擦烂红斑，别名褶烂、间擦疹，是皱褶部位的皮肤由于潮湿、温暖、摩擦等引起的急性皮肤炎症。好发于皱褶部位，如腹股沟、腋下、乳房下等，皮疹为红斑、丘疹，部分呈水疱，继而糜烂、渗出，边界清楚，悬附着花边样的浸软发白的鳞屑。

4. 环境方面:尽量减少过敏原

(1) 注意天气变化,避免婴儿皮肤暴露在冷风或强烈日晒下。

(2) 保持合适室温,避免婴儿过热、出汗,湿疹痒感加重。

(3) 室内要经常通风,不要在室内吸烟,室内不要放地毯,打扫卫生时最好湿擦,避免扬尘,或用吸尘器处理家里灰尘多的地方,如窗帘、框架等物品。

(4) 建议家里最好不养宠物,如鸟、猫、狗等。婴儿如对花粉过敏,室内应禁放鲜花等物。

5. 外用药方面:遵医嘱合理用药

对于婴儿湿疹,如果医生建议使用药膏的话,要按照医嘱合理用药,可用不含激素的外用药物。在湿疹发作时,不进行预防接种,以免发生不良反应。

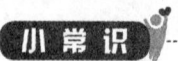

湿疹和痱子的区别

不同点	湿疹	痱子
外观	不管面积大小,看上去都是成片的,呈鳞片状,严重的时候会渗出黄色液体并且伴有脱屑	通常看上去界限分明,能很清楚地看到一个一个的小颗粒,严重时颗粒上会有白色脓头出现
手感	表面粗糙,摸上去没有明显的颗粒感,而是毛毛糙糙的,甚至可能带起皮屑,像皮肤表面覆盖了一层厚厚的痂	摸上去有很明显的颗粒感,颗粒表面平滑
发疹部位	通常不分季节,首先在脸上出现,之后可能蔓延到头皮、脖子、胸部、手肘、膝盖弯甚至更多地方	通常在炎热潮湿的季节,长在容易出汗的地方,如脖子、包尿布的部位、腋窝、胯部、臀部、胸部、腹部、大腿及皮肤有褶皱的地方。母乳喂养的婴儿如果在吃奶时脸部等部位皮肤挨着产妇的皮肤,也有可能长出痱子

(来源:http://blog.sina.com.cn/s/blog_730cedba0102w0zp.html)

十、脐疝的预防和护理

脐疝俗称"气肚脐",属于新生儿及婴儿时期的主要几种常见病之一。脐疝的发生,是由于婴儿脐部发育缺陷,脐环未闭合,或脐带脱落后脐带根部组织与脐环粘连愈合不良,在腹内压力增高的情况下,网膜或肠管即经脐部薄弱处突出而造成的。一般来说,早产儿由于身体发育机能弱,比其他足月生的婴儿更容易得脐疝气。

脐疝一般不会给婴儿带来疼痛和痛苦。绝大多数脐疝患儿不需要任何治疗，随着月龄增大、啼哭减少、腹肌增强和肚脐内收，在1岁左右即可自愈。在照顾婴儿的过程中，只要注意留意婴儿是否有不明原因的哭闹，并及时观察脐部凸起处是否有异常即可，一旦发现有不正常的反应，应立即送医诊治。

（一）观察与判断

可在给婴儿换尿布或婴儿睡觉时，注意观察婴儿的脐部外观。正常的脐疝，一般有以下表现：

（1）脐部呈半圆形的肿物隆起，大多如拇指头大小，质软，在肿物的下半可见到脐痕；

（2）肿物在婴儿啼哭、直立或运动等腹部用力时增大，安静及卧位休息缩小、下陷或消失；

（3）往下按压时，触感就像在戳一个没有充满的气球，而且能很顺利地往下按压，不会遇到任何阻力。

（二）预防与护理

（1）应设法降低患儿腹压。如尽量减少患儿哭闹；预防和治疗婴儿喘、咳病症，防止患儿出现便秘等。当婴儿哭闹时，应首先安抚，并判断哭闹是否是因为脐疝引起的。

（2）在给婴儿穿脱衣服、换尿布时，不必刻意避开患有脐疝的部位，只需做好护理，保持皮肤完整即可。平时可适当揉搓脐疝处，有助于恢复，不要用力过大，避免引发疼痛。

（3）如果脐疝较大，为了加快其愈合，可取一条宽9～10厘米的松紧带，两端缝合成一圆圈，取半只乒乓球，用布固定并缝在松紧带中心处，把制成的松紧带圈套在婴儿腰腹部，先将突出的脐疝内容物按回，将乒乓球凸面对准脐疝处，调整松紧带长度，使凸面对脐疝口产生一定的压力。压力应保持在既能保证肠子不再突出，而又不影响呼吸和吃奶为准，不宜过紧，以免引发脐炎。使用后每2～3小时检查一次，以防止皮肤压伤或擦伤。脐疝环在1.5厘米左右的，经1～2个月即能治愈。

值得注意的是，民间有人主张用硬币压迫或绷带扎紧，实际上效果并不理想，因为婴儿的腹部呈圆形，绷带过紧会造成局部皮肤坏死，所以还是应该用乒乓球压迫，这样既安全效果又好。

（4）密切关注婴儿脐疝情况，如果疝出的肿物变硬，按压时受阻，一触摸婴儿就哭闹，并常有呕吐，此时应及早带婴儿就医。

本节知识要点

1. 婴儿啼哭的原因及护理措施。
2. 婴儿生理性黄疸的症状表现及护理措施。
3. 婴儿鹅口疮的症状表现及护理措施。
4. 婴儿呛奶的症状和紧急救护措施。
5. 婴儿鼻塞的产生原因及护理措施。
6. 婴儿腹胀的症状表现及护理措施。
7. 婴儿尿布疹的产生原因、症状表现及护理措施。
8. 婴儿痱子的预防与护理措施。
9. 婴儿湿疹的产生原因、症状表现与护理措施。
10. 婴儿脐疝的观察与判断方法、预防与护理措施。

第二节 助医服务

这里的助医服务是指陪同产妇及其家人带婴儿就医、给婴儿喂药两项服务。

一、陪同就医

当婴儿出现身体不适迹象或发病症状时，护理师应及时陪同产妇及其家人带婴儿到正规医院，正确排队挂号，根据婴儿的发病状况，协助其到儿科诊室就医。陪同产妇给婴儿就医有以下注意事项。

（一）做好准备工作

（1）出门前，应与产妇做好沟通，明确其就医的相关内容，要提醒或协助其做好相关准备。带好婴儿的疾病诊疗本、检查报告单或病历，医疗证或保健卡以及合同医院的挂号证，以及足够的现金等。

（2）要提前做好往返交通安排，可与产妇事先协商、拟定计划。提前熟悉行走路线及沿途标志和方向，避免迷路。

（3）要提前了解当日的天气情况，并根据天气情况准备必要的路途用品，如雨伞、太阳帽、衣物、水壶、奶瓶等。出门前应让婴儿穿戴好,必要时戴上口罩,以防止病菌传染。

（4）挂专家门诊,需提前预约就医时间,按时间及时陪同产妇带婴儿就医;就医需要体检的,可为其提前预约好体检项目,并提醒其做好体检前的相关准备。

（二）途中注意安全

（1）抱婴儿行走时,要平稳,尤其注意斜坡或台阶;过马路时,要走人行横道,并要左右反复察看,确保安全后再通过。

（2）乘坐公共交通工具时,上下车时必须抱稳婴儿。

（3）若陪同产妇驾车前往,婴儿必须由专人抱稳坐在非副驾驶座位上;要遵守交通规则,平稳安全驾驶;到达医院后要在指定车位停车。

（4）到达医院后,要先安排产妇抱好婴儿坐稳休息,再去排队挂号、缴费。

（三）就医时有序高效

（1）明确就医科室所在位置后,协助产妇以就近路线到达相应科室接受医生诊断;

（2）若婴儿需进一步体检,应问清相应检查窗口的位置情况;安排产妇带婴儿休息,然后去缴费窗口缴费;再根据医生要求的体检项目,合理安排婴儿的体检顺序,尽量减少其走动或上下楼,避免引起其疲劳或不适。

（3）按照体检要求,协助产妇认真填写体检表和每张化验单,字迹要清楚,尤其是姓名,项目要填全。婴儿体检时,护理师应及时安抚,使其情绪稳定。随时注意婴儿的身体状况,如有身体不适,及时告知医生,以便医生有针对性地对体检项目进行调整;积极协助婴儿配合体检,使体检过程顺利进行。

（4）按照要求及时拿取婴儿的体检报告和化验单,并呈交给医生查看。

（5）医生在诊断时,应认真听取医生的诊断说明和医嘱,必要时用纸、笔记下相关内容。

（四）就医后注意事项

（1）如婴儿需要药物治疗,应问清具体取药窗口位置,安排产妇带婴儿休息后,拿医生所开处方到收费窗口缴费,再去相应的取药窗口拿药。现场须将药物种类、数量等与处方一一核对,如有错误,及时更换;注意药物的有效期,确保药物没有过期失效;并当场清点钱数或核对刷卡金额,确认无误后,拿好药物及相关票据、证件等方可离开。

（2）若婴儿身体无异常情况或所有诊断手续都办理完毕,应将婴儿的体检报告、化验单及其他随身物品收好,确保无遗漏后,陪同产妇带婴儿安全返程。

（3）严格遵照医嘱,正确给婴儿服用相关药物,不宜随意给婴儿用药(包括西药、中草药、中成药),同时协助产妇带婴儿定期体检或复查。

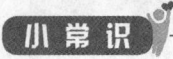

拨打120急救电话的要点

产妇或婴儿发生突发意外事件后,护理人员进行急救的目的是维持母婴的生命,防止身体状况恶化,为医务人员的到来赢得更多时间。在施行基本救助的同时,应学会正确拨打120电话,以免贻误抢救时机。

拨打急救电话时,应保持镇静,讲话清晰、简洁易懂。应准确告知接线人员伤患的姓名、性别、年龄、详细地址、紧急联系人姓名、联系电话;伤患患病或受伤的时间、目前的主要症状和采取的初步急救处理措施;报告患者最突出、最典型的发病表现;过去得过什么疾病、服药情况。并约定具体的候车地点,收拾好相关衣物及用品,在候车点准备接车。

（来源:http://www.sznsyy.net/Item.aspx?id=19202）

二、协助喂药

婴儿患病需要药物治疗时,护理师应协助产妇遵医嘱正确合理为婴儿喂药。喂药前,不宜给婴儿喂奶及喂水,要使婴儿处于半饥饿状态。这样既可防止恶心呕吐,又可因新生儿饥饿,便于药物咽下。

喂药时最好选择婴儿情绪稳定、无哭闹之时。应选在两次喂奶之间,或喂奶前30分钟到1小时,某些对胃有刺激的药物,应选在餐后1小时喂服,防止药物损伤胃黏膜。

喂药前,护理师应准备好相关物品:药剂(粉剂、水剂、片剂、胶囊制剂)、水杯(内存温开水)、围嘴、婴儿专用药杯(或奶瓶)、婴儿专用小勺、婴儿专用小毛巾或无刺激性纸巾;水剂另需准备量杯、吸管;片剂另需准备研钵;胶囊制剂需另备清洁剪刀。

喂药前,护理师还应核对药物,确保药物名称正确、药物在有效期内,明确药物使用方法和药物不良反应等。

第一步：取药。遵守医嘱，严格掌握剂量取药。

（1）粉剂。将药物倒入婴儿专用药杯中，按照比例加入温开水溶解，搅拌均匀。

（2）水剂。遵医嘱用量杯量取要求剂量的水剂，注意视线与刻度保持同一条水平线上。

（3）片剂。将药片用研钵研成细粉状，放入药杯中，再按照比例加入温开水溶解，搅拌均匀。

（4）胶囊制剂。目前婴儿用胶囊制剂主要是维生素 A 和维生素 D 胶囊，可将胶囊一端用清洁剪刀剪开，将药剂倒入温开水中混合。

第二步：喂药。在婴儿颈部垫上围嘴，将婴儿抱于怀中，用左臂托起其头部使其呈半卧位，左手拇指和食指轻轻按压婴儿双侧颊部或轻按婴儿下巴，让其张嘴，然后右手用小勺（或滴管）取少量药物，紧贴一侧嘴角，放入婴儿口腔黏膜和齿龈之间，慢慢喂入（图 8-3）。也可将药液放入奶瓶中喂服。

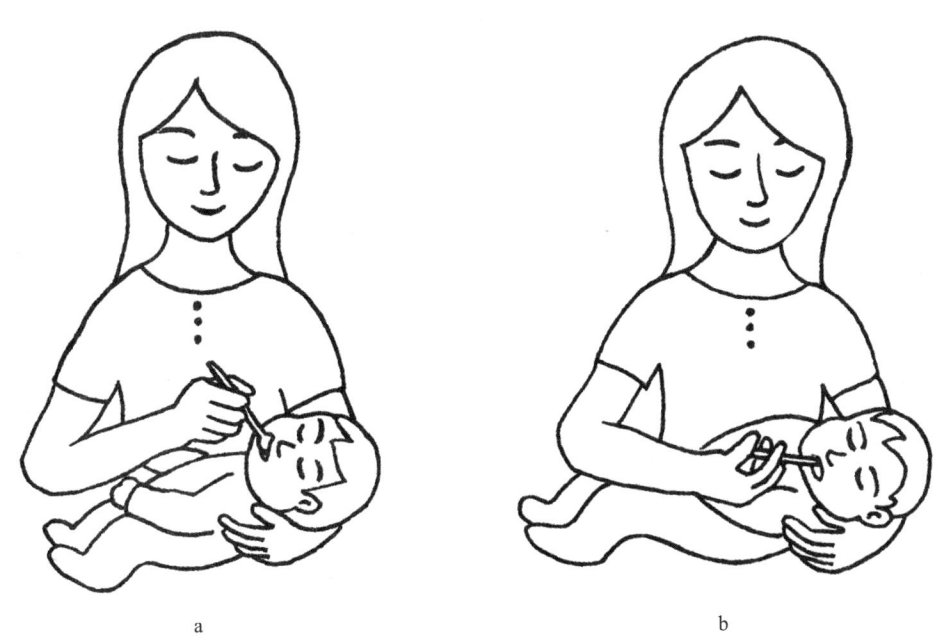

图 8-3　给婴儿喂药

粘在奶瓶或小勺壁的药，应加少量温开水冲净后再喂服。如果药量比较少，可将药粉粘在乳头或橡胶奶嘴上面，直接将其送入婴儿口中吮吸。切忌强行灌药，注意不要用捏鼻的方法使婴儿张嘴，也不宜将药物直接倒入婴儿咽部，以免将药物吸入气管，发生危险。若婴儿发生呛咳应立即停止喂药，并抱起患儿轻拍后背。

第三步：喂药后，待确认婴儿吞下药液后，再应继续喂少量（20～30毫升）温开水，将口腔及食道内积存的药物送入胃内；及时用小毛巾或纸巾擦干婴儿嘴部。喂药后应让婴儿侧卧并观察10～20分钟，若出现呕吐，遵医嘱根据呕吐量决定是否补服。喂药后不宜马上喂奶，以免婴儿发生反胃，引起呕吐，宜在喂药后1小时再喂奶。

注意事项：

（1）干糖浆和冲剂、散剂服药尽量用温开水送服。糖浆服用前摇均，遵医嘱服用。服止咳糖浆后不要立即喂水，因为留在口腔和咽部的药可以缓和刺激，减轻咳嗽。喂中药汤剂时，煎的药量要少一些，以半杯为宜，加糖调匀，放温后倒入奶瓶服用，一天的量分3～6次喂完。

（2）要严格掌握剂量。因新生儿肝、肾等脏器的解毒功能尚未完善，若用药过量发生中毒。

（3）有时婴儿用药剂量很小，为了便于准确掌握剂量及减少服药时有效成分的损失，可先将所服用的药物与钙片等对机体无明显影响的药物一同研碎、混匀，然后再分出应服用的剂量。

（4）最好不要将药物与乳汁、奶粉混合，因两者混合后可出现凝结现象或降低药效，严重的可能影响婴儿食欲。

本节知识要点

1. 陪同产妇带婴儿就医前的准备工作。
2. 就医途中的安全注意事项。
3. 如何保证就医过程有序高效。
4. 协助婴儿就医后的注意事项。
5. 给婴儿取药和喂药的方法及操作。

第三节　婴儿运动、早期训练及保健

在婴儿的身心发展过程中，肢体运动能力发展与其他智能发展有密切关系。运动智能是婴儿在生命的成长过程中最先得到发展的智能。本节婴儿运动是指新生儿抚触、婴儿被动操、婴儿游泳和婴儿大动作技能训练。

另外，婴儿各项感知觉发展也都具有很大的潜力。因此，本节还会介绍婴儿感知觉训练的知识。除此之外,最后还介绍了新生儿三浴护理的保健知识,供护理师学习。

一、新生儿抚触

抚触是通过抚触者的双手对新生儿皮肤进行有序的、有手法技巧的科学抚摸,让大量温和、良好的刺激通过皮肤感受器传到婴儿中枢神经系统,以产生积极生理效应的操作方法。

每天给新生儿进行科学、系统的抚触,可刺激新生儿的神经系统,提高智力水平;可促进皮肤血液循环,增强免疫力;可增进食物的消化和吸收,有利于新生儿的生长发育;可帮助平复新生儿暴躁情绪,减少新生儿哭闹,增加睡眠,并改善睡眠质量;还有利于培养新生儿良好的性格和心理素质[①],促进母婴情感交流等。

(一)婴儿抚触注意事项

1. 抚触时间

抚触宜选在两次喂奶之间,或沐浴后或为其穿衣服时,婴儿睡前清醒、情绪稳定时进行,切忌在婴儿刚吃完奶、饥饿、疲劳、哭闹、身体不适时抚触,否则不但不能让婴儿享受抚触的快乐,反而让他(或她)对此很反感。另外,由于婴儿的注意力不能长时间集中,因此抚触时间可从5分钟开始,然后逐渐延长到15~20分钟,每天2~3次,每个动作不宜重复过多,每个动作做4~6次即可。

2. 抚触力度

按摩手法要轻,动作尽量轻柔,等婴儿慢慢适应后,再逐渐加力。通常抚触力度的标准:做完后如果婴儿皮肤微微发红,则表示力度正好;如果皮肤不变颜色,则说明力度不够;如果只做了两三下,皮肤就红了,说明力量太强。

3. 抚触环境

抚触时,确保环境清洁、安静,不受打扰,可放一些轻柔的音乐,帮助婴儿放松。注意室内的照明,避免刺激的光源。

4. 抚触过程

护理师抚触时,不要强迫婴儿保持固定姿势,要注意与婴儿进行语言和

---

① 心理学研究发现,有过婴幼儿期抚触经历的人在成长中较少出现攻击性行为,喜爱助人,合群。

眼神的交流沟通,增进感情;密切观察婴儿的行为反应,如有异常应立即停止操作。

5. 抚触安全

婴儿的脐痂未脱落时,腹部不要进行按摩,等脐痂脱落后再按摩。勿将润肤液直接涂在婴儿身上,以免润肤液误滴入婴儿眼内。

(二)抚触的操作流程

1. 准备工作

(1)护理师双手洗净,指甲要短,无倒刺。

(2)护理师打开包被,脱去婴儿衣服,将2～3滴婴儿润肤油倒入掌心,轻轻摩擦以润滑、温暖双手。

(3)关闭门窗,室温保持在26 ℃～28 ℃。

2. 操作流程

婴儿抚触的顺序:头部→胸部→腹部→上肢→下肢→背部→臀部。具体操作如下:

(1)面部。

第一步,婴儿呈仰卧位。护理师用双手拇指指腹从鼻根处,交替自下而上轻轻按摩至眉心(图8-4)。

第二步,从眉心上缘一指处,用双手拇指指腹沿眉弓向外推压至太阳穴(图8-5)。

第三步,双手拇指指腹自下颌正中,向外上方滑动至耳根部,划出一个微笑状(图8-6)。

在面部抚触时,可说一些婴儿抚触语,例如:小脸蛋,真可爱,阿姨摸摸更好看。

注意事项:面部抚触的这些动作,可以舒缓脸部因吸吮、啼哭及长牙所造成的紧绷。

(2)头部。

第一步:婴儿呈仰卧位。护理师先用左手扶稳婴儿的头颈部,右手从婴儿的前额正中发际向上、后轻轻按摩至第七颈椎处(避开囟门)(图8-7)。

第二步:护理师用右手从前额右鬓角处向后轻轻按摩至后发际。

第三步:护理师用右手沿右耳郭自上而下轻轻按摩至耳垂处(图8-8)。

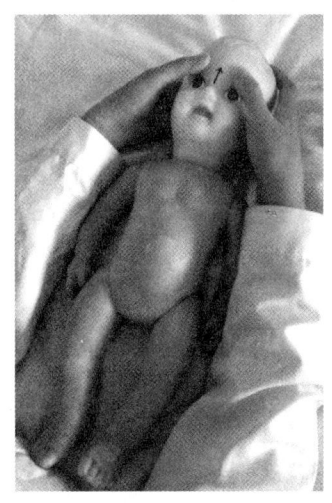
图 8-4　鼻根→眉心的按摩

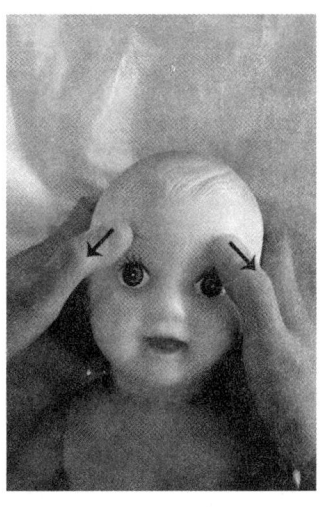
图 8-5　眉心→太阳穴的按摩

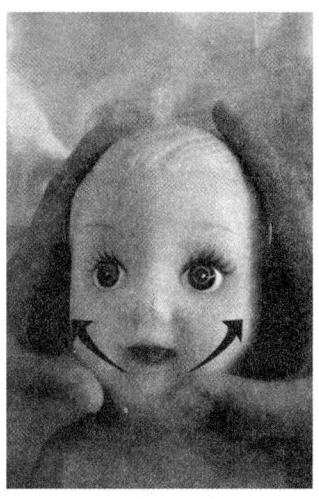
图 8-6　下颌中央→太阳穴的按摩

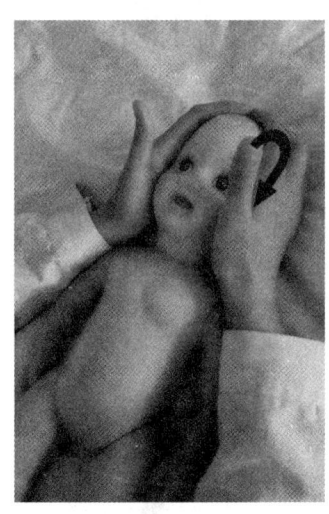
图 8-7　前额正中发际→第七颈椎处的按摩

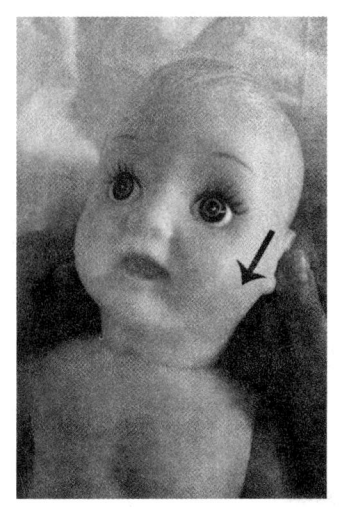
图 8-8　右耳郭耳轮→耳垂的按摩

第四步：对侧用同样手法（再用右手拖住婴儿的头固定好）进行按摩。

按摩耳部时，可类似小儿推拿法用拇指和食指轻轻按压耳朵，从最上面按到耳垂处，反复向下轻轻拉扯，然后不断揉捏。按揉耳朵的过程中，可以说些婴儿抚触语，例如：小耳朵，拉一拉，阿姨说话宝宝乐。

注意事项：按摩头部有利于婴儿大脑发育，提高智力；每天摸摸耳朵，对听力和免疫力也都有好处。

（3）胸部。

第一步：婴儿呈仰卧位。护理师将双手放在婴儿肋骨下缘两侧，左手上提，用手指向上滑向婴儿左侧肩，注意避开婴儿的乳头（图8-9）。

第二步:护理师用右手以同样手法做对侧(图 8-10),在胸部划一个大的交叉。

护理师可边抚触边念:"摸摸胸口,真勇敢,宝宝长大最能干!"

注意事项:婴儿胸部抚触的这个动作可以增强心肺功能,顺畅呼吸循环。

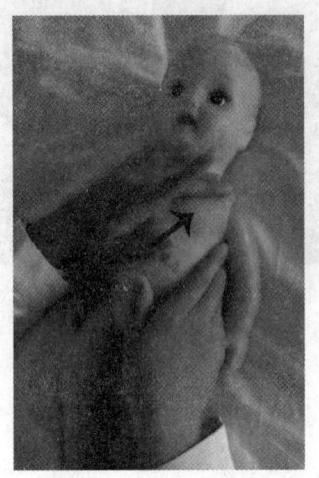 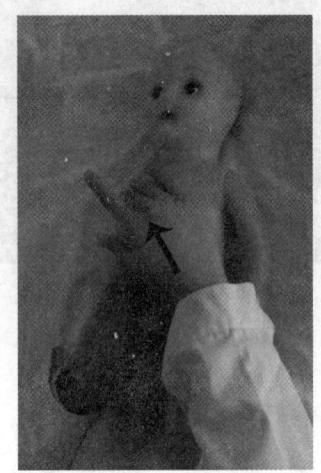

图 8-9　肋骨下缘右侧→左侧肩部的按摩　　图 8-10　肋骨下缘左侧→右侧肩部的按摩

(4)腹部。

婴儿呈仰卧位。护理师放平手掌,双手手指交替沿婴儿结肠方向,自婴儿右下腹→上腹部→左下腹轻轻地顺时针画半圆,注意避开婴儿的脐部(图8-11)。

按摩腹部时,动作要特别轻柔,要小心避开脐带。画圈要沿顺时针方向进行,和肠的蠕动方向保持一致。做腹部按摩时要注视婴儿的脸,观察婴儿是否有不舒服的反应,是否感到疼痛。要和婴儿交流,可边抚触边念:"小肚皮,软绵绵,宝宝笑得甜又甜。"

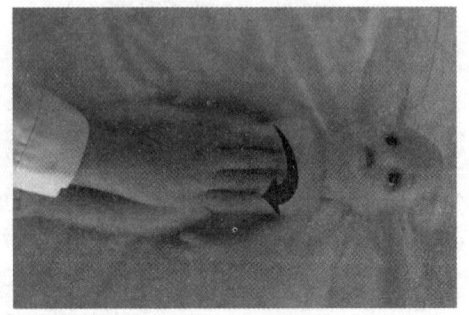

图 8-11　腹部按摩

注意事项:腹部抚触的动作可增加腹肌和肠平滑肌的血流量,增加胃肠内壁肌肉的张力及淋巴系统功能,使胃肠等脏器的分泌活跃,从而增强对食物的消化、吸收和排泄,明显改善大小肠的蠕动功能,可起到利于排泄的作用,防止和缓解便秘。

(5)上肢。

婴儿呈仰卧位。护理师一手托住婴儿的小手,另一手(虎口向下)自肩部向手腕处滑行,从近端向远端分段轻轻挤捏,从肩部挤捏到手肘(图 8-12a),再从手肘挤捏到手腕(图 8-12b),两手交替进行。同样手法抚触对侧上肢。

按摩时应自如地转动婴儿手腕、肘部和肩部的关节。不要在关节部位施加压力。允许婴儿自由活动。可边抚触边念:"阿姨搓搓小手臂,宝宝长大有力气。"

注意事项:上肢抚触可以增强手臂和手指的灵活反应,增加运动协调功能。

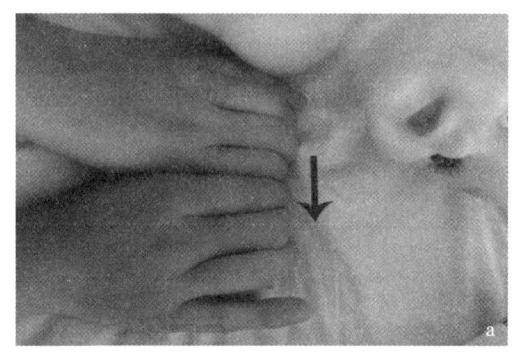
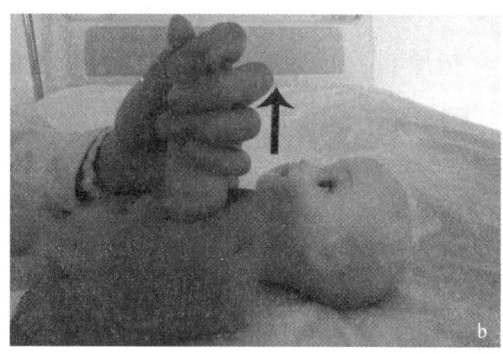

图 8-12 上肢按摩

(6)手部。

婴儿呈仰卧位。

第一步:手掌。护理师用双手拇指指腹自婴儿的手掌根部向上交替抚触至指根部(见图 8-13a),同法按摩另一侧手掌。

第二步:手背。护理师将双手拇指放于婴儿的手背,双手手指自婴儿的手背由下向上交替抚触,同法按摩另一侧手背。

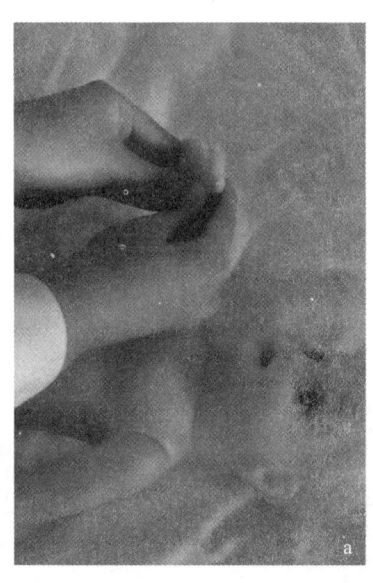
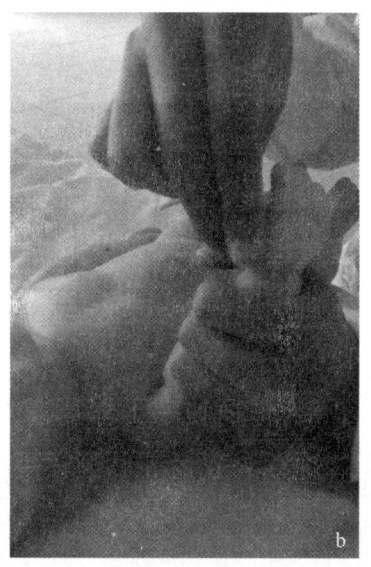

图 8-13 手部按摩

第三步：手指。护理师一手扶托婴儿的手掌，另一手用拇指、食指和中指自婴儿每根手指根部轻轻抚触至指尖（图 8-13b），同法按摩另一侧手指。

（7）下肢。

婴儿呈仰卧位。护理师一手托住婴儿的小脚，另一手自婴儿髋部沿大腿、膝盖向下捋至踝部，两手交替分段进行，先从髋部向下沿大腿挤捏至膝盖（图 8-14a）；再从膝盖向下沿小腿挤捏至踝部（图 8-14b）。同样手法抚触对侧下肢。

按摩过程中，婴儿可能会踢脚，鼓励婴儿协调自由运动是按摩的目的之一，所以不要限制婴儿的这种反应。可边抚触边念："宝宝会跑又会跳，爸爸妈妈乐陶陶。"

注意事项：腿部抚触可以促进腿部的血液循环，疏通经络，促进骨骼的发育，提高触觉的敏感性。

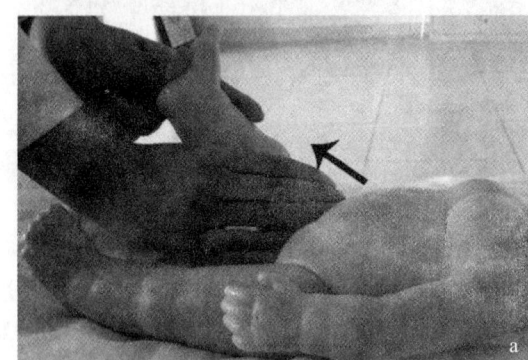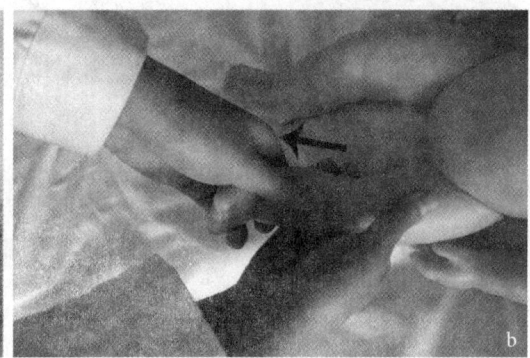

图 8-14 下肢按摩

（8）脚部。

婴儿呈仰卧位。

第一步：脚心。护理师一手托住婴儿的脚后跟，另一手四指聚拢在脚背，用大拇指指腹从脚根部向上轻轻揉至脚趾根部（图 8-15a）。

第二步：脚背。护理师双手拇指指腹自婴儿脚背由下向上交替抚触（图 8-15b）。

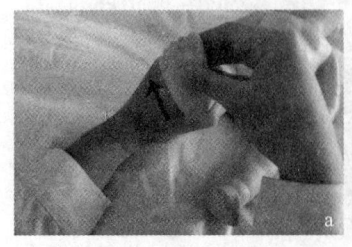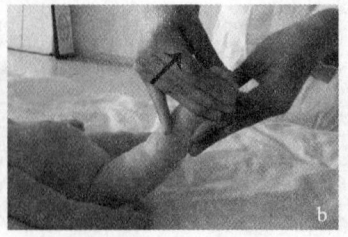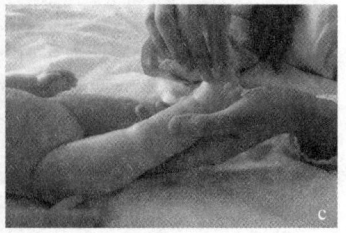

图 8-15 脚部按摩

第三步:脚趾。护理师一手托住婴儿的脚后跟,另一手用拇指、食指和中指轻轻揉捏婴儿的每个脚趾(图8-15c)。

护理师可边抚触边念:"阿姨给你揉揉脚,宝宝健康身体好。"

注意事项:脚部抚触可以让婴儿安然入睡,而且也较少哭闹;促进其血液循环,增强其感知能力。

(9)翻身。

护理师双手抱紧婴儿双腋下,缓慢将婴儿转动成俯卧位,放下时应让其先脚着床面,之后胸着床面,最后是头放在床面上,头偏向一侧(图8-16)。

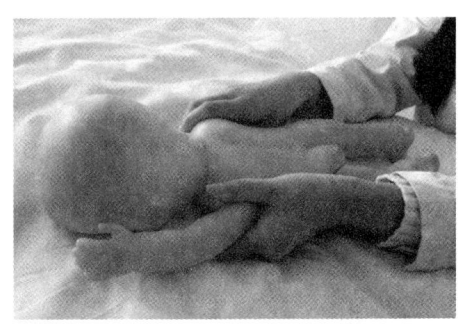

图8-16 翻身

(10)背部。

第一步:婴儿呈俯卧位。护理师双手掌并拢,放在婴儿的肩部,以脊椎为中线,双手向下划平行线至婴儿的骶骨(图8-17a)。

第二步:护理师一手扶住婴儿,用另一手的食指、中指、无名指自婴儿的颈部轻轻滑至骶骨(图8-17b)。

第三步:护理师将双手大拇指平放在婴儿脊椎两侧,其他手指并在一起扶住其身体,拇指指腹分别由中央向两侧轻轻抚摸(图8-17c),从肩部处移至尾椎(图8-17d)。

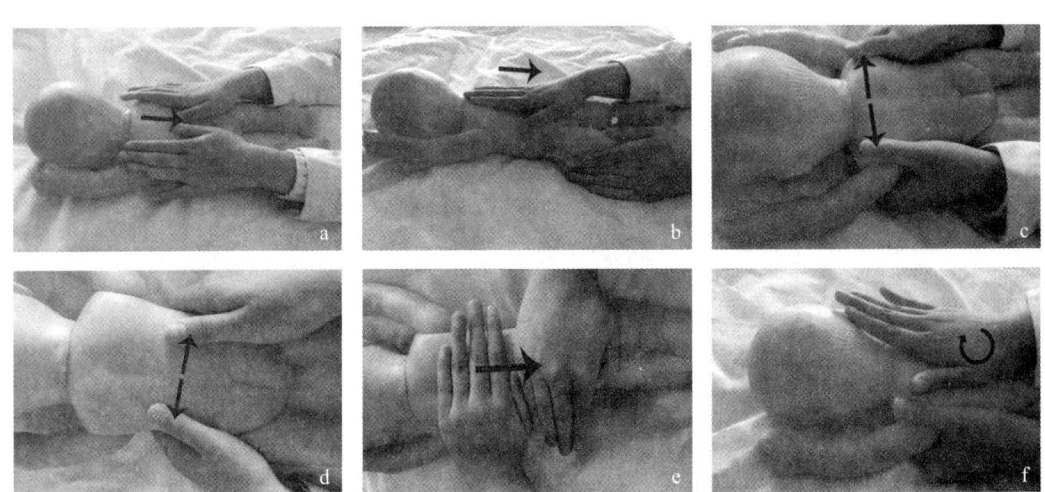

图8-17 背部按摩

第四步:护理师两手分别五指并拢,平掌横放在婴儿背部,手背稍微拱起,力度均匀地交替从婴儿脖颈抚至臀部(图 8-17e)。

第五步:护理师一手扶住婴儿身体,另一手用手掌的大鱼际轻揉婴儿臀部(图 8-17f)。

护理师在抚触时可说:"给你拍拍背,宝宝背部直不怕累。"

注意事项:背部抚触在婴儿做 1~2 个爬行动作时即可使用。这个动作可以舒缓背部肌肉,可促进局部血液循环,改善脊神经营养。

(11)结束。

抚触结束后,护理师应将婴儿轻轻翻身呈仰卧位;为其穿好衣服,打好包被,安置好婴儿;最后护理师要洗净双手,开窗通风。

注意事项:抚触按摩具有发汗的作用,经历过整套按摩后,婴儿体内会丧失一部分水分,此时,可补充母乳或温开水。需要注意的是,奶粉不易消化,在按摩前后 30 分钟内不宜喂食。

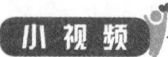

给新生儿抚触

给新生儿抚触是母婴生活护理师必须掌握的基本技能之一。

想看视频就用手机扫描右边的二维码吧!

[扫一扫,看视频]

二、婴儿被动操

婴儿被动操是在家长或者护理师的帮助下对婴儿进行身体活动的体操,被动操适用于 1~3 个月的婴儿。通过做被动运动,不仅可以促进婴儿体格的生长发育,使其大脑、神经系统、肌肉等得到锻炼,还可以帮助和促进婴儿动作的发展。

操作前,护理师应温暖双手,关闭门窗,室温保持在 26 ℃~28 ℃。婴儿被动操的步骤如下。

(一)上肢运动

预备姿势:让婴儿仰卧,护理师双手握住婴儿的双手,把拇指放在婴儿手掌内,让婴儿握拳(图 8-18)。

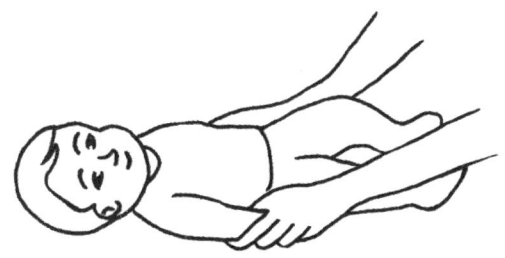

图 8-18 预备姿势

第一节：两手胸前交叉。

（1）护理师带动婴儿两臂左右张开（图 8-19a）。

（2）护理师带动婴儿两臂胸前交叉（图 8-19b）。

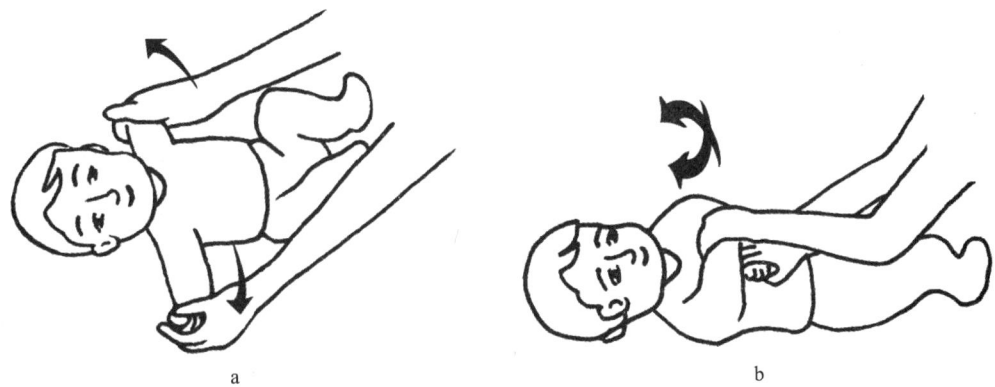

图 8-19 两手胸前交叉

第二节：伸屈肘关节运动。

（1）护理师右手扶住婴儿左侧手臂，左手握住婴儿右手，向上弯曲右臂肘关节（图 8-20a）。

（2）还原。

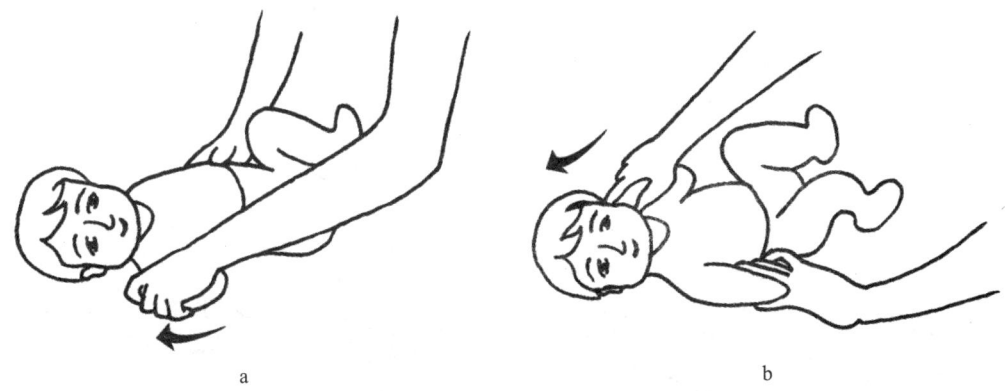

图 8-20 深屈肘关节运动

(3)护理师左手扶住婴儿右侧手臂,右手握住婴儿左手,向上弯曲左臂肘关节(图8-20b)。

(4)还原。

第三节:肩关节运动。

(1)护理师左手握住婴儿右手,由内向外做圆形的旋转肩关节动作(图8-21a)。

(2)护理师右手握住婴儿左手,做与右手相同的动作(图8-21b)。

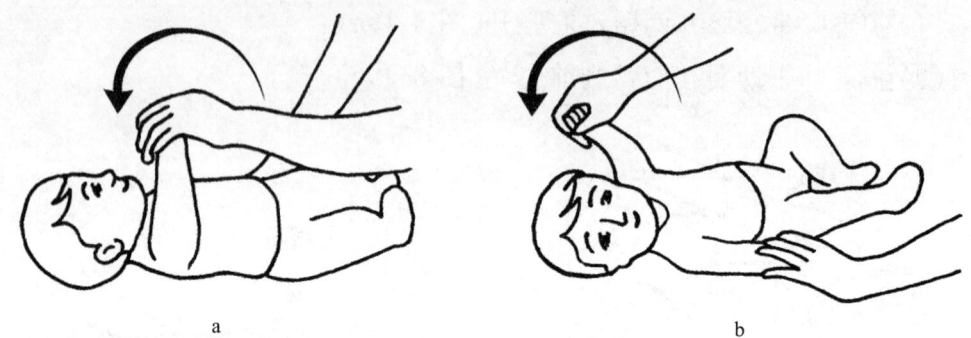

图8-21 肩关节运动

第四节:上肢运动。

(1)护理师双手握住婴儿的双手,带动其双手向外展平(图8-22a)。

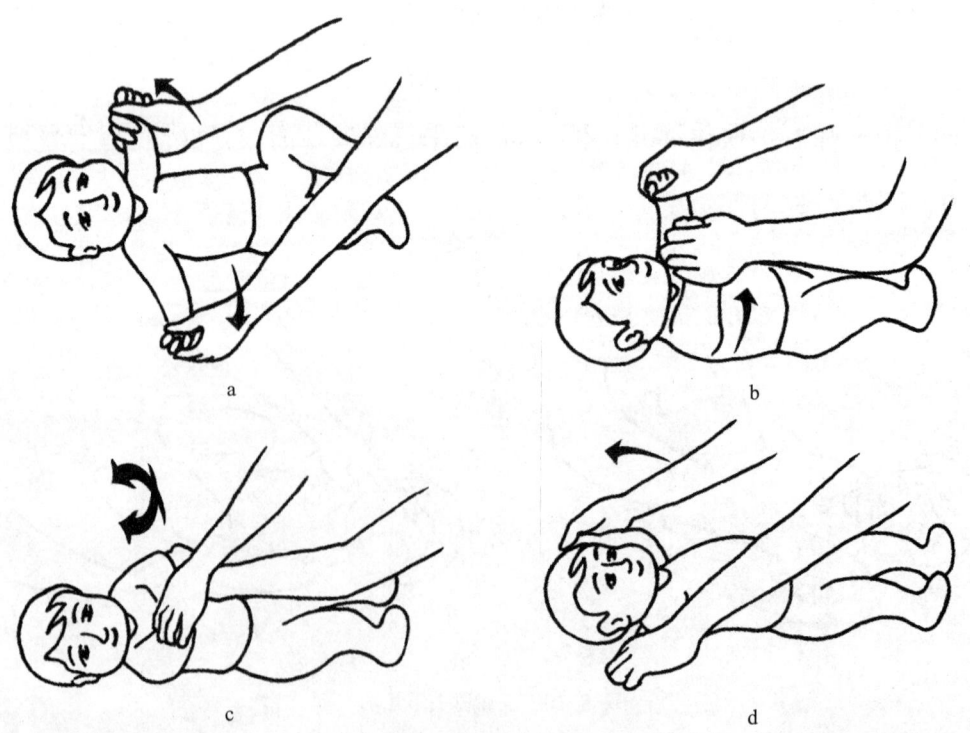

图8-22 上肢运动

（2）护理师双手握住婴儿的双手，带动其双手向前平举，掌心相对，距离与肩同宽（图8-22b）。

（3）护理师双手握住婴儿的双手，带动其双手胸前交叉（图8-22c）。

（4）护理师双手握住婴儿的双手，带动其双手向上举过头，掌心向上，动作要轻柔（图8-22d）。

（5）还原。

（二）下肢运动

第五节：伸屈趾、踝关节运动。

预备姿势：婴儿仰卧，护理师左手握住婴儿脚踝，右手握住其脚掌，把拇指放在婴儿脚背脚趾头处。

（1）护理师右手屈伸婴儿右侧5个脚趾（图8-23a）。

（2）护理师右手向下屈曲右侧踝关节（图8-23b）。

（3）作左侧动作（图8-23c）。

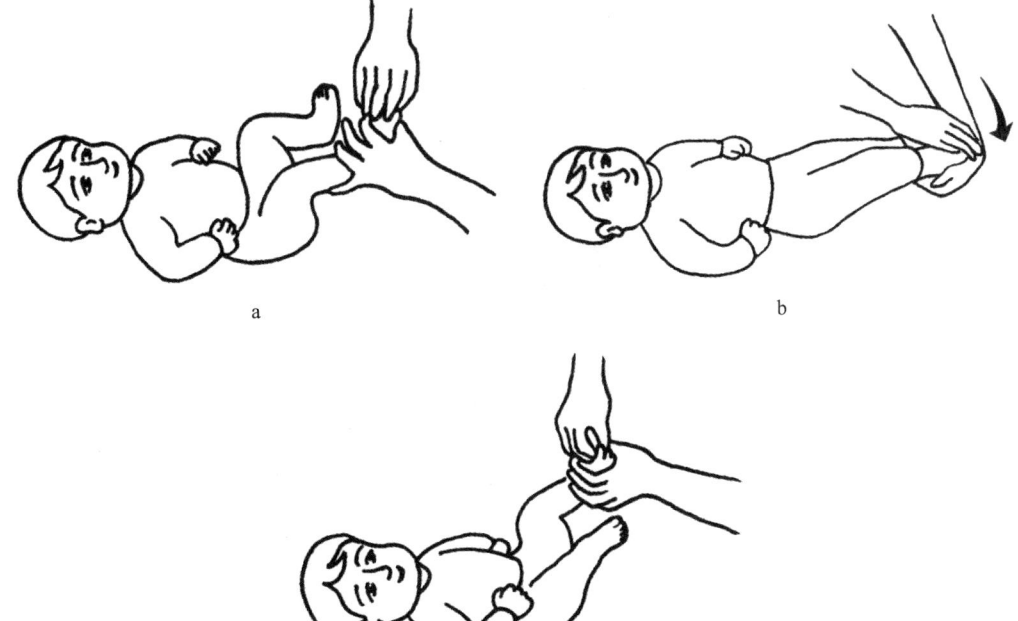

图8-23　伸屈趾、踝关节运动

第六节：下肢伸屈运动。

预备姿势：婴儿仰卧，护理师双手握住婴儿双下腿。

（1）护理师右手将婴儿左腿屈缩到腹部（图8-24a）。

(2)还原(图8-24b)。

(3)护理师左手将婴儿右腿屈缩至腹部。交替伸展膝关节,做踏车样动作。

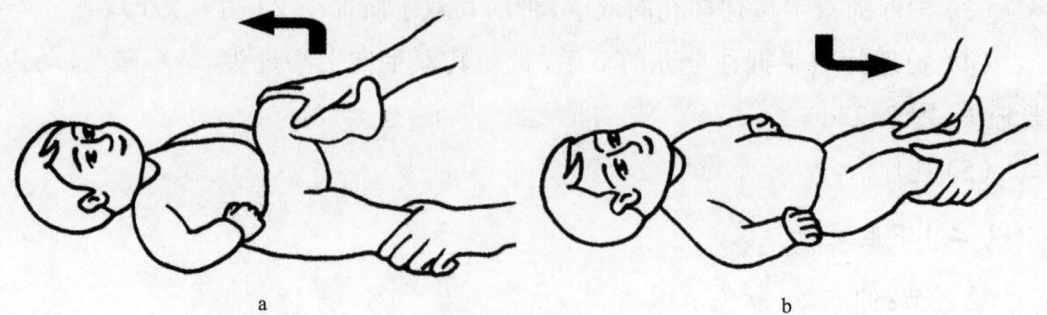

图8-24 下肢伸屈运动

第七节:下肢上举运动。

预备姿势:婴儿仰卧,两腿伸直平放,护理师两手掌心向下,握住婴儿两膝关节(图8-25a)。

(1)护理师将婴儿的两肢伸直上举90°(图8-25b)。

(2)慢慢还原。

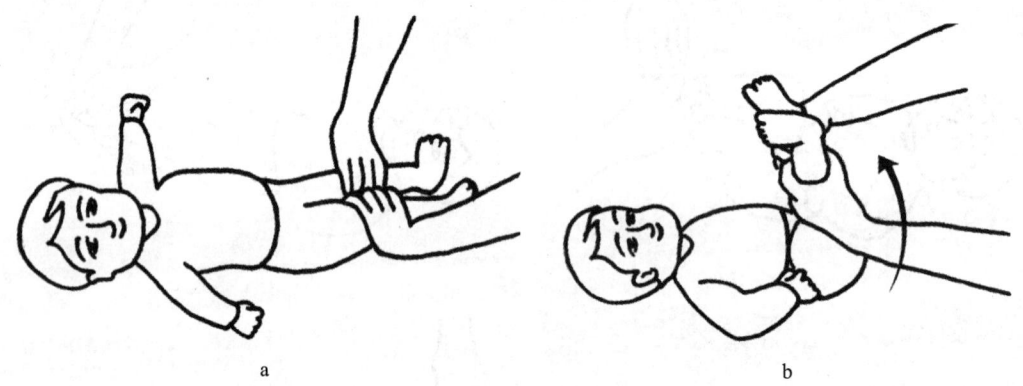

图8-25 下肢上举运动

(三)全身运动

第八节:转体、翻身运动。

预备姿势:婴儿仰卧,护理师一手扶婴儿胸部,一手垫于婴儿背部(图8-26a)。

(1)护理师帮助婴儿从仰卧位转体为侧卧位(图8-26b)。

(2)或从仰卧位到俯卧位(图8-26c),再转为仰卧位。

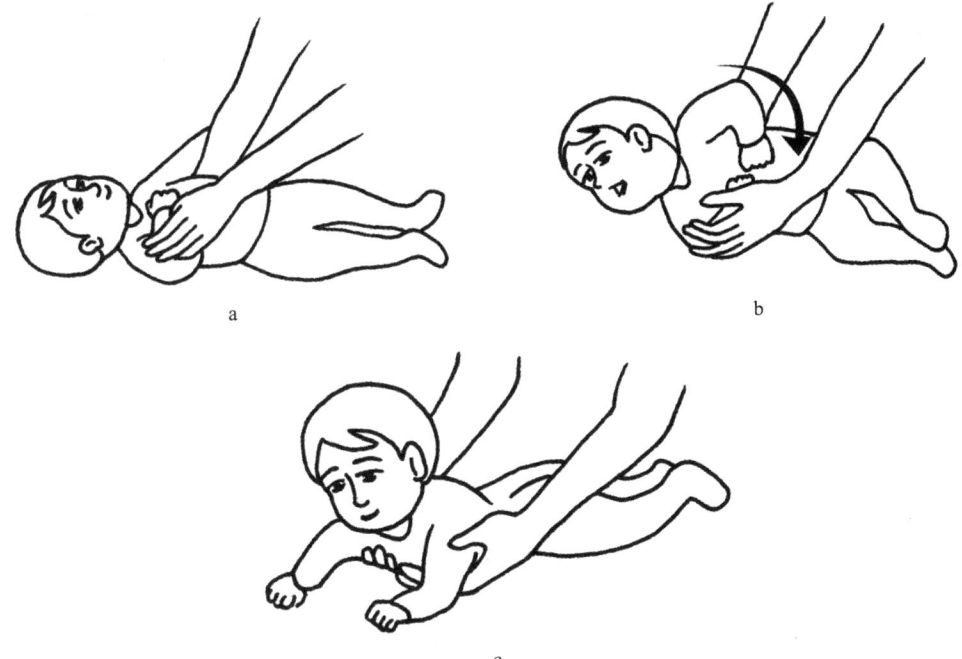

图 8-26 转体、翻身运动

注意事项：

（1）以上每个动作均为4个节拍，左右交替轮换，一共两个8拍："1、2、3、4、5、6、7、8"；"1、2、3、4、5、6、7、8"。

（2）被动操的动作一定要轻柔，幅度不宜过大，可在婴儿出生后1周开始做。开始时可先做1~2次，然后根据婴儿身体的实际情况慢慢增加次数。

> **小视频**
>
> **给婴儿做被动操**
>
> 给婴儿做被动操是母婴生活护理师必须掌握的基本技能之一。
>
> 想看视频就用手机扫描右边的二维码吧！
>
>
>
> [扫一扫，看视频]

三、婴儿大动作技能训练

"抬头、翻身、爬行、走路"等这些动作被称为婴儿发育的大动作，是婴儿成长发育的里程碑。3个月内的婴儿主要进行的大动作训练是抬头训练和翻身训练。

（一）抬头训练

1. 训练时间

婴儿满月以后，每次训练时间不宜太长，最开始应该控制在10秒以内，以后可逐渐延长，每次不超过2分钟，每天练习3~4次。要在婴儿清醒、空腹情况下即喂奶前1小时进行。

2. 训练方法

（1）俯卧抬头：床面平坦、舒适，把婴儿两臂屈曲到前方，俯卧在床上，让其头部转至正中，用手摆弄移动发声的玩具或色彩鲜艳的玩具，吸引婴儿，使其慢慢尝试抬头（图8-27），抬头动作从抬起头与床面成45°~90°，并逐渐稳定。

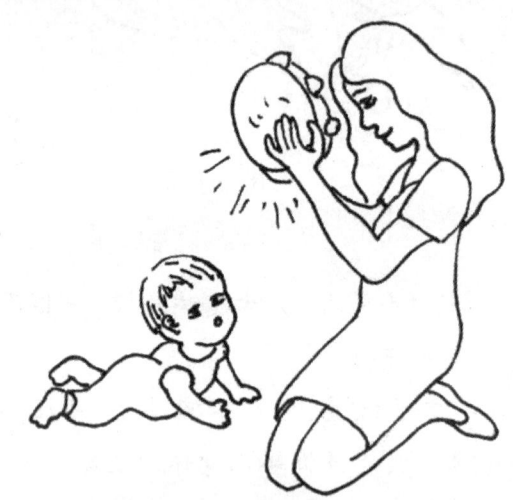

图8-27 婴儿抬头训练

注意事项：

（1）俯卧抬头练习，不仅锻炼婴儿颈部、背部的肌肉力量，增加肺活量，同时，婴儿能较早地接受较多的外部刺激。用双手支撑起身体，加强手臂的力量，为以后翻身打好基础。

（2）俯卧抬头练习时，应选在婴儿清醒时，并在周围加强监护。注意床面较硬，婴儿脸部周围不要放置毛巾、衣物等，避免婴儿因堵住口鼻而发生窒息危险。

（2）竖抱抬头：平时可在每次喂奶后，把婴儿竖着抱起，两手分别支撑婴儿的颈部、腰部和臀部，托住颈部的手慢慢抬起婴儿的头部，让其头部自然竖直片刻，以锻炼头颈部力量。最开始幅度要小一点，慢慢可以增加到45°。

在竖抱时可用手轻轻抚摸婴儿背部，放松背部肌肉，让其感觉舒适和大人的爱抚。

(3) 俯腹抬头：婴儿空腹时，让其自然地俯在大人胸腹前，用双手放在婴儿的背部按摩，逗引婴儿抬头。

注意事项：由于此时婴儿的骨骼发育还比较差，所以训练时间不宜过长，每次 5 分钟左右即可。

（二）翻身训练

1. 训练时间

3 个月左右的婴儿开始有意识的训练其翻身动作。每次训练 10 分钟左右，每天训练 2~3 次。

2. 训练方法

（1）从仰卧到侧卧。婴儿平躺时，护理师可以用一只手扶着婴儿的肩膀，慢慢地推婴儿的屁股，让婴儿姿势差不多到侧躺，即在婴儿的身体转到一半时，就让婴儿恢复平躺的姿势。左右两侧交替训练，婴儿就能比较顺利地从仰躺变成侧卧了。

当婴儿能够从仰躺翻到侧卧，手可以顺利地转向另一侧时，往往脚还翻不过去。这时候护理师可以帮助婴儿，让婴儿的双脚成交叉姿势，再给其一个作用力，使其借助自己的力量成功翻身。

（2）从侧卧到俯卧/仰卧。婴儿已经学会从仰躺转到侧躺，但还不会翻回仰躺时，护理师可以从婴儿的身后，扶住婴儿的大腿，帮婴儿翻转身体。

婴儿无法翻成趴着的姿势时，护理师可以从婴儿的身后，扶住婴儿的肩膀和大腿，帮婴儿转动身体。需要注意的是，这时很可能会出现侧身的那只手臂被压在身下动弹不得的情况，这时婴儿可能会感到不舒服，护理师要帮婴儿把手臂放在合适的位置。

注意事项：这时候的婴儿身体发育还没有成熟，身体比较软，在训练其翻身时，动作一定要轻柔，千万不要扭伤婴儿的手和脚。开始训练时，翻几个来回就好，以后次数慢慢增加，一天中训练的次数也可以稍微增加一点，以婴儿感觉到舒服为主。

四、新生儿的感知觉训练

新生儿期是婴儿身体发育较快的时期，在这时期充分刺激新生儿的感觉器官，能够促使其大脑各部分积极活动，促进其智能发育。下面主要介绍新生儿视觉、听觉、触觉的训练方法。

(一)视觉训练

研究表明,新生儿出生后,就能注视或跟踪移动的物体或光点,新生儿喜欢看轮廓鲜明和对比强烈的黑白色图形,更喜欢看人的笑脸,看的最佳距离是20厘米。可按如下方法对新生儿进行视觉训练。

(1)让新生儿看移动玩具。用一个黑白条纹的小球等玩具,距离新生儿眼睛约20厘米处慢慢移动,先引起他(她)的注意,再将玩具移向一侧,接着移向另一侧。

(2)让新生儿看摆动玩具。在新生儿床头上方轮换吊挂布娃娃、铃铛、彩色球等,使之来回摆动,吸引新生儿看和听的兴趣。

(3)与新生儿微笑对视。可与新生儿面对面微笑对视,当他/她注意到了大人的笑脸后,慢慢移动头的位置,吸引新生儿的视线追随大人头脸移动的方向。

注意事项:

宝宝不愿看时千万不要勉强。看图表现很好时要记得表扬一下:"宝宝今天看的好努力,真是个爱学习的好宝宝。"

(二)听觉训练

研究还表明,婴儿在胎儿期就有了听的能力,出生以后就有了声音的定向力,喜欢听人的声音,喜欢听柔和的声音,更喜欢听母亲的声音和舒缓的音乐,出生后2周内能记住自己母亲的声音和脸的形象。可按以下方法对新生儿进行听觉训练。

(1)方法一:和新生儿多说话。在新生儿睡醒、吃奶、玩耍、洗澡时,或为其换尿布、穿脱衣服、抚触时,都要轻声与其说话。还可有意识地为其讲故事、唱儿歌,以锻炼其听力,并为其创造一个良好的语言环境。

(2)方法二:呼唤新生儿的名字。分别在新生儿头的两侧,轻轻呼唤他/她的名字,使其听到大人的声音后出现注意的神情或侧过头来寻找声源。

(3)方法三:让新生儿听柔和的声音。将摇铃、拨浪鼓等玩具分别在新生儿耳边(距离10厘米左右)摇出柔和的声音,或为其放一些旋律优美的古典音乐,使其注意声响。

(三)触觉训练

新生儿的触觉器官最大,全身皮肤都有灵敏的触觉能力,尤其是面颊、口唇、眉弓、手指头或脚趾头等处对触压觉很敏感,有舒适、冷热、疼痛等各种感觉,最喜欢母亲的怀抱,也喜欢接触质地柔软的物品。新生儿的触觉是其探索认识外界的重要途径,护理师要充分利用这一特性,应用各种方法刺激新生儿的触觉,以促进其心智的发展。可按如下方法对新生儿进行触觉训练。

(1) 让新生儿主动找奶水。指导产妇哺乳时时,可以将奶头在新生儿口边晃动,让其主动寻找奶水,以锻炼新生儿主动探求事物的能力。

(2) 抚摸新生儿的头和四肢。叮嘱产妇喂完奶或醒来时,要经常抚摸新生儿的头、四肢及身体其他部位。

(3) 勾拉新生儿的手指。让新生儿的手握住大人的食指,大人用手指勾拉新生儿的手掌,或者把粗细、软硬、轻重不同的物体以及圆形(小皮球)、长形、方形、扁形等不同形状的玩具给婴儿,以训练其手指的抓握能力,发展其触觉识别能力。

另外,用奶瓶喂奶时,可让婴儿用手感受一下奶瓶的温度,让婴儿体验冷热温度的感觉。

五、新生儿的三浴护理

三浴是指水浴、空气浴和日光浴。三浴锻炼是新生儿保健最基本的方法,方便实用、简单易操作。

婴幼儿体质的强弱既受先天因素的影响,又与后天的营养和锻炼有关。正确利用自然界的各种因素,如空气、日光和水锻炼身体,则能增强婴幼儿体质,提高身体抵抗力及适应自然环境的能力,从而起到预防疾病的作用,促进婴幼儿身心健康发展。

为新生儿进行三浴锻炼,要遵循以下原则:一是要从小开始,并持之以恒。二是要有系统性,循序渐进,刚开始时刺激小一些、时间短一些,慢慢增加刺激度和时间。刚开始进行户外活动时,要选择好天气,室内外温差不宜太大,使婴儿有一个适应的过程。三是要注意婴儿的个体差异,根据体质强弱、习惯等区别对待。四是要注意与日常生活相配合,注意锻炼与婴儿的合理营养、良好生活作息及卫生习惯相结合。五是要在进行三浴锻炼前后,有适当的准备活动和整理活动,不能突然开始、突然停止。六是要细心观察婴儿的反应,注意安全,做好保护措施。如果出现异常状况,应马上停止锻炼,并分析具体情况,根据不同体质加以调整。

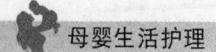

（一）空气浴

空气浴是指将婴儿身体大部分皮肤暴露在空气中,接受新鲜空气的锻炼方式。经常进行室外空气浴,不仅能增强婴儿食欲、促进睡眠,还可以提高婴儿的抗寒能力。

1. 恰当的时机

婴儿满月后,每当给其换尿布和衣服时,不要急于给婴儿穿衣服,而先让婴儿身体的一部分在空气中裸露一两分钟,让他的皮肤逐渐适应空气浴。婴儿满2个月后,可以在早晚或午睡后换尿布时或洗澡后进行空气浴。空气浴应选择在婴儿精神饱满时进行,患病时应暂停。

2. 正确的方法

先在 20 ℃～24 ℃ 的室内给婴儿做空气浴,让婴儿裸体或穿单薄、宽大、透气的衣服,可从裸露四肢开始,使皮肤广泛地接触空气。每次空气浴的时间可从开始时的 2～3 分钟逐渐延长到 10～15 分钟。婴儿满月后可在气温 25 ℃ 的室外进行。当气温高于 30 ℃ 时不宜在阳光直射下进行。婴幼儿在 14 ℃ 以下、较大儿在气温 12 ℃ 以下不宜进行空气浴,以免婴儿受冻生病。随着婴儿的成长,空气浴的室内温度也可以逐渐降低。

3. 适宜的环境

室外空气浴要求在天气晴朗、微风的情况下进行,最理想的气候条件是气温在 25 ℃ 左右,相对湿度为 50%～70%,时间最好选在早饭后 1～1.5 小时;地点应该选择干燥、没有过堂风的背阴处。

注意事项:进行空气浴时,要时刻关注婴儿是否打喷嚏、起鸡皮疙瘩、打寒战、面色苍白、口唇发紫等。如出现这些异常状况,应立即暂停锻炼,及时给婴儿穿上衣物,做好保暖措施。并根据具体情况做出调整。

（二）日光浴

阳光是最好的维生素 D "活化剂",日光浴可利用阳光中的紫外线、红外线,促进婴儿对钙、磷的吸收,增强免疫能力,帮助婴儿骨骼成长,预防和治疗佝偻病[①]。日光浴是在空气浴适应后进一步的体格锻炼方法。

[①] 如果受条件限制不能经常晒太阳,可以给婴儿加服一些鱼肝油,以预防佝偻病。

1. 适当的时间

新生儿可在室内阳台上晒太阳，待婴儿满月后可到户外晒太阳。一般情况下，时间以上午 9～10 时和下午 4～5 时为宜。最好在春夏和初秋时间进行，冬季在室内做日光浴要开窗（但避免对流风）。每次晒太阳的时间长短随婴儿年龄大小而定，要循序渐进，可由十几分钟逐渐增加到半小时或 1 小时。婴儿生病，如发热、严重的贫血、心脏病以及消化系统功能紊乱，身体特别虚弱时，不宜进行日光浴；不宜空腹或饭后 1 小时内进行；过冷、过热、大风天气时也不宜进行。

2. 适合的穿着

到户外晒太阳，要注意保暖。同时，要给婴儿戴一顶带帽沿的小帽子，特别是新生儿，毛发较稀疏，而且头颅骨骨板薄，头颅前囟及颅缝都没有完全闭合，对阳光中紫外线抵抗能力较差。另外，带帽沿的帽子还可以防止阳光直射婴儿的眼睛，起到保护婴儿视网膜的作用。

3. 适宜的环境

带婴儿晒太阳可选择清洁、平坦、干燥、绿化较好、空气流通，但又避开强风的地方，最好到有草坪、有灌木植被的小区或公园内。

注意事项：日光浴时，应随时观察婴儿的反应，如脉搏、呼吸、皮肤发红及出汗情况等，以判断婴儿可接受日光照射的时间和强度。注意日光浴后婴儿是否皮肤有灼伤、脱皮、皮疹，精神萎靡等状况发生。如发现婴儿出现虚弱、大汗淋漓、面色发红、心跳加速（脉搏增加 30%）等情况，应立即停止日光浴，及时给婴儿补充水分，婴儿出汗后要及时为其擦干身体，以防感冒。

（三）水浴

水浴锻炼是利用婴儿身体表面和水的温差来锻炼身体，此法比空气浴、日光浴更容易控制强度，充分发挥婴儿的个体特点，一年四季均能进行。水浴能预防反复呼吸道感染及手脚冻疮，增强婴儿皮肤对寒冷环境的适应能力。当婴儿进行了空气浴、日光浴的锻炼后，才可以开始水浴的锻炼。

新生儿出生后即可进行温水浴，一般在脐带脱落后进行全身温水浴，水温 37 ℃～38 ℃，室温 24 ℃～26 ℃为宜，冬春季节每天一次，夏秋季节每天 2～3 次，在水中的时间为 7～12 分钟，可不断加温水保持温度。洗浴完成后，用温暖毛巾包裹婴儿，擦干其身体。

满月后的婴幼儿可采取延时洗澡法，即将洗澡时间延时 5 分钟左右，水温维持在38℃左右,延时时需不断继续加热水。同时,可用温湿柔软的小毛巾为婴儿擦拭面部、手、颈部、胸腹部、背部、下肢等。

本节知识要点

1. 婴儿抚触的注意事项。
2. 婴儿抚触的操作流程。
3. 婴儿被动操的操作步骤。
4. 婴儿抬头、翻身运动的训练时间及训练方法。
5. 新生儿三浴保健的注意事项。
6. 新生儿视觉、听觉、触觉的训练方法。
7. 新生儿进行三浴锻炼的原则;新生儿进行空气浴、日光浴、水浴的方法。

第九章

特殊服务

新生儿出生后,产妇还可能出现产褥热、急性乳腺炎、产后高血压、产后痔疮等病症,婴儿则可能出现咳嗽、肺炎、腹泻、便秘等病症,对于这些病症,也需护理师掌握相应的护理知识,以便更好地为母婴服务。另外,对于高龄产妇、早产儿等特殊人群来说,需要更加专业的护理服务。因是对特定情况的护理服务,本书将之称为"特殊服务"。本章包含众多母婴常见病症的护理知识,简单、实用,易操作,便于护理师学习掌握,也是本书的亮点。

第一节 特殊服务之产妇护理

产妇产后常见感冒发烧、乳腺炎、痔疮、贫血等病症,本节主要讲解针对产妇产后常见病症的护理知识及技能。

一、感冒发烧的护理

产妇分娩后 10 天内,一般出汗较多,因为通过排汗可以排除体内积蓄的废物,这是正常的生理现象,但因出汗过多,毛孔张开,易受风寒而引起感冒及发烧,这对产后恢复不利,还会致病,留下病根。

1. 补充水分,饮食清淡、营养

产妇感冒后,护理师应指导其多喝水(温开水和姜汤等),每日饮水量不少于 500 毫升,以增加代谢,治疗感冒引发的发热现象。

同时,护理师还要注意产妇膳食营养的补充,为其制作清淡、营养、易消化的食物,如牛奶、稀饭、面条等,安排产妇少吃多餐。

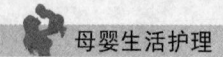 母婴生活护理

2. 保证充足睡眠

对于感冒的产妇,护理师应保证清洁、安静的居室环境,尽可能地安排产妇多卧床休息,保证充足的睡眠时间,便于体力恢复。

3. 注意卫生,洗净双手、佩戴口罩

对于感冒的产妇,护理师应叮嘱产妇哺乳前洗净双手,哺乳时戴上口罩,防止呼出的病原体直接进入孩子的呼吸道,传染给婴儿。

4. 暂停哺乳,协助吸出乳汁

对于感冒发烧的产妇(测量体温在38.5 ℃~40 ℃),护理师应叮嘱其暂停母乳喂养1~2日,停止喂养期间,护理师要协助其把乳汁吸出,缓解乳房肿胀,以保证以后能继续母乳喂养。

5. 遵医嘱给药,病情加重者及时送医

如产妇发烧严重,需药物治疗,护理师应遵医嘱正确指导产妇用药。例如,对于感冒不太严重的产妇,可指导其用一些抗病毒的中药,如板蓝根、感冒清热冲剂等;最好在哺乳结束后服用。切忌擅自乱用药,避免药物对婴儿产生不良影响。

如果产妇病情加重,感冒伴有高烧,不能很好地进食,身体十分不适,护理师需要立即报告家属和医生,并及时送医就诊。

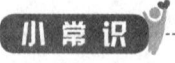 小常识

产妇感冒的预防

(1)居室要通风,但要避免直接吹风,无论冬夏都要适当开窗,通风换气,保持室内空气新鲜。

(2)冬天将室温控制在22 ℃~26 ℃,夏季高温时,为避免中暑,室内开空调的温度应控制在28 ℃左右,最好保持恒温,切忌忽冷忽热。

(3)在月子期间,产妇穿衣要适当,过多或过少都不宜。产妇出汗后要用干毛巾擦汗,不要冷敷,避免受寒。衣裤和被褥必须勤换勤晒,这样不仅能保持清洁,而且还能借助阳光中的紫外线杀死病菌。

(4)如果家中有人患了感冒,应立即采取隔离措施,避免感染。

(来源:http://baby.sina.com.cn/health/mmjk/hfmq/2016-01-24/doc-ifxnuvxh5126049.shtml;http://max.book118.com/html/2016/0524/43863899.shtm)

二、产褥中暑的护理

产妇产后出汗是一种散热方法,但旧风俗习惯怕产妇"受风"而要求关门闭窗,产妇深居室内,包头盖被,穿长袖衣、长裤,紧扎袖口、裤脚,使居室和身体小环境处在高温、高湿状态,严重影响产妇出汗散热,导致体温中枢调节失常,出现高热、水电解质代谢紊乱和神经系统功能损害等一系列病变,发生中暑。尤其产褥感染患者发热时,更易发生中暑现象。

(一)症状表现

产褥中暑常有先兆症状,如大量出汗、四肢乏力、口渴等,如未及时处理,则会出现体温上升、面色潮红、剧烈头痛、恶心、呕吐、胸闷加重、脉搏细数、血压下降。

严重者出现 40 ℃以上高热,并出现昏迷、抽搐,皮肤转为干燥、全身无汗。如不及时抢救,数小时后即可能因呼吸衰竭而死亡。即便幸存下来,也会遗留严重的神经系统后遗症。

(二)护理措施

当产妇发生产褥中暑,护理师应及时采取措施为其迅速降温,防止休克。

(1)开窗通风,降低室温。将中暑的产妇移至通风较好的凉爽处休息,但注意不要对着风口,并开窗通风,可在室内洒些凉水、放冰块等,以降低周围环境温度。

(2)指导多饮水。协助中暑的产妇解开衣领散热,并让其服用淡盐水或十滴水[①]、仁丹[②]、解暑片、藿香正气水等,短时间内即可好转。

(3)协助每日淋浴或擦浴。产妇健康状况较佳时,护理师可协助其采用淋浴清洗身体。如产妇身体高热(体温在 40 ℃以上),护理师应每天协助产妇用温开水或 30%~50%的酒精擦洗身体,尤其是重点擦拭产妇的前胸、后背、腋窝等体表大动脉处,帮助其降温。

(4)合理调配饮食。对于中暑的产妇,护理师应合理调配饮食。安排其多吃新鲜蔬果,少食油腻食物。

---

① 十滴水,中成药名,为祛暑剂,具有健脾、祛暑功效,用于伤暑引起的头晕、恶心、腹痛、胃肠不适。

② 仁丹,常用中成药,用薄荷脑、冰片、丁香等药配制而成,适用于中暑、晕船、晕车及因气候闷热引起的头昏、胸闷等症。

（5）病情加重者及时就医。如果产妇中暑情况持续加重，出现说胡话、昏迷、呕吐、血压下降等症状，护理师应让其侧卧，头向后仰，保证其呼吸道畅通，并及时送医就诊。

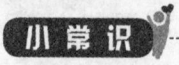

产褥中暑的预防

产褥中暑关键在于预防，做好卫生宣教，能识别产褥中暑的先兆症状。破除旧风俗习惯，居室保持通风，避免室温过高，产妇衣着应宽大透气，有利于散热，以舒适为度。

（1）产后1~2天最好吃些清淡而易消化的饮食，以后再逐渐增加含有丰富蛋白质、碳水化合物及适量脂肪的食物，此外还要注意补充维生素及矿物质，可多吃些新鲜水果和蔬菜等。

（2）夏天分娩的产妇，切忌包额头，也不能身穿长衣、长裤和袜子。居室必须通风凉爽，但应注意不让风直接吹在身上，以免着凉。

（3）产妇的居室应通风换气，衣着要恰当，以舒适为度，以免影响散热。如有中暑先兆的情况，应立即将产妇移到凉爽通风处，解开衣服。

（4）多喝水，尤其要补充盐水。体温较高者应立即给予冷水、酒精擦浴，快速物理降温，大多轻症患者能得到控制。

（来源：http://www.zhzyw.org/ycf/crzs/1185175JFB9JJH9G8KF3J7.html）

三、产褥热的护理

产褥热是由于产后病原菌侵入生殖器官而引起的疾病，医学上叫产褥感染，是产妇在产褥期易患的比较严重的疾病。通常发生在产后24小时到产后10天。

引起产褥感染的主要病原菌为葡萄球菌、链球菌、大肠杆菌、肺炎双球菌等。造成产褥热的病原菌的来源是多种方面的：接生人员的双手或接生器械消毒不严，妊娠末期阴道有炎症，产程过长，肛门或阴道检查次数过多，产妇的衣服被褥不清洁，或用未消毒的纸或布作会阴垫等等。

（一）症状表现

（1）会阴、阴道感染：出现红肿、热痛，有脓性分泌物；产生尿急、尿痛等泌尿道炎症。产褥感染开始时,常常先在创伤部位发生炎症,如外阴或阴道裂伤感染,可出现红肿和热痛的局部炎症反应,有脓性分泌物。阴道感染会导致产妇出现尿频、尿急、尿痛等泌尿道炎症。

(2)子宫内膜炎或子宫肌炎:下腹痛,发热,恶露增多且有异味,高热寒战。如果感染发生在子宫,则可能引起子宫内膜炎或子宫肌炎。此时除有下腹痛外,体温可升高至38 ℃左右,恶露增多且有臭味。如果治疗及时且身体抵抗力强,感染可局限于该部位,并且逐渐消退;如果细菌毒性大,身体抵抗力弱或治疗不及时,可出现寒战、高热,体温高达40 ℃。

(3)盆腔腹膜炎:寒战高烧、脉搏增快、腹痛加剧、腹胀。如果炎症进一步蔓延至子宫旁组织,则可形成脓肿,可有发热、腹痛。如果炎症蔓延至腹膜,则可引起腹膜炎,这时除寒战、高烧外,脉搏增快,腹痛加剧,并伴有腹胀。

(4)菌血症或败血症:体温变化大,全身中毒症状。若是病原菌侵入血液,可发生菌血症或败血症,这时体温变化很大,而且出现全身中毒症状,情况严重,如不及时治疗,可危及生命。

(二)护理措施

产生产褥感染后,如果治疗不彻底,急性感染可以变成慢性,盆腔内可遗留慢性炎症,如器官粘连或输卵管阻塞等。因此,发生产褥热的产妇应及时就医治疗,护理师应做好护理。

1. 一般护理

(1)保证充足休息:要保证产妇多休息。护理师帮助产妇照顾婴儿或交由家人照顾,创造适宜、安静的休养环境,让产妇专心休息,以加速体力恢复。

(2)保证适度营养:应让产妇进食一些高蛋白、高热量、高维生素的食物,帮助产妇的体力恢复及增加抵抗力,进而促进炎症缓解。

(3)保证排泄通畅。让产妇补充充足水分,进行适当运动,定时如厕,保持大小便通畅。

2. 局部护理

(1)保持会阴部的清洁卫生:指导产妇注意恶露的排出,勤换卫生棉垫和内裤,产妇如厕后,指导其以温水冲洗会阴部,以防止病情加重。

(2)保持手术伤口的清洁干燥:每天协助剖腹产的产妇,在伤口愈合前擦浴,并随时保持伤口的干燥清洁。

（3）保持合适的体位：对于阴道侧切辅助分娩的产妇,护理师应指导其睡觉时尽量不要朝有会阴切口的一侧睡,以免恶露污染伤口,引起伤口感染。

3.高热、疼痛等症状的护理

（1）对于高热的产妇,护理师可采用温水擦浴或酒精擦浴的方式,为产妇降温退热。

（2）对于高烧不退、疼痛剧烈的产褥感染产妇,护理师应及时陪同就诊。需药物治疗的,护理师应严格遵医嘱指导产妇按时用药,保证产妇用药时间足够,切勿随意停药或自行服用退烧药,避免引起其他并发症。同时,要定期为其测量体温,并随时留意其身体状况。

四、急性乳腺炎的护理

急性乳腺炎是指乳腺组织的急性化脓性感染,多发生于初产妇身上,以产后6周内最易发病,乳房一侧或两侧同时发病。乳腺炎一般是由乳头皲裂等乳头类疾病、哺乳姿势不正确、乳腺导管开口阻塞等引起乳汁淤积所致。

（一）症状表现

本病起病急,初起乳房肿胀、疼痛,皮肤不红或微红,继之局部硬结增大,疼痛加剧,伴有高热或畏寒,腋下淋巴结肿大,压迫有痛感,如不及时治疗,常转化为脓肿,病后可影响乳腺分泌而造成无乳。

（二）护理措施

如果产妇感到发冷、发热、乳房局部红肿头痛时,应协助其及时就诊治疗。症状较轻的产妇,可遵医嘱为产妇做好护理服务。

1.一般护理

（1）做好产妇个人卫生。护理师指导或协助产妇每日用温水擦洗乳头,哺乳前注意清洗乳头,保持乳头清洁;用手指(洗净双手)轻轻按摩乳头,并用温水毛巾擦拭乳头,使乳头表皮坚韧,不易破损,避免细菌侵入。如乳头已破损,应遵医嘱局部涂抹抗生素软膏,待伤口愈合后再哺乳。

另外,护理师应指导产妇选用合适的乳罩托起肿大的乳房,以减轻疼痛,有利于局部血液循环,控制炎症发展。

（2）指导正确的哺乳姿势和哺乳习惯。护理师应指导产妇采取正确的姿势哺乳，防止乳头破损；培养产妇定时哺乳、婴儿不含乳头睡觉等良好的哺乳习惯。

（3）合理安排膳食。对于乳腺炎的产妇，护理师应合理安排其膳食，饮食宜清淡，指导产妇少吃荤食，忌辛辣等刺激性食物。

（4）保证充足休息。护理师应创造清洁、安静、舒适的居室环境，保证产妇充足休息，身体得到充分调养。

（5）注意精神调理。本病与心情不畅有关。护理师要关注产妇的心理状况，及时疏导安慰，多与产妇沟通交流，协助其排解烦恼，消除不良情绪。

2. 专业护理

（1）协助及时排空乳房，消除乳汁淤积。协助产妇及时用手挤奶或用吸奶器抽吸乳汁，排空乳房，消除乳汁淤积。或者用手、梳子背沿输乳管方向加压按摩，使输乳管通畅。

（2）协助局部热敷。协助产妇热敷乳房，每次20～30分钟，每天3～4次，以促进乳房血液循环，利于炎症消散。

（3）调制中药外敷。应在医生的指导下进行。

（4）病情观察。定时测体温、脉搏、呼吸，注意用药反应，高热患者可给予物理降温。

（5）术后护理。保持伤口引流通畅，注意手术部位的清洁等。

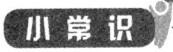

乳腺炎的按摩手法

治疗（轻微的）乳腺炎，要从清洁乳房开始。同时与按摩方法相互结合，会收到良好的疗效。按摩操作前，清洗双手、修剪指甲，让产妇平卧，双手涂抹润滑油（可用橄榄油），轻拉乳头数次，一手托起乳房，另一手拇指与其余四指分开，五指屈曲，拇指指腹由乳根部顺着输乳管走向向乳晕方向呈螺旋状推进，另一手食指于对侧乳晕部配合帮助乳汁排出。

注意拇指着力点在于向前推进，而不是向下压。两手要轻柔，避免顶触乳房增加病痛。根据病情，每日1～3次，每次30分钟，每侧15分钟。

（来源：http://ask.39.net/question/46053155.html）

> **小常识**
>
> **乳腺炎的预防**
>
> （1）避免乳汁淤积：养成定时哺乳、婴儿不含乳头而睡等良好的哺乳习惯；每次哺乳时尽量让婴儿吸净。如有淤积，应及时用吸乳器吸出乳汁，或按摩乳房帮助乳汁排出。
>
> （2）防止乳头破损：在妊娠后期，每日用温水擦洗乳头；用手指按摩乳头，使乳头表皮坚韧不易破损。
>
> （3）保持乳头清洁，防止细菌侵入：妊娠期应经常用肥皂水及温水清洗两侧乳头；妊娠后期每日清洗；哺乳前后应清洗乳头，并应注意婴儿口腔卫生；如有乳头破损，应停止哺乳，定期排空乳汁，局部涂抗生素软膏，待伤口愈合后再哺乳。
>
> （4）矫正乳头凹陷：妊娠37周后可每日挤捏、提拉乳头，多数乳头凹陷者可以纠正，哺乳时有利于婴儿吸吮，防止乳汁淤积。
>
> （来源：http://www.9med.net/html/nurse/20090805114306166_119724.shtml）

五、产后高血压的护理

产后高血压是妊娠高血压的一种，因其产后发病，被称作产后高血压。产后高血压对产妇危害很大。对于产后高血压的产妇，护理师要重视其身体状况，在配合医生的指导给予药物治疗的同时，必须加强对产妇日常生活的护理。

（一）产生原因

（1）原发性高血压。部分产妇由于本身有易患高血压的因素存在，妊娠期反应激发引起妊高征[①]，产后即成为原发性高血压。

（2）肾性高血压。产妇原来患有肾脏疾病，如肾炎或慢性肾盂肾炎。妊娠前未曾发现患有该病，或因病情轻未引起注意，妊娠后激发表现出来，产后的血压也不能降至正常。

（3）神经系统激发性高血压。由于产后精神紧张、孩子哭闹、劳累、睡眠不

---

① 妊娠高血压综合征（简称妊高征），多数发生在妊娠20周与产后两周，约占所有孕妇的5%。主要症状为高血压、水肿、蛋白尿等，病情严重者会产生头痛、视力模糊、上腹痛等症状。

足,或家庭纠纷,月子里精神不愉快等因素激发引起产后高血压。

(4)产期应用升压药物。可能由于妊高症在分娩时大出血,血压下降,医生用过升压药物,使血管对这种药物及其他因素敏感性增加,而致产后高血压。

(二)症状表现

轻者可无症状或轻度头晕、头痛,血压轻度升高,伴有水肿或轻度蛋白尿;长期高血压会导致产妇心、脑、肾等全身多脏器损害,严重的可能会引起上腹痛,或全身性痉挛甚至昏迷;还可能导致视力模糊,甚至失明。

(三)护理措施

(1)加强血压监测,异常情况及时送医。产后48小时内,护理师要留意产妇血压状况,加强血压的定时监测;并观察其有没有头痛不适或视力模糊等现象,如有明显异常,需及时提醒产妇就医。

(2)保证充分的休息。若发现产妇下肢水肿,要增加其卧床时间,协助其把脚抬高卧床休息。要创造舒适的居室环境,保证产妇充分的休息和良好的睡眠,防止过度劳累。指导产妇采取侧卧位休息,以增进血液循环,改善肾脏供血条件。

(3)指导适度身体活动。条件允许的情况下,护理师要指导产妇进行适度的身体活动,避免长期静卧给身体带来不利影响。

(4)遵医嘱给药,叮嘱起身轻缓。如果产后需要服用降血压的药物,护理师应严格遵医嘱让产妇按时服药。并叮嘱产妇起身时动作轻缓。

(5)保证大便通畅。指导产妇多吃润肠食物,多饮水,养成良好的排便习惯,防止排便用力导致产妇血压升高。

(6)合理调整膳食营养。产妇的膳食要控制食盐总摄入量,饭菜不要过咸,多吃新鲜蔬果和鱼禽蛋等,保证蛋白质和维生素的摄入。如发现贫血,还要注意补充富含铁的食物,如鸡肝、猪肾、木耳、芝麻酱、蛋黄、大豆等。

(7)加强精神调理。要多关心产妇,给予鼓励和劝慰,使其保持心情舒畅,精神愉悦。

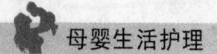
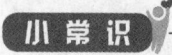

产后下床要避免眩晕

自然分娩的产妇产后坐起后即可下床活动（产后 12~24 小时内）。但是由于身体虚弱，易发生下床眩晕。为了安全起见，产妇第一次下床时，应有家属或护理师陪伴协助，下床前在床头先坐 5 分钟左右，确定没有不舒服后再起身。

下床排便前，要让产妇先吃些东西恢复体力，以免晕倒在厕所。若蹲厕时间较长，叮嘱产妇站起动作要慢，不要突然站起来，以免头晕。

如果产妇出现头晕，要让她立即坐下来，把头放低，在原地休息，并给产妇喝点热水，注意观察其脸色，等到血色恢复了，再回到床上休息。

（来源：http://baby.sina.com.cn/wemedia/2017-04-01/doc-ifycwunr8388791.shtml）

六、产后痔疮的护理

女性怀孕后，体内的子宫增大，血液供应不足，随着胎儿的发育，子宫也在不断地长大，长大的子宫会影响到静脉的流通，造成血液回流不畅，导致形成痔疮。孕妇是痔疮的高发人群，生产后痔疮仍然是困扰大部分产妇的疾病之一。

产后痔疮严重时会使局部水肿、疼痛，大便时出血，有的产妇害怕疼痛而憋着大便，引起便秘，使痔疮恶化，形成恶性循环，感到十分痛苦。产后痔疮长期不治，还会导致病原菌入侵血液，引起阴部、乳腺、盆腔及附件、直肠癌、心脑血管等疾病。

（一）产生原因

产妇发生便秘导致排便时需要用力屏气，再加上增大的子宫会对直肠造成压迫，导致盆腔静脉回流不畅，继而发生痔疮。此外，孕妇在分娩时由于用力屏气也会导致痔疮的发生。

（二）护理措施

科学合理的护理措施可使产后痔疮及早治愈。对于产后痔疮的产妇，护理师应采取哪些护理措施呢？

1. 起居调养措施

（1）安排规律作息，让产妇养成定期排便的习惯。叮嘱其排便时要放松，保持大便通畅，避免干结。

（2）保持肛门和外阴的清洁卫生。指导产妇每日大便后，坚持用温水清洗外阴，或用温热毛巾局部热敷。另外，可遵医嘱在产妇每次便后或临睡前，指导其用温热的1∶5 000高锰酸钾溶液清洗肛门；指导产妇勤换内裤、勤洗浴，保持外阴干燥，避免痔疮的加重。此外，痔核脱出时，应用温水清洗干净，用手轻轻回纳，并用会阴垫托起会阴，以免再次脱出。

（3）加强心理调适。保证产妇劳逸结合，避免过度劳累；加强心理调适，避免不良情绪，使其保持心情开朗、乐观豁达。

（4）注意饮食调理。指导产妇多吃含有较多膳食纤维的食物，如新鲜水果（香蕉等）和蔬菜（芹菜、白菜等），少吃辛辣、精细食物，每天喝8～10杯的水，有效预防便秘。

2. 药物调理措施

护理师可指导产妇每日用高锰酸钾溶液清洗外阴（浓度0.01%）或坐浴（浓度0.02%），治疗痔疮效果尤佳。为了减轻肛门疼痛，还可遵医嘱涂抹痔疮油膏等。

3. 运动调养措施

适当的运动可降低静脉压，加强心脑血管系统的机能，促进肠道功能，消除便秘，增强肌肉力量，这对痔疮的防治很有效果。

提肛运动是最简便也是最有效的方法，如能持之以恒，将起到事半功倍的效果。护理师可指导产妇定时进行提肛运动。提肛运动包括：吸、舐(shì)、摄、闭4个动作。吸即吸气，舐即舌舐上腭，摄即提肛门，闭即闭气。具体的做法：全身放松，双腿并拢，吸气时腹部鼓起，呼气时腹部凹陷，呼吸10次后，舌舐上腭，同时肛门向上提收，并闭气半分钟，然后全身放松。提肛运动在站姿、卧姿下都可进行，每日2次，每次40～50遍。

注意事项：产后痔疮的产妇应避免长时间站立及久坐、久蹲。

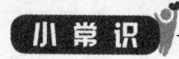

小常识

产后痔疮的中医疗法

(1) 中药熏洗方

白矾 20 克、芒硝 15 克、五倍子 25 克、花椒 15 克、车前子 15 克、艾叶 30 克、白芷 15 克、银花 15 克、升麻 6 克。

产后痔疮药疗将药放入盆中,加水 5 000 毫升,文火煎煮至沸 20~30 分钟。将药液倒入稍大盆中,患者趁热气盛时,坐在盆上熏洗患处,当药液不烫时,再行坐浴或以纱布蘸药液熏洗患处 20~30 分钟,每日 1 剂,早、晚各熏洗 1 次,每次熏洗完毕后,侧卧位,用痔疮膏涂于嵌顿的痔核上,用手轻轻按摩,使嵌顿在肛门外的痔核全部进入肛门,必要时用纱布卷压迫、胶布固定,以免脱出。连续熏洗,直至症状消失。

(2) 食疗方

① 阿胶五味子糊:取阿胶 10 克、五味子 10 克、大米粒 30 克,加水煮成糊状食之,有补气养血作用。

② 参豆汤:取红参 10 克、黄豆 20 克,红糖适量,水煎服,益气养血。

③ 参芪炖鸡:取黄芪 30 克、人参 30 克、山药 25 克、红枣 20 枚、鸡 1 只,加水炖熟后,分数次食用。连服 3~5 剂,有补气血作用。

(来源: https://baobao.baidu.com/question/4298e719db5dc957c8452a9b71994db9.html?fr=ikqb)

七、产后便秘的防范与调理

(一) 产生原因

(1) 由于妊娠晚期子宫长大,腹直肌和盆底肌被膨胀的子宫胀松,甚至部分肌纤维断裂,产后腹肌和盆底肌肉松弛,收缩无力,腹压减弱,加之产妇体质虚弱,伤口疼痛,不能依靠腹压来协助排便,解大便自然变得困难。

(2) 产妇在产后几天内多因卧床休息,活动减少,影响肠蠕动,不易排便。

(3) 产妇在产后几天内的饮食单调(如单调的鸡蛋、米饭饮食,或高蛋白的饮食),往往缺乏膳食纤维的摄入,这就减少了对消化道的刺激作用,也使肠蠕动减弱,影响排便。

(二)防范措施

(1)产妇分娩后,应指导其适当活动,不要长时间卧床。产后前两天应勤翻身,吃饭时应坐起来。产后两天后应下床活动。

(2)叮嘱产妇保持精神愉快、心情舒畅,避免不良情绪影响,因为不良情绪可使胃酸分泌量下降,肠胃蠕动减慢。

(3)叮嘱产妇一有便意,应马上去排便,不能强忍着不去。

(三)饮食调理

产后便秘的饮食调理原则:以补血、养阴、润肠为主,尽量采用食疗,多吃含水分多的食物,适当吃青菜及粗纤维的食物。

以下介绍几种预防及治疗便秘的食谱,供护理师参考[①]。

(1)芹菜茭白汤:取新鲜茭白100克,旱芹菜50克,水煎服,每日1剂,可辅助治疗便秘。

(2)油菜汁:取新鲜油菜洗净,捣绞取汁,每次饮服1小杯,每日服用2~3次,可辅助治疗便秘。

(3)茼蒿汤:取新鲜茼蒿250克,做菜或做汤吃,每日1次,连续7~10天为1个疗程,可辅助治疗便秘。

(4)韭菜粥:韭菜50克,粳米50克,将韭菜洗净切碎,同粳米共入锅中,加水煮粥,可有益治疗便秘。

(5)荸荠粥:荸荠250克,糯米100克,白糖100克,荸荠去皮,切丁,糯米淘洗干净,将荸荠糯米入锅中,加水适量,煮成粥,待熟时加入白糖稍炖即成,早晚餐服食,连服数剂,治疗便秘有一定效果。

(6)黄豆皮汁:黄豆皮200克,煎水,调入蜂蜜适量,分次服饮,对便秘有一定治疗作用。

(7)蜂蜜芝麻糊:蜂蜜180克,黑芝麻30克研碎,调和蒸熟,每天食用2次。

(8)红薯粥:将红薯500克,洗净削去外皮,切成块放在锅内,加水适量,煎至烂熟,再加少量白糖调味,临睡前食用。

(9)牛奶加蜂蜜:牛奶加少量蜂蜜煮沸,加葱汁数滴,每日早晚空腹服用。

---

① 参考来源:万梦萍,匡仲潇.母婴护理员(月嫂)(家政服务工程适用教材)[M].北京:中国劳动社会保障出版社,2010:137.

八、产后贫血的护理

妊娠期间有贫血症状,但未能得到及时改善,在生产过程中出血过多,或产后失血过多,均会引发产后贫血,贫血严重会影响到产妇的身体恢复及婴儿的营养健康,所以,新妈妈要早发现、早防治。

(一)症状表现

症状较轻的产妇有头晕、疲惫、乏力、面色苍白、食欲不振的情况。不少产妇都有产后气血亏虚的情况出现,尤其是冬天,会感到手脚冰冷、发麻,防寒能力减弱。病情较重的产妇,可能出现面黄、水肿、全身乏力、头晕、心悸、呼吸急促等症状,应及时调理。

另外,产后发生贫血时,产妇自身的营养得不到补充,身体虚弱的时候,也会引起乳汁分泌不足,同时乳汁的含铁量减少,影响婴儿对营养成分的吸收。

(二)护理措施

如果出现产后贫血症状,除及时就医,明确病情并及时治疗外,需要进行适当的调理,其中饮食疗法最为重要,应补充铁、蛋白质等营养,促进生血。产妇产后贫血吃什么好,平时生活如何调理康复?

(1)饮食调理。产妇饮食的营养均衡是很重要的,与贫血有关的营养物质,包括蛋白质、铁、维生素 B_{12}、叶酸、维生素 C、维生素 B_6 等。平时应让产妇多吃一些含铁及叶酸较多的食物,如猪肝、猪血、瘦肉、鱼、虾、蛋以及绿叶蔬菜、谷类等,应多选用益气养血的食物,如红糖、阿胶、胡萝卜、菠菜、桂圆肉、黑豆等。在烹调上可以做一些猪肝汤、猪血豆腐汤、水蒸蛋、乌鸡红枣汤、枸杞桂圆汤等,另外,产妇宜少食多餐,千万不能偏食、挑食。忌食辛辣、生冷不易消化的食物,不能喝浓茶和咖啡。除食补外,建议贫血产妇遵医嘱补充一些铁剂。

(2)生活调理。保持舒适的生活环境,指导产妇疏解精神压力,注意身体调养,保证充足的休息,同时,指导其进行适当运动,不宜剧烈、长久地运动。另外,产后容易出现眩晕的情况,指导其在从蹲、坐、卧等姿势起立时要缓慢,防止因体位性低血压发生晕厥,如果感觉到有晕眩现象时,应立即坐下或躺下,以防跌倒。

> **小常识**
>
> **贫血的产前预防措施**
>
> 新妈妈最好从孕期就开始预防,注意饮食,保证在孕期不发生贫血。如果新妈妈在怀孕时就检查出贫血,应该及时找医生咨询治疗。准妈妈在孕期如果发生贫血,可以适当服用红枣,有助于孕期能量的摄取和铁的补充。
>
> 为预防或减轻贫血,在早孕阶段,就应该多吃猪肝汤、豆腐、水蒸蛋、蔬菜汤等,少食多餐,多吃营养丰富的食品,千万不能偏食、挑食。如果新妈妈的贫血特别严重的话,应该及时去医院就诊,防止并发症的发生。
>
> (来源:http://www.ci123.com/article.php/42850)

九、高龄产妇的护理

孕育生命是女人一生中充满喜悦、自豪和期待的美好事情。但对于高龄产妇来说,在欣喜之余,也会存在一些担忧,因为高龄产妇经过十月怀胎,身体消耗很大,再加上难以承受分娩所带来的创伤,高龄产妇普遍存在身体恢复慢的问题,很多高龄产妇产后都要经历慢性咳嗽、便秘、糖尿病和抑郁症等病症的考验。所以,高龄产妇的产后护理和调养就显得尤为重要。那么,对于高龄产妇,产后护理要注意哪些?

(一)产后宜温补不宜大补

高龄产妇产后都很虚弱,一定要吃些补血的食品,但不能吃红参等大补之物,以防虚不受补。比较适合的是桂圆、乌鸡等温补之物。此外,要补充蛋白质。蛋白质可以促进伤口愈合,牛奶、鸡蛋、海鲜等动物蛋白和黄豆等植物蛋白都应该多吃。对于所怀宝宝个头大的产妇,由于子宫增大压迫下肢静脉,轻易引起痔疮,所以还应多吃水果蔬菜。

总体说来,产妇的饮食宜清淡可口、易于消化吸收,且富有营养及足够的热量和水分。

(二)产后42天都要静养

高龄产妇中有60%都是剖腹产,手术后的第一天一定要卧床休息。在手术6小时后,应该多翻身,这样可以促进瘀血的下排,同时减少感染,防止发生盆腔静脉血栓和下肢静脉血栓。产妇刚分娩之后,体内的凝血因子一般会增加,

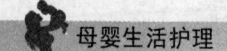

以促进子宫收缩和恢复,也能起到止血的作用。但如果总是躺着不动,易引起血流缓慢,会导致血栓形成,从而造成下肢坏死和盆腔供血障碍。

在手术24小时后,可指导产妇下床活动,在48～72小时后,产妇还可以走得更多一些。这样可促进肠蠕动,减少肠粘连、便秘及尿潴留的发生。当然,到底慢走多久才算合适,还是要根据产妇的身体状况来进行调整。

(三)谨防慢性咳嗽和便秘

对于顺产的高龄产妇来说,一旦出现慢性咳嗽和便秘,一定要及时治疗。原因在于产后盆腔韧带松弛、盆底肌肉受伤,咳嗽时用力,会造成子宫脱垂、膀胱膨出及直肠膨出,严重时甚至会小便失禁,也不利于盆底肌肉的恢复。比较好的办法是坚持做保健操,包括吸气、屏气、缩肛运动。

孕妇孕期体液都会增加,产后部分体液会随着大小便及汗液排出,这时应勤加擦洗。另外,产妇产后出汗较多,易感染病毒及细菌,不仅可淋浴,还应勤擦浴、勤换衣服、勤通风。但高龄产妇产后体质较弱,抵抗力差,洗浴通风的同时要谨防感冒。

(四)预防产后抑郁

从临床上来看,孕妇年龄越大,产后抑郁症的发病率越高,这可能与产后体内激素变化有关。从很多病例来看,很多产后抑郁症在产前就已有先兆,如常常莫名哭泣、情绪低落等,这时护理师及产妇家人要多加安慰,安抚产妇情绪。

本节知识要点

1. 产妇感冒发烧、中暑的护理措施。
2. 产妇产褥热的症状表现及护理措施。
3. 产妇乳腺炎的疾病特点、产生原因、症状表现及护理措施。
4. 产后高血压的产生原因、症状表现及护理措施。
5. 产后痔疮的产生原因及护理措施。
6. 产后便秘的产生原因、预防措施及饮食调理。
7. 产后贫血的症状表现及护理措施。
8. 高龄产妇的护理要点。

第二节 特殊服务之婴儿护理

婴儿机体抵抗力、免疫机能较差,容易感染疾病。因此,早期预防、发现异常情况并予以积极处置非常重要。要想能够及时发现婴儿的异常情况并做出处置,护理师就必须拥有高度的责任心、耐心、细心和爱心,密切关注婴儿。

婴儿常见发烧、咳嗽、肺炎等疾病,本节主要讲解针对婴儿常见疾病的护理知识及技能。

一、感冒的护理

80%~90%的感冒是由病毒引起的,能引起感冒的病毒有200多种;10%~20%的感冒是由细菌引起的。1岁以内的婴儿由于免疫系统尚未发育成熟,所以更容易患感冒。

(一)症状特征

感冒的典型症状包括流鼻涕、鼻子堵塞、咳嗽、嗓子疼、疲倦、没有食欲、发热。1岁以内的婴儿感冒,常常会出现发热(体温超过38 ℃)、咳嗽、眼睛发红、嗓子疼、流鼻涕。6个月内的婴儿,由于还不会在鼻子完全堵塞的情况下进行呼吸,所以常常会出现呼吸困难。

感冒的持续时间一般为7~10天,有时可持续2周左右。咳嗽往往是最晚消失的症状,能持续几周,冬天会不停地流鼻涕。

(二)应对措施

(1)一旦发现婴儿有感冒症状,要立即带婴儿去看医生,明确感冒的原因。

(2)如果是病毒性感冒,要照顾好婴儿的起居,减轻症状,一般过7~10天就好了。

(3)如果是细菌感染引起的,要遵照医嘱按时按量喂给婴儿吃抗菌药。

(4)如果婴儿出现发烧,应当按照医嘱进行退烧,体温低于38.5 ℃,不用服退烧药。

(5)如果鼻子堵塞已经造成了婴儿吃奶困难,则可遵医嘱使用滴鼻液,在婴儿吃奶前15分钟滴鼻,即可用吸鼻器将鼻腔中的盐水和黏液吸出,改善通气状况。

(三) 护理措施

(1) 让婴儿充分休息。适当减少户外活动，尽量让婴儿多睡觉，同时多喂水，充足的水分能使鼻腔的分泌物稀薄一点，容易清洁。

(2) 保持婴儿顺畅呼吸。及时帮助婴儿擤鼻涕，可以在婴儿的外鼻孔中抹上一点凡士林油，减轻鼻子的堵塞；如果鼻涕黏稠，试着用吸鼻器或用医用棉签轻轻蘸出鼻孔外的鼻涕，切勿将棉签插入鼻孔内；将婴儿的头部稍稍抬高，也可有效缓解鼻塞。

(3) 保持室内空气湿润。可以用加湿器增加婴儿居室的湿度，尤其是夜晚，保持空气湿润能帮助婴儿更顺畅地呼吸。

(4) 蒸汽浴，让婴儿在充满蒸汽的房子里呼吸湿润的空气 15 分钟左右，婴儿的鼻塞症状会明显好转。可以采取给婴儿淋浴或使用热水喷淋的方式制造水蒸气。婴儿淋浴后要立即换上干爽的衣服。

二、发烧的护理

婴儿发烧的原因有很多，除感染性疾病外，环境过热又不通风、包裹过厚或喂水不足、失水均可引起发烧。

(一) 症状表现

体温超过 37 ℃，并伴有面红、烦躁、呼吸急促、吃奶时口鼻出气热、手脚发烫等现象。

(二) 护理措施

1. 一般护理

(1) 指导多喝水：给发烧的婴儿多喂些温开水，有助于发汗，此外，水有调节温度的功能，可使婴儿体温下降及补充体内流失的水分。

(2) 指导多休息：室内保持安静、清洁、通风，温湿度适宜（温度应保持在 22 ℃～24 ℃左右，湿度应控制在 50%～60%），开窗通风时防止对流风。应耐心照顾和抚爱婴儿，减少抱起或挪动，使婴儿充分休息。

(3) 按医嘱给药并密切观察：新生儿在生理上有很多特殊之处，不能随便用药，更不能吃小儿退烧片、阿司匹林等退热剂。需要药物治疗时，应严格遵照医嘱定时给婴儿喂药，并密切观察婴儿病情，有任何异常情况，立即报告婴儿家属及医生。

（4）适当增减衣物：如果婴儿四肢冰凉又猛打寒战（畏寒），则表示需要保温，要增加衣物；如果四肢及手脚温热且全身出汗，则表示需要散热，可以减少衣物，打开包被，解开衣服以散热。

2. 对症护理

婴儿体温不超过 38 ℃ 且精神状态尚好时，一般不需要用退烧药，最简单且行之有效的方法就是采用物理退烧法：

（1）局部冷敷法：用冷毛巾敷在婴儿前额、腋下、腹股沟，毛巾变热后再用冷水浸后重新敷用。

（2）全身温水拭浴或洗澡：用温水（37 ℃ 左右）为婴儿擦拭全身或洗澡。需要注意的是，擦浴时间不宜过长，一般每次 5 分钟左右，每 2～3 小时擦浴 1 次。擦浴过程中密切观察婴儿全身情况，若出现寒战、皮肤发紫、呼吸不畅等异常情况时，应立即停止擦浴。擦浴后 30 分钟测量体温，若体温低于 38 ℃ 则不需再行擦浴。禁擦心前区、下腹部和后颈部等部位，重点擦浴四肢背部及腋窝、腹肌沟等大血管部位。对新生的婴儿最好不要使用酒精降温，建议用温水擦浴代替。每次泡澡时间以 10～15 分钟为宜，每 4～6 小时泡一次。

3. 加强病情监测，遇异常情况及时送医

定时为婴儿测量体温，如果婴儿体温超过 38 ℃，发烧严重，则需要立即报告家属，并带婴儿及时就医，查明原因，以对症治疗。

三、咳嗽的护理

婴儿咳嗽最常见的原因是冷空气刺激。空气的温差变化刺激婴儿的呼吸道黏膜，使呼吸道粘膜出现充血水肿，从而引起咳嗽。如果婴儿咳嗽没有痰，咳得也不频繁，多半是冷空气刺激引起的。这种情况一般可不治自愈。不过，这种情况也应加强护理，不让病毒趁虚而入。

（一）**类型及症状表现**

（1）呼吸道感染。如果婴儿咳嗽是呼吸道感染引起的，婴儿除了咳嗽外，可能还会有发热、气促、憋喘、流涕、鼻塞等症状。婴儿的睡眠也会受到影响，食欲不振，精神较差。呼吸道感染的婴儿需要及时就医。

（2）急性喉炎。如果婴儿的声音嘶哑，咳嗽声类似犬吠，吸气时有高调回声，要立即送医就诊，因为这是急性喉炎的症状之一，而咽喉水肿严重时可能会引起窒息。

（3）过敏性咳嗽。如果婴儿咳嗽发作的时间跟季节有关，或是接触某种物质后就会咳嗽，那可能是过敏性咳嗽。过敏性咳嗽会在婴儿剧烈活动、哭闹、晨起时加剧。如果婴儿有家族过敏史，曾经得过湿疹等，那他得过敏性咳嗽的概率就会更高。患过敏性咳嗽的婴儿应及时就医。

（二）护理措施

对于婴儿咳嗽，严重的则应及时送医就诊，鉴别出咳嗽的病因，再对症处理，遵医嘱为婴儿喂药，不可一听到咳嗽就认为是感冒、肺炎而盲目治疗。如果婴儿咳嗽，但不发烧，护理师可采取一些止咳排痰的方法来缓解：

1. 保持室内空气清新，温湿度适宜

居室要定时开窗通风，保证空气清新；保持室内温湿度适宜，卫生清洁，减少浮尘刺激，以利于呼吸，有助于痰的排出。

2. 协助及时止咳排痰

（1）补水止咳法：给婴儿补充足够的水分，一般按少量多次的原则。尽量保证婴儿吃母乳或配方奶的量，同时补充温热的白开水，来满足患儿生理代谢需要。充足的水分可帮助稀释痰液，便于咳出，切勿用各种饮料来代替白开水。

（2）水蒸气止咳法：在婴儿咳嗽剧烈时，让其吸入水蒸气，潮湿的空气有助于缓解婴儿呼吸道黏膜的干燥，湿化痰液，平息咳嗽。要注意水温，防止烫伤婴儿。

（3）温热止咳法：对于风寒引起的伤风感冒咳嗽，发病初期，可以用热水袋（内灌 40 ℃左右的热水 1/2～2/3 满，外面用毛巾包好）热敷于婴儿背部靠近肺部的位置，以加速驱寒，帮助止咳。要控制热敷时间，并密切观察热敷情况，避免烫伤婴儿。

（4）拍背排痰法：在婴儿剧烈咳嗽时，让其横向俯卧在大腿上，用手腕的力带动空心掌，由下往上、从外到内给婴儿拍背。注意手劲要适度，以能感觉到婴儿背部有震动、婴儿无不适表情为宜。

小常识

新生儿呼吸道感染的预防与护理

新生儿呼吸道感染一般表现为吃奶不好、哭闹烦躁或反应淡漠、容易呛奶。很轻的呼吸道感染仅仅表现在轻微的流涕、鼻堵。较重的表现为呼吸急促、口周发青,口吐白沫,呼吸浅速或者不规则。如有这些症状时应该及时带婴儿到医院就诊。

预防新生儿呼吸道感染应该从分娩前开始,孕妇要避免呼吸道感染。孩子出生后应该注意卧室温度保持不冷不热,通风换气,避免对流风,新生儿的房间不宜过多的人进入,特别是患有呼吸道感染的人要注意与新生儿隔离。

新生儿呼吸道感染情况较轻,食欲良好时,可以正常哺乳,但是注意新生儿在鼻堵的情况下容易发生呛奶,因此要在喂奶前清理鼻道的分泌物,喂奶也应该掌握少食多餐的原则。

新生儿呼吸道感染以及新生儿肺炎的临床表现大多不典型,不像大人呼吸道感染时表现出典型的较重咳嗽和发烧,而是低烧或者不烧,甚至体温低于正常。因此应对呼吸道感染的不典型症状有所了解,以免延误病情。

(来源:http://mt.sohu.com/20150526/n413853682.shtml)

四、新生儿肺炎的护理

新生儿肺炎是一种较常见的感染性疾病,孩子越小越易患病,多发生在出生后1～2周。

(一)产生原因

新生儿在出生过程中吸进了羊水,或者受凉、喂养不当、呛奶等,可引发肺炎,另外,细菌、病毒、支原体引起呼吸道感染、高烧等疾病也可诱发肺炎,常发生在冬、春季节。

(二)症状表现

新生儿肺炎往往表现为鼻塞、咳嗽、发热、精神萎靡、呛奶、不哭、口吐细白泡沫、呼吸浅等;口周或肢端可见青紫,其他部位皮肤发灰或苍白;感染严重的患儿可呼吸暂停。

护理师应注意观察新生儿的一般状况,当其吃奶困难、惊厥、嗜睡、喘鸣、发热或体温不升时,均应立即意识到婴儿患了较重的疾病,必须立即去医院明确诊断并及时治疗。

(三)护理措施

婴儿得了肺炎,应当及时到医院治疗,病情严重的应当住院。护理时注意以下几个方面:

(1)室内温度和湿度适宜。室内应阳光充足、空气新鲜。每天要开窗通风换气2~3次,每次20~30分钟,但要避免对流风。室内的温度要保持在18 ℃~22 ℃,湿度为50%~70%。如空气干燥,要用加湿器增加室内湿度,以免婴儿口干舌燥。

(2)注意喂奶,避免呛奶。患儿要摄入足够的水分,同时不可断奶,如果婴儿憋得太厉害,吸奶困难,可把奶挤出来,应抱起或头高位喂奶,或用小勺慢慢地喂。喂奶时不能喂得太急、太快,每吃一会儿奶,应将奶头或奶嘴拔出,让婴儿休息一下再喂,避免呛奶或溢奶,喂奶后轻拍婴儿背部,让其打嗝排气。

(3)注意适度保暖。冬、春季气温较低,特别要注意保暖,但应适度,发热时要松解衣被,以免散热困难,引起高热惊厥或出汗过度,进而引起受凉,加重病情。

(4)加强病情监测。密切观察婴儿的体温变化,精神状况和呼吸情况等,如遇异常情况立即报告家属,及时送医就诊。

(5)其他。家中感冒的人员应戴上口罩,并与母婴隔离,以免交叉感染。

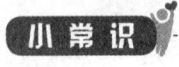

判断新生儿是否患上肺炎的两种简单方法

方法一:数呼吸,根据世界卫生组织制定的儿童急性呼吸道感染控制规划(ARI)方案所定,当小于两个月的婴儿,在安静状态下的呼吸次数≥60次/分钟时,可认为是呼吸加快;如果数两次,1分钟均为≥60次/分钟时,可以确定此患儿呼吸增快。

方法二:观察胸凹陷。小于两个月的婴儿吸气时,可以明显见到胸壁下端向内凹陷,称为胸凹陷。这是由于患肺炎时,婴儿要比平时更加用力吸气,才能完成气体交换所致。如果新生儿既有呼吸加快症状,又有明显胸内陷,就是患上了重度肺炎,必须尽快住院治疗。

(来源:http://hainan.sina.com.cn/health/jkzx/2015-08-11/112145.html)

小常识

预防新生儿肺炎的要点

（1）要注意开窗通风，避免空气不流通；

（2）喂奶时，注意不要让婴儿吃得太快太急，以免呛奶或溢奶；

（3）喂奶后，要轻轻拍背，让婴儿打嗝排气，同时要注意房间的保温和通风；

（4）如果家中有人感冒，应戴上口罩，以免传染婴儿。

（来源：http://hainan.sina.com.cn/health/jkzx/2015-08-11/112145.html）

五、腹泻的护理

婴儿腹泻是指大便稀薄、水分多，呈蛋花汤样或为绿色稀便。严重者水分很多而粪质很少。

（一）产生原因

腹泻是婴儿的常见病之一，分感染性腹泻和非感染性腹泻两大类。非感染性腹泻是由喂养不当、吸收不良、牛奶过敏、受凉等引起；感染性腹泻是由多种细菌、病毒、真菌及寄生虫感染引起，但多见于前者。

（二）症状表现

（1）轻型腹泻：主要表现为一般消化道症状，腹泻一日数次至10次左右，大便为黄绿色稀便，可伴有低热、吃奶差、吐奶、轻度腹胀、精神稍萎靡、不安等。可出现轻度脱水及酸中毒。

（2）重型腹泻：发病急剧，腹泻一日10次以上，为水样便，有时带黏液或血，可有明显发热或拒食、呕吐、腹胀、尿少、嗜睡、不安、四肢发凉、皮肤发花等。可于短时间内即出现脱水、酸中毒及电解质紊乱。

（三）护理措施

（1）预防脱水。应及时喂婴儿温开水，以补充丧失的水分。婴儿腹泻严重时，常伴有呕吐、发烧、口渴、口唇发干，尿少或无尿，眼窝下陷、前囟下陷，婴儿在短期内"消瘦"，皮肤"发蔫"，哭而无泪现象时，说明已经引发了脱水，应及时将婴儿送到医院治疗。

(2) 预防营养不良。① 母乳喂养的婴儿要继续哺喂,只需适当减少每次喂奶量,缩短喂奶时间,延长喂奶间隔即可。可在喂奶前让婴儿多喝点白开水,稀释母乳,以减轻婴儿的症状。乳母还应少吃脂肪含量高的食物,避免乳汁中脂肪量增多。② 人工喂养和混合喂养的婴儿不能添加新的辅食,病情较重时,应暂停喂食牛奶。但禁食时间不超过 12 小时。禁食期间可喂食些米汤,或辅喂胡萝卜水、新鲜蔬菜水等易于消化的食物,遵医嘱给予口服补液盐,以补充无机盐和维生素,避免出现脱水。

(3) 做好臀部护理。应勤换尿布,婴儿每次大便后及时清洗臀部及会阴部,并在肛周及臀部涂护臀膏。随时保持臀部皮肤的清洁、干燥。

(4) 预防交叉感染。护理师应叮嘱产妇哺乳前洗净双手,清洗乳头。人工喂养时,护理师应洗净双手;婴儿所用食具、衣物等也须先消毒后清洗,奶具应煮沸消毒后才能使用。

(5) 加强病情监测。应注意观察婴儿大便的性质、颜色、次数和量,遇异常情况立即报告家属,并及时送医就诊。

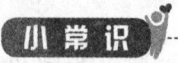

婴儿烫伤的预防与处理

(1) 预防

① 给婴儿喂(人工)奶、喂水、给婴儿洗澡或让婴儿游泳的水温,均应调节好温度后再用。

② 避免使用热水袋。必须使用时,水温以 40 ℃为宜(用手腕内侧试后不觉烫),用毛巾包好后距离用热部位 5~10 厘米处。要经常查看热水袋是否漏水,及时更换。

③ 注意让婴儿远离热水盆、热水壶、热水杯及热锅等热源。不宜使用电热毯。

(2) 紧急处理

① 如果不慎将婴儿烫伤,婴儿仅皮肤发红时,可迅速脱离热源,先用流动水冲洗冷却烫伤部位,涂抹花生油或凡士林,不必包扎,使创面暴露,与空气接触,可使创面复原。必要时用干净的(医用)纱布包裹烫伤的局部,一般 4~6 天就好了。

② 如果烫伤处皮肤发生水泡,可在起泡处涂油后包裹,让水泡自然吸收。

尽量不要弄破水泡。

③ 如果水泡破溃,并继发感染,则应立即送医就诊。

④ 如果大面积烫伤,应立即用干净的冷水毛巾冷敷,肢体用冷水冲洗,再脱下覆盖在伤口上的衣物(难以脱下时可用消毒剪刀剪开衣物),并用消毒纱布包裹后送医救治。注意要给婴儿少喝水,不要在烫伤处乱涂药水或药膏。

(来源:http://baobao.sohu.com/20150222/n409119048.shtml,部分内容有改动)

六、便秘的护理

便秘是婴儿的常见疾病之一,多因喂养不当造成。若便秘时间较长,婴儿会出现食欲减退、腹胀甚至腹痛、睡眠不安等症状,严重的甚至会出现脱肛或肛裂出血等,影响婴儿的健康。对此,护理师应加强观察,并妥善护理。

(一)产生原因

(1)人工喂养。奶粉的原料主要是牛奶,牛奶中含酪蛋白较多,钙盐含量也较高,在胃酸的作用下容易结成块,不易为婴儿所消化。

(2)乳量不足。如果奶吃得少,或呕吐较多,可引起婴儿暂时性的无大便。只要婴儿体重不下降,便秘现象属于正常。

(3)外科性疾病。包括肠道闭锁、肠狭窄、肠旋转不良、先天性巨结肠、先天性无肛、骶尾部脊柱裂、脊膜膨出等,这些疾病常伴有严重的呕吐和腹胀现象,需及时诊治。

(二)护理措施

(1)合理调整饮食。尽可能用母乳喂养,适当增加婴儿水分的摄入;必要时可喂婴儿一些蔬菜汁、水果汁等。

(2)适当按摩、抚触。为婴儿顺时针轻轻按摩腹部,无其他禁忌时可为其进行抚触,协助婴儿适当地活动,促进排便。也可请专业小儿推拿师根据病症辩证施治。

(3)增强排便反射。定时协助婴儿排便,训练婴儿养成定时排便的习惯。适当地按摩婴儿肛门口,或者用干净的毛巾局部湿热敷,刺激肛周,引起生理反射,促进排便。

七、早产儿的护理

怀孕37周以前出生的婴儿称为"早产儿"或"未成熟儿"。其出生时体重大部分不到2.5千克,头围在33厘米以下。少数早产儿体重超过2.5千克,但其器官功能和适应能力较足月儿差,所以应给予早产儿特殊护理。

早产儿因为各器官系统发育不成熟,容易发生多种合并症,大多数需要在医院治疗护理一段时间。当早产儿能自己吮奶并保证每日吸入量;在室内温度21 ℃～24 ℃下能保持正常体温;体重每日增加10～30克,并达到2 300克以上;无并发症;不须吸氧,无贫血及其他营养缺乏等疾病症状,即可出院。但出院后,婴儿身体仍然很弱,对此要特别注意加强护理。

(一)早产儿的身体特征

(1)外表特点。早产儿头颅相对更大,与身体的比例为1∶3,囟门宽大,颅骨较软,头发呈绒毛状,指甲软,男婴睾丸未降或未全降,女婴大阴唇不能盖住小阴唇。皮肤鲜红薄嫩,褶皱处较多,多胎毛。

(2)呼吸系统。早产儿因呼吸中枢和呼吸器官发育不成熟,呼吸功能常不稳定,部分可出现呼吸暂停和青紫。有些早产婴儿因肺表面活性物质少,可发生严重呼吸困难和缺氧,称为"肺透明膜病",这是导致早产儿死亡的常见原因之一。

(3)消化系统。早产儿的吸力和吞咽反射均差,胃容量小,易发生呛咳和溢奶。消化和吸收能力弱,易发生呕吐、腹泻和腹胀。肝脏功能不成熟,生理性黄疸较重且持续时间长。肝脏储存维生素K少,各种凝血因子缺乏易发生出血。此外,其他营养物质如铁、维生素A、维生素D、维生素E、糖原等,早产儿体内存量均不足,容易发生贫血、佝偻病、低血糖等。

(4)体温调节。早产儿温中枢发育不成熟,皮下脂肪少,体表面积大,肌肉活动少,自身产热少,更容易散热。因此常因为周围环境寒冷而导致低体温,甚至硬肿症。

(5)神经系统。早产儿各种神经反射差,常处于睡眠状态。体重小于1 500克的早产儿还容易发生颅内出血,应格外引起重视。

(6)免疫功能。早产儿的免疫功能较足月儿更差,对细菌和病毒的杀伤和清除能力不足,从母体获得的免疫球蛋白较少。由于对感染的抵抗力弱,容易引起败血症,其死亡率也较高。

(二)早产儿的护理要点

在护理早产儿时,要细心呵护,多观察婴儿变化,但不必过分紧张,要有信心。实践证明,2岁前是弥补先天不足的宝贵时间,只要科学地喂养、精心的照料,在两周岁以前早产儿的体质赶上正常儿是完全可能的。这样的早产儿,体力、智力都不会比正常人差。早产儿出院回家后,在家照护应注意以下几点:

(1)精心喂养。早产儿更需要母乳喂养。一般主张母婴同室,鼓励产妇尽可能早地与婴儿接触,早开奶、早喂养,使早产儿生理体重下降时间缩短,或程度减轻,低血糖率发生减少,血胆红素浓度相对减少。体重过低或一般情况较差的早产儿,如曾发生紫绀[①]、呼吸困难或手术产者,可适当推迟喂养。

哺喂方法按早产儿成熟情况不同而异,对出生体重较重的、吮吸反射良好的,可直接哺乳;注意早产儿吃奶吃得慢,要有耐心,吃奶时给婴儿一个休息时间,吃1分钟后,等10秒钟再继续哺喂,减少吐奶的发生。不能吮吸或吸吮能力弱的,要指导产妇按时挤奶(至少每3小时挤一次奶),然后用滴管、小勺或胃管等喂养,注意保持奶液水的温度,不可太凉(以38 ℃~40 ℃为宜)。

对用滴管喂养的早产儿,每次喂养前,可将小指洗净后放入婴儿口中,刺激和促进吸吮反射的建立,以便主动吸吮乳头。必要时在医生指导下添加母乳添加剂或早产儿特殊配方奶。每次喂奶时最好使婴儿处于半卧位,喂奶后应抱起婴儿拍背,排出吞咽的气体,之后让其头部偏向右边或侧卧休息,避免呕吐导致窒息。通过观察婴儿的尿便情况和体重增长,判断喂养是否足够。在医生指导下让婴儿补充维生素D、钙剂和铁剂。

奶摄入量随早产儿的出生体重及成熟程度而定,最大摄入量可参考早产儿摄入量计算公式:

出生10天内早产儿每日哺乳量(毫升)=(婴儿出生实足天数 + 10)×体重/100(克);

10天后每日哺乳量(毫升)=(1/5~1/4)×体重(克)。

(2)注意保暖。室内温度要保持在24 ℃~28 ℃,室内相对湿度50%~65%之间。如最高体温或最低体温相差1 ℃时,应采取相应的措施以保证体温的稳定。

[①] 发绀是指血液中去氧血红蛋白增多,使皮肤和黏膜呈青紫色改变的一种表现,也可称为紫绀。这种改变常发生在皮肤较薄,色素较少和毛细血管较丰富的部位,如唇、指(趾)、甲床等。

冬季室温较低时,婴儿的所有衣物、尿布、毛巾等应预热后使用,每次换尿布或做其他护理时,动作要轻柔迅速,以免婴儿受凉。

(3) 加强皮肤护理。注意保持婴儿的皮肤清洁干燥。当婴儿体重低于2.5千克时,不要洗澡。若体重3千克以上,每次吃奶达100毫升时,可与健康新生儿一样洗澡,尤其是注意颈部、腋下、腹股沟、脐部、臀部的清洁。但在寒冷季节,要注意洗澡时的室内温度和水温,出浴后应先将婴儿头部擦干,并迅速包裹。

(4) 防止感染。注意居室通风,保持室内空气清新,婴儿的奶瓶及其他用具每次用后要彻底消毒,床具要常洗晒;注意每天为婴儿洗澡、更换衣服,保持其皮肤清洁。除专门照看早产儿的人(护理师、产妇或其他看护人)外,最好减少或不要让其他人走进婴儿的房间,更不要随意让其他人搂抱婴儿。专门照看婴儿的人,在给婴儿喂奶或做其他护理时,要换上干净清洁的衣服(或专用的消毒罩衣),洗净双手。产妇患感冒时应戴口罩哺乳,哺乳前应用肥皂(或洗手液)及热水洗净双手,避免交叉感染。

(5) 婴儿抚触与体操。抚触给婴儿带来的触觉上的刺激会在其大脑皮层形成一种反射,可以促进婴儿的智力发育,减少哭闹,利于其睡眠。而腹部的按摩,可以使孩子的消化吸收功能增强。婴儿体操也是促进早产儿生长发育、增强其肢体灵活性的好方法。可让婴儿通过一些被动活动和主动活动,使身体各部位灵活起来,帮助和促进婴儿运动能力的发展。可先带着婴儿进行四肢伸直、弯曲、向上、向下的被动运动。

(6) 加强睡眠护理。早产儿不宜平躺,而应采取侧卧位,左右两侧交替侧卧,这样可以使婴儿两侧肺部都能很好的扩张,还可以通过变换体位改善婴儿的血液循环。更重要的是,婴儿侧卧吐奶时不容易呛咳,能避免呕吐物吸入气管,引起吸入性肺炎或窒息。注意更换婴儿的体位,定时为其翻身。

(7) 注意日常观察和体格检查。护理师在护理过程中,应特别注意监测婴儿的体温、呼吸、脉搏等生命特征,密切观察早产儿吃奶、精神、面色、呼吸、哭声、皮肤(有无黄染和硬肿)及大小便性状和次数,并定期给婴儿测量体重,如发现婴儿出现以下异常情况,应及时与医生联系或带婴儿到医院检查:① 体温下降到35 ℃以下,或上升到38 ℃以上,采取相应的升温或降温措施后,仍没有效果者;② 咳嗽、吐白沫、呼吸急促时;③ 吃奶骤减,脸色蜡黄,哭声很弱时;④ 突然发生腹胀时;⑤ 发生痉挛、抽搐时;⑥ 满月时增重不足600克。

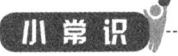

双胞胎的护理

绝大多数双胞胎的喂养与正常单胎一样,应尽早开奶,按需喂哺。但少数双胞胎不是足月分娩的,发育不成熟,应按照早产儿的方式喂养。

一般来说,双胞胎的胃容量小,消化能力差,宜采用少量多餐的喂养方法,以免引起消化不良,导致腹泻。因此,护理师要注意,别让婴儿一次吃太饱,建议用本子记下婴儿每次的吃奶量,以及间隔时间,并且一定把两个婴儿的分开记。应掌握好喂奶时间,并注意提醒产妇喂奶时掌握两个婴儿的平衡,可采用一个婴儿吮吸一侧乳房的方法(如橄榄球式哺乳姿势,详见本书第六章关于哺乳姿势的相关内容)。

另外,双胞胎由于全身器官发育不够成熟,对各种感染的抵抗力弱,因此,在喂养时要特别注意卫生,奶头、奶瓶要保持清洁,每次用前要清洗,用后要消毒。若无母乳或母乳不够,配方奶粉用量和浓度应随婴儿的发育情况和月龄的增加而逐步调整。平时,护理师应观察婴儿大便的次数与颜色,如有发白、腹泻等消化不良现象,要考虑是不是因为产妇吃得太油腻,或者给婴儿喂得太多而引起。

注意事项:

(1) 哺乳的新产妇要承担两个婴儿的奶量,这就需要适当多食用营养丰富的液体饮食,如鱼汤、猪蹄汤和鸡汤等,以满足婴儿的需要。

(2) 在双胞胎出生的第2周起应注意补充钙、维生素D等。

(来源:王慎明. 母婴月子护理手册[M]. 成都:成都时代出版社. 2013. 88;http://baby.9939.com/xse/xsehl/2016/0630/4157861.shtml,部分有改动。)

本节知识要点

1. 婴儿感冒的症状表现、应对措施及护理措施。
2. 婴儿发烧产生原因、症状表现及护理措施。
3. 婴儿咳嗽的类型及症状表现、护理措施。
4. 婴儿肺炎产生原因、症状表现及护理措施。
5. 婴儿腹泻的产生原因、症状表现及护理措施。
6. 婴儿便秘的产生原因及护理措施。
7. 早产儿的身体特征及护理要点。

附 录

爱丁堡产后抑郁量表（EPDS）

爱丁堡产后抑郁量表（Edinburgh Postnatal Depression Scale，EPDS）为10题自答式问卷。此量表是由 Cox 等人（1987）编制而成的。若发现产妇产后有抑郁倾向，影响日常生活，不妨建议她通过"爱丁堡产后抑郁量表（EPDS）"来自评，看看是否需要就医检查。

爱丁堡产后抑郁量表（EPDS）是应用广泛的自评量表，包括10项内容，根据症状的严重度，每项内容分4级评分（0，1，2，3分），适合于产后6周进行，完成此量表评定约需5分钟。10个项目分值的总和为总分30分。

爱丁堡产后抑郁量表（EPDS）
您刚生了孩子，我们想了解一下您的感受，请选择一个最能反映您过去七天感受的答案。 在过去的七天内：
1. 我能看到事物有趣的一面，并笑得开心　　　　2. 我欣然期待未来的一切 A. 同以前一样　　　　　　　　　　　　　　　　A. 同以前一样 B. 没有以前那么多　　　　　　　　　　　　　　B. 没有以前那么多 C. 肯定比以前少　　　　　　　　　　　　　　　C. 肯定比以前少 D. 完全不能　　　　　　　　　　　　　　　　　D. 完全不能
3. 当事情出错时，我会不必要地责备自己　　　　4. 我无缘无故感到焦虑和担心 A. 没有这样　　　　　　　　　　　　　　　　　A. 一点也没有 B. 不经常这样　　　　　　　　　　　　　　　　B. 极少这样 C. 有时会这样　　　　　　　　　　　　　　　　C. 有时候这样 D. 大部分时候会这样　　　　　　　　　　　　　D. 经常这样
5. 我无缘无故感到害怕和惊慌　　　　　　　　　6. 很多事情冲着我来，使我透不过气 A. 一点也没有　　　　　　　　　　　　　　　　A. 我一直像平时那样应付得好 B. 不经常这样　　　　　　　　　　　　　　　　B. 大部分时候我都能像平时那样应付得好 C. 有时候这样　　　　　　　　　　　　　　　　C. 有时候我不能像平时那样应付得好 D. 相当多时候这样　　　　　　　　　　　　　　D. 大多数时候我都不能应付

7. 我很不开心,以至失眠 A. 一点也没有 B. 不经常这样 C. 有时候这样 D. 大部分时间这样	8. 我感到难过和悲伤 A. 一点也没有 B. 不经常这样 C. 相当时候这样 D. 大部分时候这样
9. 我不开心到哭 A. 一点也没有 B. 不经常这样 C. 有时候这样 D. 大部分时间这样	10. 我想过要伤害自己 A. 没有这样 B. 很少这样 C. 有时候这样 D. 相当多时候这样
测试计分说明:(A 计 0 分,B 计 1 分,C 计 2 分,D 计 3 分) A ____ 个,B ____ 个,C ____ 个,D ____ 个; 您测出的分数:____分	

EPDS 测查评分解释:

(1) 得分范围是 0~30 分;

(2) 0 分:情况良好;

(3) 5~9 分:应三天后再评估一次;

(4) 9~12 分:产后抑郁症诊断标准;

(5) ≥13 分:可诊断为产后抑郁症,建议及时进行综合干预。应密切注意,找出可能产生情绪低落的原因,并协助解决,若情况未改善,应考虑寻求专业心理咨询与治疗;

(6) 30 分:代表情况严重,应立即就医。

参考文献

[1] 万梦萍,匡仲潇. 母婴护理员(月嫂)(家政服务工程适用教材)[M]. 北京:中国劳动社会保障出版社,2010.

[2] 万梦萍,匡仲潇. 母婴护理员(月嫂)(家政服务工程适用教材)[M]. 2版. 北京:中国劳动社会保障出版社,2012.

[3] 万梦萍,匡仲潇. 育婴师(家政服务工程适用教材)[M]. 2版. 北京:中国劳动社会保障出版社,2012.

[4] 周英. 把金牌月嫂请回家:坐月子与新生儿护理贴心提示[M]. 北京:中国妇女出版社,2015.

[5] 李红,毕宝林,陈桂华. 资深专家+金牌月嫂教您坐月子[M]. 济南:山东科学技术出版社,2015.

[6] 高子云,许岚. 跟金牌月嫂坐月子[M]. 南京:江苏科学技术出版社,2016.

[7] 王慎明. 母婴月子护理手册[M]. 成都:成都时代出版社,2013.

[8] 中国营养学会. 中国居民膳食指南(2016)[M]. 北京:人民卫生出版社,2016.

[9] GB/T 31771—2015. 中华人民共和国国家标准:家政服务 母婴生活护理服务质量规范[S].

[10] GB/T 28918—2012,中华人民共和国国家标准:家庭育婴服务基本要求[S].

[11] SB/T 108489—2012,中华人民共和国国内贸易行业标准:家政服务业应急快速反应规范[S].

[12] WS/T 479—2015,中华人民共和国卫生行业标准:0～6岁儿童健康管理技术规范[S].

[13] DB37/T 721—2007,山东省地方标准:家政服务 母婴生活护理员服务质量规范[S].

[14] DB37/T 1114—2008,山东省地方标准:家政服务 育婴服务质量规范[S].

[15] DB 37/T 1598.2—2010,山东省地方标准:家政培训服务规范 第2部分:母婴生活护理[S].

[16] DB 37/T 1598.3—2010,山东省地方标准:家政培训服务规范 第3部分:育婴[S].